心血管疾病研究进展

2022 下册

- 主　　编　颜红兵　余小平　熊长明
- 审　　阅　胡盛寿（中国工程院院士）
- 学术秘书　刘　臣　郭　超

华南理工大学出版社
SOUTH CHINA UNIVERSITY OF TECHNOLOGY PRESS
·广州·

目 录

下 册

第 25 章

心房颤动

　　心房颤动（房颤）是一种常见的心律失常。医学界对它的病理生理学和疾病进程已经研究得很深入，包括建立卒中和出血风险的模型。预防卒中的方法研究正在不断发展中，利用多种诊断工具深入了解房颤的负荷和血栓栓塞风险是目前最热门的方向。心率控制、节律控制和卒中预防是房颤治疗的基石。尽管服用抗心律失常药物有效用，但射频消融技术已成为房颤主要的治疗手段，肺静脉隔离术是房颤消融治疗的基石，消融安全性和有效性正不断提高，非肺静脉部位的消融是治疗非阵发性房颤的重要策略。数种新的消融技术和预防卒中的治疗方法正在临床验证中。针对房颤患病率、病理生理学、风险预测、预防、治疗选择、优化治疗结果的新见解和新概念亦在不断更新中。

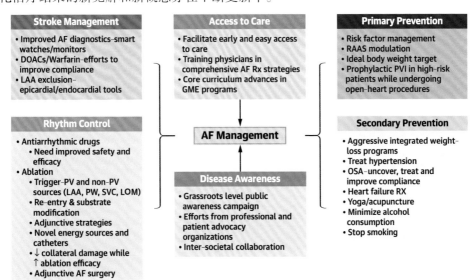

图 25-1　心房颤动的处理策略

1 流行病学和风险因素

1.1 一般发病率和流行率

房颤影响全球3300万人，美国患病人数超过300万。预计2010年～2030年，美国房颤患者新发病率会翻一番，从120万例增加到260万例，总患病率从520万例增加到1210万例。房颤的发病率和患病率虽然在不断增加，但患者存活率有提高的趋势，这与近年对房颤及其发病机制更深入的理解及相应治疗方法的改进有关。然而，一项大型研究发现，1990年～2010年房颤发病率（主要是年龄＞75岁的患者）和全球房颤相关死亡率有逐年增加的趋势。肥胖和糖尿病患者比例增加，吸烟、中度重度饮酒和高血压者逐年减少，而房颤的相关危害几乎没有变化。这些流行病学研究强调了提高公众意识、筛查和治疗房颤以及有效控制危险因素的必要性。

1.2 房颤的风险因素

房颤潜在的可控制的风险因素包括高血压、冠状动脉疾病、瓣膜性心脏病、心力衰竭、心肌病、糖尿病、肥胖、睡眠呼吸暂停、甲状腺功能亢进、过度饮酒、吸毒和过度劳累等。与房颤不相关或不可控制的风险因素包括年龄较大、体重轻、身材高和房颤家族史等。许多情况都会导致心房壁应力、压力和大小的逐渐改变，细胞和细胞外变化会增加房颤的易患性。有证据表明，遗传、非遗传、环境和（或）其他压力因素可能会增加房颤发病概率。如何针对房颤的可控制风险因素进行干预尚需进一步研究。

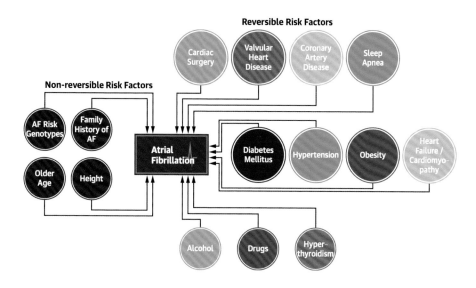

图 25-2　心房颤动与危险因素

1.3　房颤对经济影响的结果

与缺血性心肌病、非缺血性心肌病、肥厚型心肌病和浸润性心肌病的射血分数降低及保留的心功能障碍、卒中、痴呆相比，房颤是新发心力衰竭的主要风险因素。房颤具有显著的经济影响：2001 年的数据表明，美国非瓣膜性房颤患者的住院费用为 66.5 亿美元，其中门诊费用为 15.3 亿美元，药物费用为 2.35 亿美元。考虑到房颤患病率随着人口老龄化而增加，以及其对心力衰竭或卒中等合并症的边际成本影响，当前的房颤治疗的经济影响可能比以往高更多。

2　房颤病理生理学和未来研究的方向

尽管房颤相关研究取得了重大进展，但是医学界对房颤病理生理学的理解仍然不够深入。因此，大多数药物治疗和消融治疗策略仍然是经验性的。

2.1　房颤的触发灶、转子和基质

20多年前，学界首次报告肺静脉口部电隔离，肺静脉隔离已成为房颤消融的基石。当时消融孤立性阵发性房颤的成功率有80%～90%，而消融持续性房颤或合并结构性心脏病的房颤成功率要低得多。持续性房颤的消融策略仍然存在争议。关于初次消融时是否应进行肺静脉隔离以外的额外基质消融的问题仍在探讨中。其他目标消融部位包括Marshall韧带、上腔静脉、左心耳、复杂的电分隔部位以及由低振幅电图或磁共振成像推测出的疤痕区。消融心房部位的转子等方式也产生了不同的临床结果。临床上，消融范围从点消融到肺静脉口部消融，到左房后壁线性隔离、二尖瓣峡部线性消融以及转子消融。如何确定转子的真实性是持续房颤的消融目标。肺静脉隔离的持久性也存在问题，房颤复发可能是由非肺静脉触发、消融线恢复或其他一些致心律失常因素引起的。因此，需要进一步改善消融线的持久性。

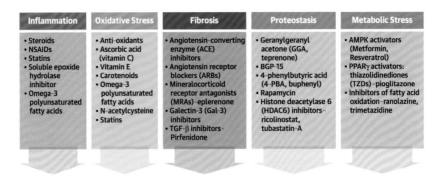

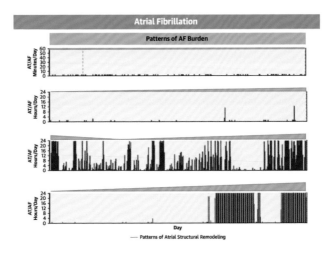

图 25-3　心房颤动与靶向治疗

2.2 房颤是心房心肌病的表现

房颤也可能是心房心肌病的继发性表现，也可以解释为什么在体内置入了心律监测功能起搏器的患者中，无法证明某些卒中事件与之前的房颤发作存在时间关系。房颤本身或心房心肌病是原发性还是继发性仍然未知，但主要因素可能随着疾病的进展而演变。随着房颤从阵发性向持续性和长期持续性发展，肺静脉触发因素的作用可能会减弱，而非肺静脉触发因素和心房心肌病基质的作用可能会增强。房颤的自然病程是变化性的。对于一些患者，纤维化和心肌病可能会导致房颤。也有其他一些患者，其阵发性房颤会发展为明显的心房心肌病，而也存在部分人有数十年的阵发性房颤但没有明显病变的情况。机制的快速进展在有明显心房疤痕的女性中更为常见。不过，环境或其他隐匿因素，如阻塞性睡眠呼吸暂停、肥胖、酗酒、高血压、其他生活方式压力或退行性肌神经病机制，也可能导致房颤病变。

2.3 心房疤痕或纤维化的作用

心房纤维化或疤痕会增加房颤的风险，但是电隔离肺静脉的有效消融会形成心房疤痕或产生限制激动折返的阻滞线。如果肺静脉内触发房颤，则肺静脉隔离可防止心房组织的进行性变化。相反，如果房颤由进行性心肌病或者之前的心房纤维化心肌病引起，早期消融则可能不太重要。目前，消融使心房疤痕区域均质化是否有益也在研究中。心外膜下脂肪组织可以发生纤维化转化，可能由淋巴细胞介导，并可能促使其变成房颤。防止这种纤维化转变也是进一步研究的方向。

2.4 炎症和氧化应激

炎症和氧化应激与房颤相关，尤其是心脏手术后，还存在一些炎症标志物，包括 C 反应蛋白、肿瘤坏死因子和白细胞介素IL-2、-6 和 -8。炎症还可能通过内皮活化 / 损伤、单核细胞产生组织因子、血小板活化增加和纤维蛋白原表达增加促进房颤的血栓前状态。与肥胖相关的轻微炎症可能影响心肌并增加相关的房颤的发生率。最近有研究显示，人类免疫缺陷病毒均与房颤相关，且是房颤的潜在原因。未来的研究方向是减轻炎症、氧化，甚至可能的感染应激的房颤治疗。

2.5 异常的蛋白质稳态

刚果红染色法可以标记老年人心房组织淀粉样蛋白沉积物，反映对心房利钠肽的免疫反应性。心房淀粉样蛋白与持续性房颤相关，但与年龄无关。热休克蛋白在心脏中发挥保护作用，减轻蛋白质聚集和房颤的反向重构影响。从阵发性房颤到持续性房颤的转变伴随着热休克蛋白的减少。目前尚不清楚如何防止热休克蛋白耗尽或促进房颤患者产生热休克蛋白，相关临床研究正在进行中。

2.6 神经机制 / 心脏神经痉挛

针对包括自主神经在内的神经机制因素研究显示，房颤的发作与迷走神经刺激或洋地黄等药物有关。神经节在心房中非常丰富，尤其是在肺静脉开口附近。是否针对神经节进行消融仍然是一个有争议的策略。在病态窦房结综合征和心室起搏等情况下，心脏会发生异质交感神经支配。快速心房起搏在左心房比在右心房更易诱导神经节活性增加，这说明了"房颤导致房颤"这一病理生理学基础。自主神经干预亦是未来房颤研究的目标之一。

2.7 遗传学和房颤

家族遗传性房颤可能与遗传异常和离子通道病相关。目前已经有 100 多个全基因组关联研究证明了普通房颤可以遗传的事实。研究显示，位于染色体 4q25 的顶部变异（靠近 PITX2）是一个与肺静脉形成和抑制左心房窦房结发育有关的基因。涉及这些基因组的确切生物学途径及其与房颤的直接联系、用于基因评估的潜在筛选小组以及针对房颤的新的基于基因组的个性化疗法仍在研究中。

3 房颤的预测模型

3.1 房颤的风险预测

评估一般人群房颤风险的预测模型对于确定初级预防策略很重要。虽然血栓模型开发用于房颤的血栓栓塞风险预测，但 CHADS$_2$（充血性心力衰竭、高血压、75 岁、糖尿病、既往卒中或短暂性脑缺血发作）评分 2 分和 CHA$_2$DS$_2$-VASc（充血性心力衰竭、高血压、75 岁、糖尿病、先前卒中或短暂性脑缺血发作、血管疾病、年龄 65 ～ 74 岁、性别为女性）评分 3 分与有心律失常症状或体征但无房颤记录的患者随后新发房颤的风险增加独立相关。这两个评分都是心脏手术后房颤的重要预测因素。最新的评分系统是 CHARGE-AF（基因组流行病学心脏和衰老研究队列——房颤）模型，该模型在另外 2 个队列中得到验证并显示出出色的辨别力，但房颤风险有被高估之嫌，需要重新校准。CHARGE-AF 风险评分在预测房颤风险方面似乎优于 CHA$_2$DS$_2$-VASc。CHARGE-AF 评分中的心电图衍生变量，包括 PR 间期、P 波持续时间、面积和终末力以及左心室肥大，仅增加了临床变量之外的边际预测值。房颤风险的其他预测因素包括超声心动图左心房直径、组织 Doppler 成像测量的术后或新发房颤的心房传导时间、计算机断层扫描估计冠状动脉新发房颤的心房外膜脂肪组织动脉疾病患者。一项研究针对初发房颤患者 10 a 随访，显示频发房性心律失常（＞76 / d）和＞32 次 / h，预测 15 a 房颤发作的特异性超过 90%。

HATCH 评分可预测从阵发性房颤到持续性房颤以及心房完全消融后新发房颤进展的可能性。

CHADS$_2$、CHA$_2$DS$_2$-VASc 和 R2CHADS$_2$ 已用于预测导管消融后房颤复发的概率，但预测价值有限。还有一些中心使用晚期钆增强磁共振成像在消融前对房颤患者进行分类。大量的晚期钆增强（≥30% 左房壁增强），表明左房壁结构重构，可以预测导管消融具有高复发率。然而，是否可以通过使用这些预测模型对结果进行分层治疗以改善治疗预后尚待证明。

4 房颤和卒中：预测、监测和决策的复杂性

4.1 卒中和出血风险的预测

房颤血栓栓塞风险的预测，加上抗凝出血风险的预测评分，构成了降低房颤相关卒中风险的抗凝策略基础。CHADS$_2$ 和 CHA$_2$DS$_2$-VASc 评分最初用于预测房颤患者卒中的风险，后者是最常用的风险分层评分，对低卒中风险的评估具有高准确性/特异性，但对高风险的特异性低。房颤患者的出血风险预测模型包括 HAS-BLED、HEMORR2HAGES、ATRIA 和 ORBIT。与其他出血风险评分相比，HAS-BLED 在临床上具有更好的风险预测能力和同等条件下的出血预测能力。

SAMe-TT2R2、病史、治疗史、吸烟史、种族等因素可用于评价是否需要口服抗凝药。SAMe-TT2R2 评分低的患者通常在华法林治疗中表现良好，而评分>1 分的患者可能需要额外的干预措施或直接口服抗凝剂以达到需要的抗凝程度。未来用于患者抗凝决策的评价工具应包括考虑血栓栓塞与出血、华法林与直接口服抗凝剂治疗选择，还应包括非药物治疗，例如左心耳切除的选择。多种生物标志物经评估后已被作为房颤患者临床结果的预测指标。NT-proBNP 和高敏心肌肌钙蛋白是房颤卒中风险的独立相关因素。结合年龄和临床病史，这种组合在临床上可能优于 CHA$_2$DS$_2$-VASc 评分的预测指标，尤其是卒中。预计该方向研究将取得进一步进展。

用于检测房颤的筛选和监测设备

建议对 65 岁以上的患者通过脉搏或心电图进行房颤筛查，对 75 岁以上的患者或卒中高危患者可考虑进行系统心电图筛查。对于短暂性脑缺血发作或缺血性卒中患者，建议通过短期心电图监测和连续心电图监测至少 72 h 以筛查房颤。对于卒中患者，应考虑使用长期无创心电图监护仪或置入式心脏监护仪来记录无症状房颤。在隐源性卒中或短暂性脑缺血发作患者中，延长心电图监测时间的收益增加。动态心电监护仪使用 24 h 的房颤检出率为 2.2%，使用 1 周的检出率为 7.4%，使用 2 周的检出率为 11.6%，使用 3 周的检出率为 12.3%，使用 4 周的检出率为 14.8%。置入式心脏监护仪的 3 a 房颤检出率为 30.0%。

4.2　房颤负荷和血栓栓塞

高房颤负荷与血栓栓塞发生和较差的预后有关。对 2486 例患者进行的前瞻性观察（用置入式器械诊断日常快速性心律失常负担与卒中风险之间的关系）研究发现，平均随访 1.4 a 每日房性心动过速 / 房颤负荷≥5.5 h，血栓栓塞发生率更高（2.4%/ 年）。在 725 例双腔起搏器患者（中位随访 22 个月）中，发作时间＞24 h 房颤的血栓栓塞风险比为 3.1。

4.3　心脏置入临床可检测房颤设备

置入起搏器、除颤器或循环记录器可以检出无症状房颤，房颤负荷与血栓栓塞风险相关。对于总体人群和既往无房颤或卒中 / 短暂性脑缺血发作病史的患者，持续＞5 min 的心房高频率事件发作与无症状性脑缺血病变相关。对 2580 例置入起搏器或除颤器的患者监测 3 个月，检测到 10.1% 的患者有亚临床房性心律失常，且与缺血性卒中或全身性栓塞风险增加相关。在 65 岁以上的心血管患者或到神经科诊所就诊的患者中，置入式监护仪检测到房颤的比例是 34.4% / a。

尽管卒中患者检出房颤的比例并不高，但考虑到长程监测发现亚临床房颤的比例很高，强烈建议要注意卒中后累计房颤的发生率。对 $CHA_2DS_2-VASc≥2$ 的男性和 $CHA_2DS_2-VASc = 3$ 的女性，就算无缺血性卒中或房颤病史（12 导联心电图或动态心电图无临床房颤）也应考虑给予抗凝治疗。

4.4　心房心肌病房颤和血栓栓塞症之间的关系

一项研究中针对 20 例缺血性脑卒中或全身性栓塞患者的分析发现，大多数缺血性卒中或全身性栓塞并非发生在近期房性心动过速 / 房颤发作的时间段，这意味着置入式器械患者的血栓形成可能有非房性心律失常引致心脏栓塞的机制。血栓栓塞风险可能涉及房性心律失常、心房心肌病、血液淤滞、内皮损伤或与之相关的功能障碍以及凝血功能异常的复杂相互作用。心房高频事件发作可能是栓塞事件的标志而不是原因，房颤引起的血液淤滞不是血栓形成的唯一原因。大型随机研究显示，即使是保持窦性心律的房颤患者，血栓栓塞的风险仍然存在，但是小部分患者的病因有可能与未识别的无症状房颤相关。尽管心房纤维化和卒中之间存在独立的相关性，但心房心肌病对血栓形成的影响仍不清楚。最近的研究假设发现，导致房颤的潜在性心房心肌病可通过调节心房血流和（或）凝血功能影响血栓形成的风险，导致即使在没有房颤发作的情况下也会增加血栓栓塞的风险。随着对心房心肌病在血栓形成中的作用的理解加深，学界可能会对目前的卒中风险分层作出改进。

5 房颤的一级和二级预防策略

房颤的一级预防旨在预防房颤的发生，主要侧重于可逆转的房颤的可改变性风险因素。房颤的二级预防旨在减少房颤负荷并防止房颤发展为持续性房颤。

5.1 预防房颤的上游目标

房颤的上游治疗是指针对心房基质或房颤特定机制的非离子通道药物治疗。研究集中在对抗炎症剂、抗氧化剂、靶向肾素－血管紧张素－醛固酮系统的药物和 omega-3 多不饱和脂肪酸的调控上。迄今为止，尽管对已有随机研究进行的回顾和二次分析显示出初步效果，但目前少数前瞻的随机对照研究未能确定这些药物适合哪一类型的房颤。唯一例外的情况是类固醇和他汀类药物治疗，它们在预防消融术后房颤方面显示出不错的结果。维生素 C 和 omega-3 脂肪酸的研究结果喜忧参半，最近报道的 omega-3 脂肪酸纯化形式的研究为阴性结果。血管紧张素转换酶抑制剂（angiotensin converting enzyme inhibitor，ACEI）和血管紧张素受体阻滞剂（angiotensin receptor blocker，ARB）的疗效仅限于次要终点或事后亚组分析，可以降低心力衰竭、左室功能障碍、心肌梗死、左室肥厚的高血压的心血管风险，而在针对高血压患者的研究中未发现房颤发作的差异。目前尚无针对上游目标的疗法，例如蛋白质稳态、代谢应激、线粒体功能和纤维化途径干预，主要是在细胞层面或动物模型中进行研究，缺乏人体实验数据。

5.2 生活方式改善

缺乏体育锻炼，肥胖，吸烟和摄入酒精，以及精神压力过大均与房颤发生相关。然而长时间高强度的体育锻炼，例如马拉松和北欧式滑雪可能通过心房重构、增加心房压、引起窦性心动过缓以及增强基因易患性等增加房颤发生率，但是中等程度的体育锻炼有助于预防房颤发生。运动强度在 2 个或以上代谢当量的程度可以降低房颤发生率，每增加一个代谢当量可降低 10% 的风险。进行心肺功能锻炼获益更加显著。研究显示，减肥和锻炼可以显著降低房颤负荷。相关研究显示瑜伽也是一种可能的降低房颤发生率的锻炼方式，症状性和无症状性房颤的发生率都明显降低。观察性研究显示酒精摄入与房颤负荷成正相关。与非饮酒人群对比，每日饮酒一次者房颤发生率高 8%，一日饮酒五次者危险性增加 47%。美国饮酒人群比率高达 50%，因此控制酒精摄入可以显著降低房颤发生率。一项研究显示，吸烟人群发生房颤的概率是 32% ～ 51%。另一项研究同时显示戒烟可显著降低房颤事件。然而，尚无前瞻性研究证实戒烟有助于减少房颤发生率。另外，每天几杯咖啡所含的咖啡因无害。

心理的压力可能会导致房颤。紧张、愤怒和敌意会使房颤风险分别增加 24%、20% 和 30%。减少负面情绪和压力可能会降低发生房颤的风险，这在高危患者中效果尤其显著。

虽然不良生活方式与房颤发展明显相关，但是预防性的方法却很少。未来针对高危人群及普通人群的生活方式干预可能会进一步减轻房颤的负荷，并且应被优先考虑进行。

5.3 当前的预防建议

学界尚未证明针对上游通路的药物可以逆转房颤，因此在没有其他适应证的情况下，不建议将其用于房颤的二级预防。房颤处理指南建议使用 ACEI 或 ARB 作为伴有心力衰竭和心室功能降低患者的新发房颤一级预防，并可考虑用于高血压患者。他汀类药物治疗可作为冠状动脉术后预防房颤的基础治疗。相反，通过改变生活方式以避免房颤仍然是未来的目标。建议对超重和肥胖的房颤患者进行减肥指导和风险因素调整。

5.4　潜在上游目标和未来方向

学界对促进房颤发生与发展的相关基因组、组织结构变异和电生理机制，以及遗传变异引起房颤易患机制的研究仍存在重大盲区。应利用房颤中基因组学、转录组学和其他"组学"数据的激增，为后续研究提供更多上游靶目标的选择，并促进分子或临床房颤表型的优化分层，从而驱动预防性治疗的个性化治疗。

6　使用遗传学进行靶向性房颤治疗

6.1　房颤消融基因组学

由于房颤与超过100个基因位点密切相关，基于基因组学的个性化治疗可能可以指导房颤治疗。消融治疗中房颤风险最高位点的结果是混合的。这种变异性突出了房颤潜在病理生理机制的复杂性以及使用遗传信息对房颤治疗进行分层的挑战。然而，大型队列研究可能为未来基于基因组的房颤治疗提供强有力的证据基础。一项遗传学子研究可能为今后的研究方向提供重要参照。

6.2　在房颤中进行基因治疗的潜力

随着基因转移、载体传递和房颤靶基因选择方面的进展持续，基因治疗可能会影响未来的房颤治疗。心外膜基因涂染是一种新的载体传递方法，可能适用于肺静脉术后房颤的治疗。尽管仍存在重大挑战，但术后复发的房颤可能是房颤基因治疗的第一个目标领域。这一不断发展的领域将继续受益于发现房颤新分子靶目标的飞速进展。

7 治疗

在对房颤患者进行初步评估后，需要制定治疗策略，包括两个主要目标：①预防血栓栓塞；②采用节律控制方法进行症状控制或心率控制。

7.1 血栓栓塞和卒中的预防

左心耳是房颤患者血栓形成和随后全身血栓栓塞最常见的栓子来源。左心耳为什么会是血栓的来源和心律失常的起源，目前仍不清楚。这可能源于病理生理学因素的复杂相互作用。

7.2 预防卒中、口服抗凝治疗和抗血小板药物策略

口服抗凝治疗仍然是房颤卒中预防的一线治疗。CHADS$_2$ 和 CHA$_2$DS$_2$-VASc 是非瓣膜性房颤患者最常用的两种卒中风险分层模型。当前指南建议 CHA$_2$DS$_2$-VASc≥2 使用口服抗凝治疗。最近的证据显示，即使存在 1 个卒中风险因素，即 CHA$_2$DS$_2$-VASc 评分为 1 的男性和 CHA$_2$DS$_2$-VASc 评分为 2 的女性，开始抗凝治疗也会获益。

早期的临床试验评估了房颤预防卒中的抗血小板治疗方法。一项荟萃分析显示，与安慰剂相比，阿司匹林组一级预防卒中的风险降低了 19%。两项研究表明，抗凝达标剂量的华法林治疗效果优于氯吡格雷加阿司匹林，氯吡格雷加阿司匹林预防卒中优于单独使用阿司匹林。阿司匹林治疗通常用于低卒中风险患者，即 CHA$_2$DS$_2$-VASc = 0 的男性和 CHA$_2$DS$_2$-VASc = 1 的女性。

出血的风险仍然是所有形式的口服抗凝治疗的一个主要限制。荟萃分析表明，直接口服抗凝治疗在尽量减少全身性血栓栓塞、死亡和颅内出血的发生率方面优于华法林，但胃肠道出血风险略高。共 50% 的有抗凝适应证的患者因为胃肠道出血而停用口服抗凝治疗。一项研究显示，大部分患者在接受直接口服抗凝治疗时有反复严重出血事件发生。对于 70% 的患者，尽管有消化道出血病史，但继续服用口服抗凝治疗的患者使用奥曲肽可预防胃肠道出血复发，这一策略可能对高危出血患者有帮助。尽管很大一部分患者最终会出现房颤，指南尚不建议对隐源性卒中患者

进行经验性抗凝治疗。最近的欧洲和美国指南建议在无禁忌证的情况下首选直接口服抗凝治疗，指南中亦不建议对低风险患者使用阿司匹林预防血栓。

在讨论房颤的抗凝治疗时，应提及一些特殊情况：

①越来越多的证据表明，房颤导管消融不需要停止使用华法林或直接口服抗凝治疗。

②对于接受经皮冠状动脉介入治疗的房颤患者，接受阿司匹林、P2Y$_{12}$抑制剂和抗凝三联治疗的出血风险更高。在接受抗凝治疗和接受经皮冠状动脉介入治疗的患者中，氯吡格雷可减少出血风险，而不增加血栓性事件。最近的试验显示，低剂量利伐沙班加P2Y$_{12}$抑制剂或非常低剂量的利伐沙班和双重抗血小板治疗与三联疗法相比，可降低出血风险。

③非心脏手术围手术期中断口服抗凝应根据血栓形成和出血的风险进行个体化治疗。对于高血栓风险的患者（如机械人工瓣膜），建议桥接抗凝，但在低风险患者中，短暂停用抗凝剂是安全的。对于在口服抗凝治疗期间出现颅内出血的患者，尚不确定恢复口服抗凝治疗的最佳时机。然而，最近一项研究显示，重新引入口服抗凝治疗可以降低全因死亡率和缺血性卒中发生率。对于合并栓塞性卒中的房颤患者，根据梗死灶的大小，口服抗凝治疗最早可在 24 ~ 48 h 或 1 ~ 2 周后恢复。目前左心耳闭合装置有可能拓宽抗凝治疗的选择面。

7.3 对口服抗凝治疗出血患者的处理

一旦需要止血，使用维生素 K 拮抗剂的患者可以根据临床情况接受凝血酶原复合物浓缩物、新鲜冰冻血浆、维生素 K 或其组合治疗。对于直接口服抗凝治疗，最近有两种逆转剂获准：依达赛珠单抗和安得塞奈。依达赛珠单抗是一种与达比加群结合并经肾脏排泄的单克隆抗体。安得塞奈是一种因子 Xa 的修饰重组衍生物，作为诱骗受体，与 Xa 抑制剂包括利伐沙班、阿哌沙班和依度沙班的亲和力更高。

7.4 左心耳封堵术

基于经皮导管的心内膜和心外膜左心耳闭合（左心耳封堵）技术的应用病例正逐年增加。心内膜闭塞装置包括 WATCHMAN、Amplatzer 封堵器和其他在世界各地使用的封堵器。房颤患者中封堵器与长期华法林治疗的对比显示，对于严重出血和死亡的合并症，左心耳封堵术比华法林具有累积优势。套索缝合结扎需要经心内膜间隔和心外膜进入实施。尽管考虑到最初的安全性，套索手术与 WATCHMAN 相似，使用微穿刺心包穿刺针、围手术期引流和应用秋水仙碱。Atriclip 是一种心外膜外科闭合装置，用于开放和微创手术，具有良好的安全性和闭合性。基于心外膜的套索还可同时进行左心耳电隔离，以降低房颤负荷和改善神经递质以及左心房贮备和传导功能。目前正在评价左心耳结扎在非阵发性房颤的房颤消融中的辅助作用。

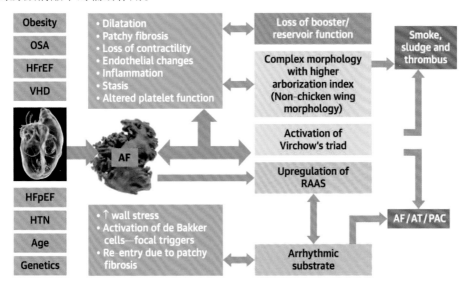

图 25-4　左心耳与心房颤动

基于现有证据，左心耳封堵的患者选择尚不明确。唯一可用的关于左心耳封堵的随机试验入组了能够耐受抗凝治疗的患者。现实生活中，需要左心耳封堵的患者在口服抗凝治疗时出血风险较高或存在禁忌证。最近，几项研究纳入了有抗凝禁忌证的患者。奥曲肽桥接、缩短双联抗血小板治疗、低剂量直接口服抗凝剂或单一抗血小板方案等策略为需要左心耳封堵后抗凝治疗且因高出血风险而无法耐受抗凝治疗的患者提供了希望。

正如正在进行的一项研究显示的那样，由于左心耳封堵装置获得了临床应用许可，接下来针对口服抗凝治疗禁忌证患者的左心耳封堵随机试验的登记将很困难。目前，直接口服抗凝治疗与左心耳封堵相比的作用仍很明确，但正在进行的临床试验正在力图解决这一问题（NCT02426944）。

7.5 治疗策略：重新审视心率与节律控制的情况

两项大型随机试验特别评估了房颤患者心率控制与节律控制的效果。一项研究显示，心率控制组全因死亡率的主要终点呈下降趋势，而两组间的心原性死亡、心律失常性死亡或卒中事件发生率没有显著差异。随后的分析表明，抗心律失常药物的有益作用可能被其副作用抵消，因此，如果有一种有效的方法可维持窦性心律，则可能有益。另一项研究（522 例持续性房颤）也发现了随着心血管死亡主要终点因心率控制而导致的风险降低的趋势，包括需入院治疗的心力衰竭、血栓栓塞、严重出血、起搏器置入或严重副作用，事件风险降低 27%，生活质量水平相近。这些试验从根本上受到随访时实现低节律控制的节律控制组和实现窦性节律的速率控制组的大部分患者的限制，混淆了解释。这两项试验都是在肺静脉隔离成为标准房颤策略之前开展的，及招募了年龄相对较大的受试者（分别平均70 岁和 68 岁）。一些患者（例如年龄较小、症状严重或心力衰竭）可能受益于节律控制，作为最终消融治疗良好人群。相反，心率控制策略在明显年老和衰弱的患者中可行，特别是无症状并且左心室功能正常者。

基于节律控制的导管消融治疗可能允许特定的患者停止口服抗凝治疗和（或）抗心律失常药物治疗。一项试验随机对患者进行导管消融与抗心律失常药物治疗，意向治疗分析显示，5 年随访中全因死亡率、卒中致残、严重出血或心脏骤停的主要终点无显著差异。在消融组，死亡和心血管疾病住院治疗的次要终点显著减少（分别为 51.7% 与 58.1%），主要原因是抗心律失常药物滴定、毒性和起搏器置入的住院发生率较低。

7.6 心率控制策略

心率控制治疗的选择通常基于血流动力学状态，房颤的持续时间、症状的程度、并发心力衰竭和其他潜在的疾病。β-受体阻滞剂通常具有良好的有效性和低风险特征，其次是非二氢吡啶钙通道阻滞剂、地高辛和胺碘酮。在不存在心室预激的情况下，静脉注射 β-受体阻滞剂或非二氢吡啶钙通道阻滞剂对急性症状患者非常有效。

7.7　心率控制药物

根据左室射血分数和合并疾病情况，需要选择心率控制疗法，在个体基础上进行滴定。在开始治疗后，如果需要，建议继续随访以优化治疗，或可因副作用停止或调整治疗。

β-肾上腺素能阻滞剂是最常用的心率控制药物。对心力衰竭患者，卡维地洛与地高辛联合使用时对心率控制更有效，并与症状评分和左心室功能的改善相关。

非二氢吡啶钙通道阻滞剂，如地尔硫卓和维拉帕米，在急性和慢性房颤治疗中都有效。它们可在急性情况下立即控制心率，降低休息和运动心率，长期服用可提高运动耐受性。它们通常与β-受体阻滞剂联合使用，但应避免用于心力衰竭和心室预激的患者。

地高辛通常用于二线长期治疗，以进一步降低心室率，但其效果很慢，而且对于运动期间室率控制无效。地高辛主要与β-受体阻滞剂或非二氢吡啶钙通道阻滞剂联合使用，以改善运动期间的室率。建议调整地高辛水平和剂量，特别是对老年人和肾损伤患者。最近对房颤患者使用地高辛进行的一项大型荟萃分析表明，血清洋地黄水平升高与心律失常和死亡率增加有关。

心室率控制目标是休息时为 80 次 / min，运动时为 110 次 / min。然而，一项试验招募了 614 例左室功能基本正常的永久性房颤患者，结果发现，在心血管原因死亡、因心力衰竭住院、卒中、全身栓塞、出血和危及生命的心律失常事件等综合结果方面，静息心率＜110 次 / min 的宽松心率控制不劣于严格心率控制。当前，建议对于左室功能保留的无症状房颤患者，可以适当控制心率。

7.8　房室结消融术

当使用药物治疗无法实现室率或节律控制时，对于心动过速诱导的心肌病，可以考虑进行房室结消融，以改善患者症状、生活质量和医疗利用率，但并不排除抗凝的必要性，它会导致起搏器依赖性，在一定比例的患者中，右心室起搏可导致起搏诱导的心肌病。对于左室射血分数严重降低的患者，心脏再同步治疗系统的置入适用于房室结消融。同样，对于既往置入起搏器、房室结消融、右心室起搏、左室功能不全和中度至重度心力衰竭的患者，可以升级为心脏再同步治疗。但是，房室结消融联合双心室起搏在减轻射血分数降低（≤40%）的房颤和心力衰竭患者在症状方面并不优于肺静脉隔离。一项试验显示，与药物治疗组相比，基于导管消融的节律控制的死亡率、全因死亡率和心力衰竭住院率的主要复合终点显著降低。

7.9 药物节律控制策略

当早期给予适当剂量的抗心律失常药物时，窦性心律转换的可能性增加到90%。抗心律失常药物作用于心脏离子通道，通过改变兴奋性、有效不应期、传导或异常自动性改变通道结构、动力学或门控过程。常用的抗心律失常药物基于Singh-Vaughan 分类。

长期进行房颤治疗的抗心律失常药物的选择是基于潜在的心脏病、药物特性和副作用情况，以及在患者存在结构性心脏病时的安全性。只有胺碘酮和多非利特不会增加心力衰竭患者的死亡率。

8   非药物节律控制策略：消融治疗

房颤基质可能随着从阵发性房颤到持续性房颤的进展而演变。因此，不同类型的房颤应采用不同的消融技术。

8.1   阵发性房颤患者的消融术

如果房颤患者对至少一种Ⅰ类或Ⅲ类抗心律失常药物不耐受，在开始Ⅰ类或Ⅲ类抗心律失常治疗前建议对症状性阵发性房颤进行导管消融。阵发性房颤中电隔离肺静脉是消融技术的基石，其方法是在左右肺静脉口周围形成环形病变。实现电隔离至少需要评估和证明肺静脉传入和传出双向阻滞。初始肺静脉隔离后监测肺静脉传导恢复 20 min。如果肺静脉传导恢复，初始肺静脉隔离术后 20 min 给予腺苷，使用射频能量进行再消融，采用起搏夺获（沿消融线起搏）消融策略（10 mA，2 ms）并显示传出阻滞可提高肺静脉隔离消融的成功率。

8.2　肺静脉隔离的长期效果

持久的肺静脉隔离取决于透壁无间隙消融线。研究表明，当间隙超过 10 mm 时，房颤复发率会增加。研究证明，在最佳压力下进行消融（当≥90% 的病灶 为＞10 g 时），当压力监测范围内的时间超过 80% 时，成功率提高。研究还发现 全身麻醉、高频通气、可调弯鞘管和腺苷激发的补点消融均有助于提高射频肺静 脉隔离的持久性。消融指数是一种新型消融损伤评估指标。最佳消融指数与更高 的成功率相关（后壁目标消融指数为 400，前壁目标消融指数为 550）。

8.3　低电压区与肺静脉隔离术后无房颤生存率的预测

在房颤患者中经常观察到电图振幅＜0.5 mV 的低压区域，并可预测导管消融 后房颤复发。确定左房基质的预测因素，并制定 DR-FLASH 风险评分，后者有助 于识别可能需要广泛基质改良而不是单独肺静脉隔离的患者。

8.3.1　非阵发性房颤患者的消融术

规划消融策略复杂性

尽管肺静脉隔离是针对阵发性房颤患者的一种非常有效的消融技术，但持续 性和长程房颤患者通常需要消融非肺静脉触发灶。

疤痕在左房中的作用

一项试验表明，在左房疤痕负荷增加的患者中，消融后房颤复发率较高。左 房具有明显疤痕者消融后的无房颤生存率很可能较低。

消融策略的演变

单独使用肺静脉隔离与肺静脉隔离＋策略。对持续性房颤患者进行试验发 现，当在除肺静脉隔离之外进行线性消融或碎裂电位消融时，房颤复发率并未 降低。

8.3.2　哪些肺静脉隔离＋策略真正有意义

非肺静脉局灶触发因素

非肺静脉心房触发因素可能包括左心房后壁、上腔静脉，包括永存左上腔静脉、下腔静脉、界嵴、卵圆窝、冠状窦、欧氏嵴后方、沿 Marshall 静脉或韧带以及邻近房室瓣环。此外，维持房颤的折返环路可能位于右心房和左心房内。以高达 20 μg/min 的递增剂量给予异丙肾上腺素和（或）诱发和自发房颤进行心脏复律，有助于识别肺静脉和非肺静脉触发因素。Marshall 静脉消融可通过射频或逆行无水乙醇注射实现。

碎裂电位

关于碎裂电位消融的现有数据是相互矛盾的，可能是因为碎裂电位是靶位点的非特异性指标，碎裂电位定义不清晰并且具有主观性，尚不清楚碎裂电位对节律控制的作用。

经验性线性消融术

线性消融最常见的部位是连接左右上肺静脉隔离病变上部的左房"顶部"，二尖瓣与左下肺静脉（二尖瓣峡部）之间的组织区域，以及左或右圆周病变附近的顶部线与二尖瓣环之间的前部。尽管其在药物难治性阵发性房颤患者中与单独肺静脉隔离相比，如果联合肺静脉隔离，该技术显示成功率显著改善，但其在非阵发性房颤患者中的作用仍存在争议。经验性线性消融通常致心律失常，因为它们中的大多数是不完整的，存在较宽的间隙，这使房颤消融后心房内折返性心动过速成为一个主要问题。

左心耳电隔离和其他策略

已发现左心耳是房颤触发和折返的重要来源。针对左心耳并将其与左心耳分离可能是肺静脉隔离和其他其他消融策略的有用辅助手段，但对血栓栓塞的影响需要进行评估。左心耳隔离和左心耳切除术的报告显示，非阵发性房颤消融术的成功率有所提高。正在进行的一项试验旨在评估非阵发性房颤消融中通过缝合结扎切除心外膜左心耳的益处。

8.3.3　压力感应消融术

导管消融的一个持续挑战是优化电极 – 组织接触，以产生可预测和可靠的损伤。导管头端处的贴靠压力可以被直接测量或基于局部阻抗进行估计。非随机和随机研究均证实了压力感应导管治疗阵发性房颤的有效性和安全性。

8.3.4　瓣膜性和结构性心脏病伴房颤的消融策略

对于症状性房颤，建议同时进行房颤的开放性外科消融（例如二尖瓣手术）。对于对至少一种 I 类或 III 类抗心律失常药物难治或不耐受的症状性房颤患者，建议同时进行房颤消融手术。在开始使用 I 类或 III 类抗心律失常药物进行抗心律失常治疗之前，可以对症状性房颤患者进行房颤消融手术。对于导管消融失败、对抗心律失常药物不耐受或难治的患者，以及在评估其对阵发性、持续性和长程颤的安全性和有效性后偏向选择外科手术的患者，可以考虑单独进行外科手术消融。治疗左室射血分数 ≤ 35% 和置入式心律转复除颤器的症状性阵发性或持续性房颤患者与传统药物治疗相比，导管消融有效性更高，全因死亡率降低 38%，心力衰竭住院率显著下降。

房颤的标测和消融

使用非传统靶点的无创外部和有创心内标测的各种技术相对令人失望。使用 CardioInsight ECUVUE Vest 进行无创性房颤标测的有效性尚待确定。针对时空分散区域（房颤驱动因素的潜在视觉可识别电足迹）的小系列房颤消融已显示出初步临床优势。同样，聚焦脉冲和转子调制引导消融在非随机研究中显示了一些初步的希望，但随后的研究未显示任何额外的益处。学界已成功报道外束光子心脏消融。在使用无创立体定向放射外科的猪模型中，肺静脉 – 左房连接处的电压显著降低至＜0.05 mV。随着使用无创心脏辐射在人体中进行室性心动过速消融的成功报告，该技术可能在未来进行房颤试验。远程导航可成功进行房颤消融，同时缩短术者 X 线透视时间。这可以通过机器人辅助 Sensei 系统或磁性系统实现，磁性系统由在患者胸部内部产生磁场（0.08T）的 2 个磁体和计算机控制的导管推进系统导航。

8.3.5　消融并发症：预防、早期识别和管理

与房颤消融相关的并发症包括血管损伤、心包积液、心包填塞、急性冠状

动脉闭塞和狭窄、二尖瓣损伤和环肺电极嵌顿、空气栓塞、卒中、短暂性脑缺血发作、无症状性微栓塞、心房食管瘘、心房心包瘘、肺静脉狭窄、胃动力不足、迷走神经损伤、膈神经麻痹、左房僵硬综合征、辐射损伤、持续性窦性心动过速和死亡。尽管与房颤消融相关并发症的总体发生率相对较低，并且大部分可以成功治疗，但是仍可能发生终生残疾或死亡。经验丰富的术者、训练有素的手术团队、更简单的技术和先进的技术无疑将继续降低并发症发生的概率。围手术期准备、早期识别和有效干预对于在发生并发症时减少额外不良后果也至关重要。在此，学界对选定的并发症进行了简要更新，其中对此类并发症的病理生理机制、预防和处理的认识还在不断发展。

膈神经损伤

膈神经损伤是与冷冻球囊消融相关的常见并发症，尽管当消融靠近右侧或左侧膈神经的解剖位置时，使用其他能量消融也可能发生。报告的一过性膈神经麻痹的发生率为 3.5% ～ 11.2%，永久性膈神经麻痹发生率（消融后 12 个月或更长时间无膈神经或膈神经功能降低）估计＜0.5%。

左侧膈神经损伤不常见，但在左心耳顶部附近进行消融时也可能发生。在上腔静脉或右肺静脉消融过程中，通常常规使用较大的冷冻球囊和实时心内超声显像、膈神经的消融前标测和（或）监测膈肌的复合运动动作电位和膈肌运动，同时在 CBA 过程中从上腔静脉或锁骨下静脉起搏膈神经。直接监测复合运动动作电位可能提供早期检测和减少膈神经损伤。

心房－食管损伤

已经报告了房颤消融后的几种食管损伤，例如红斑、糜烂或溃疡。大多数病变在质子泵抑制剂治疗后消退。食管穿孔、心房心包瘘和心房食管瘘罕见（≤ 0.1%），但通常具有致死性。由于心房食管瘘发生的延迟性质（消融后 2 ～ 4 周）和急性恶化前的非特异性症状，需提高对患者症状和体征的警惕，进而及早进行诊断和干预，这可能会进一步降低发病率或死亡率。发热和全身不适是早期体征，随后是神经功能障碍和呕血的急性发作。胸部 CT 扫描是首选的诊断方式。钡剂吞咽可勾勒出瘘口，但敏感性较低。如果由于存在空气栓塞的风险而怀疑心房食管瘘，则应避免使用充气内窥镜检查。学界已经提出了几种减少严重心房－食管损伤和心房食管瘘的方法：①在后壁消融或直接在食管轨迹上方消融期间，应减少单个消融点的射频功率（≤ 25 W）和消融持续时间（≤ 15 ～ 20 秒）；②食管内实时温度监测（当温度超过 38 ～ 39 ℃或当射频期间食管温度开始较基线升高 >1℃ 或使用冷冻球囊消融时食管温度<−20 ℃时停止消融）；③使用各种工具将食管从消融部位移开；④术后使用质子泵抑制剂和硫糖铝 2 ～ 4 周。一旦确认心房食管瘘，立即手术修复是首选治疗方法。食管偏移伴腔内偏移似乎有效且安全。最近的一项非随机多中心经验表明，食管可安全偏离，从而改善急性和长期肺静脉隔离。然而，目前还没有内窥镜数据来排除医源性创伤，它能够最大限度地减少直接和间接原因造成的食管损伤。目前正在进行一项随机试验，以评估偏离操作对食管解剖的影响。

迷走神经损伤

房颤消融期间，由于解剖结构上接近左心房后壁，可能发生食管前丛损伤（由迷走神经分支和交感神经干内脏分支形成）。消融术后数小时至数周可能会出现恶心、呕吐、腹痛和腹胀症状。10% ～ 15% 的患者可能出现胃部症状，并可持续数周或更长时间。迷走神经损伤可在多达 70% 的房颤消融患者中表现出来，但是大多数无症状。食管胃测压、胃排空研究和胰多肽水平有助于评估迷走神经的损伤模式。患者确诊后，建议其少食脂肪和纤维含量低的饭菜。短期可使用胃复安促进胃动力。食管偏移能否减少迷走神经丛损伤尚不明确。

左心房僵硬综合征

这是一种临床综合征，特征为在保留左室功能的情况下进行左房消融或外科迷宫手术后出现右心衰竭体征、新发或恶化的肺动脉高压（静息时平均肺动脉压>25 mmHg 或运动时>30 mmHg），肺毛细血管楔压显示大 V 波（≥10 mmHg，无明显二尖瓣疾病或肺动脉瓣狭窄）。左房僵硬综合征的发生率估计为 1% ～ 8%。最近，学界通过有创压力测量和心脏磁共振成像确定左房容积，提出了用左房僵硬（扩张）指数来评估左房功能障碍的程度。学界需进一步研究该指数的可重复性、适用性及如何将其用于评估左心房僵硬综合征的自然病史。预防该疾病需要在追求节律控制和左心房消融的积极性之间达到良好的平衡。该疾病治疗与右心衰相似。大多数患者对利尿剂和前负荷降低有反应。

特定人群的消融

针对特定房颤患者的消融证据来自几个观察性研究。这些特定人群包括老年患者（≥75 岁）、年轻患者（≤ 45 岁）、高水平运动员、肥厚型心肌病患者、心力衰竭患者和心动过速－心动过缓综合征患者。这些特定患者人群的消融适应证和技术的指导原则与一般房颤人群相似。对于这些特殊患者组，必须权衡恢复和维持窦性心律的潜在更大获益与较高的手术相关风险和房颤复发之间的关系。

外科手术中的消融术

房颤的手术干预通常在患者接受选择性二尖瓣手术、冠状动脉旁路移植术或主动脉瓣手术时进行。对于导管消融失败至少一次的患者，可进行独立的房颤外科手术。胸腔镜手术的进展和心外膜神经节消融术对自主神经调节的持续探索可能会推进外科手术房颤消融术。随着外科手术侵入性的越来越少，介入性电生理程序越来越复杂和具有侵入性，以及杂交手术室的技术进步，一种联合心外膜（外科）和心内膜（介入性电生理）消融方法正在选定的中心发展。鉴于目前在治疗持续和长期持续房颤患者方面面临的挑战，这种杂交方法很可能会有所发展，但需要精心设计的随机临床试验来优化临床实践。

8.3.6　未来方向

房颤是一种复杂的心血管疾病。对其机制目前已知的很多，但还有更多有待发现。虽然还没有出现一个"统一的假设"来解释房颤的所有原因，但房颤可能是"由各种遗传、环境、细胞压力和生活方式因素的影响导致的最终途径"。由于难以预测房颤及其治疗方法的后果以及当前治疗方法的局限性，必须研究和改进预防和治疗策略。目前，学界面临的问题是研究减少血栓栓塞并发症的最佳方法，以及这些策略的有效性和安全性，需要强化决策的效益／风险比。同样，抗心律失常药物的疗效有限，其显著的副作用阻碍了临床应用。希望基础和转化研究能带来更有效和更安全的治疗选择，包括药物治疗和非药物治疗——消融。

第 26 章

病理性心房重构和心房颤动的预防

生理性刺激（运动和妊娠）和病理性刺激（慢性心脏疾病）导致的心腔扩大通常不一样，大致分为适应性（生理性）和适应不良（病理性）。为了确定新的心力衰竭药物靶点，学界已经进行了广泛的研究以了解生理性和病理性心室肥大之间的差异。相比之下，人们对生理性和病理性心房扩大及其潜在机制之间的差异知之甚少。两者的机制很可能不一样，因为心房和心室具有不同的功能作用，并且心房肌细胞具有不同的拉伸感应、电活动、收缩和分泌特性，涉及与心室不同的分子特征。心房大小在病理性和生理性刺激下有相当的增加（由于容量和压力负荷的增加），这些情况下的心房扩大与不同的特征相关。由于心房扩大与心血管并发症，包括心房颤动（房颤）和心力衰竭相关，了解导致心房扩大的潜在机制特别有必要。值得注意的是，在一小部分进行极限（剧烈）耐力运动的运动员和患有先兆子痫的孕妇中也观察到病理性心房扩大和房颤。

1 心房扩大的病理学和生理学机制

左心房和右心房都会因病理刺激（高血压、左心室收缩和舒张功能障碍以及二尖瓣疾病）及生理刺激（如运动和妊娠）引起的压力增加和容量超负荷而扩大（或急剧拉伸）。心房扩大定义为心房容积（面积）或质量的增加。

左心房的功能分为 3 个阶段（储备期、管道期、收缩期——"增压泵"）。早期储备期的特征是心房松弛，晚期储备期的特征是二尖瓣关闭延缓，这受左心室收缩功能的影响。患者在有慢性压力（疾病）时，储备功能受到抑制，而在定期耐力运动和妊娠期间，储备功能会提升，但剧烈的耐力运动和先兆子痫例外。在舒张早期的心房管道期，血液从肺静脉被动流入左心房和左心室。管道功能依赖于左心室舒张功能（松弛和心腔僵硬），并且在疾病环境中经常受到抑制（松弛减少和僵硬增加）。收缩期发生在舒张晚期，取决于左心房收缩力、左心室舒张末顺应性和压力。心房收缩功能在运动和正常妊娠期间增强，但在疾病、极限耐力运动和先兆子痫时降低。

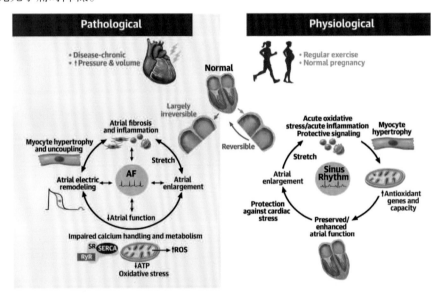

图 26-1　左房扩大的病理学和生理学机制

2　心房扩大与房颤及并发症的相关性

2.1　房颤

人类左心房扩张是发生房颤的独立危险因素。左心房大小是新发房颤最强的独立预测因素。一项荟萃分析显示，左心房直径 ≥ 50 mm 和左心房最大体积 > 150 ml 强烈预示房颤复发。此外，房颤的进展导致心房进一步重构和扩张，因此房颤导致心房扩大，心房扩大导致房颤。虽然仍不确定明确的因果关系，但有来自人类和（或）大型动物研究的证据表明，心房扩大与房颤互为因果：①没有心室疾病时，持续房性心律失常 / 房颤导致左心房扩大；②左心房扩张导致房颤易感性增加。因此需要作进一步研究，阐明相关的机制。

2.2 卒中

对 66 007 例参与者和 3549 次卒中事件的荟萃分析显示，左心房扩大与卒中风险增加有关，独立于房颤和其他合并症。左心房直径每增加 1 cm，卒中风险就会增加 24%。左心房大小也可能与卒中严重程度相关。包含 271 例缺血性卒中患者的病例对照研究显示，左心房大小的最高三分位数与中度至重度卒中相关。另一项研究显示，左心房功能受损和球形重构是卒中风险的强预测因素，说明了左心房大小以外的因素的重要性。

2.3 心室 - 心房相互作用与心力衰竭

一项对 6 项研究（5286 例患者）的荟萃分析显示，即使没有房颤既往史，左心房容积指数也与发生心力衰竭相关。这可能反映了亚临床舒张功能障碍的负担，特别是对于有高血压和肥胖等危险因素的患者。1495 例左心室收缩功能保留患者（年龄 ≥ 65 岁）4 a 内发生心力衰竭者的左心房体积比基线增加 8 ± 10 ml/m^2。左心房扩大患者心衰恶化的另一种机制是心房功能性二尖瓣关闭不全，估计存在于 7% 无结构性心脏病的房颤患者和 53% 的射血分数保留的心力衰竭（HFpEF）患者中。对大型动物的起搏研究表明，心衰导致的左心房应力或容量负荷增加是心房扩张的触发因素。由于左心室舒张壁应力增加导致心房储备和收缩功能受损，左心房对左心室充盈的影响随着左心房心肌纤维工作负荷的增加而迅速减弱。在一组没有房颤病史的冠状动脉疾病患者中，与左心房收缩末期容积指数相比，代表最小左心房容积的左心房舒张末期容积指数与未来因心力衰竭住院的关系更显著。

2.4　增加死亡率

一项包含 52 639 例患者的研究显示，10 年生存率随着左心房大小的增加而逐渐降低，正常大小为 73%，中度扩大为 55%，重度扩大为 45%。关于心力衰竭患者，一项包含 4 项研究的荟萃分析表明，基线左心房容积指数每增加 10 ml/m^2，全因死亡率增加 22%。对没有结构性心脏病的房颤患者随访 27 a，发现左心房容积指数＞32 ml/m^2 能显著预测不良反应事件，包括卒中、急性心肌梗死、心力衰竭和死亡。

总之，左心房扩大是发生房颤、卒中和心力衰竭恶化的危险因素。然而，这些因素之间存在复杂的相互作用，房颤和心力衰竭都会导致左心房扩大。

2.5　心房扩大与运动员的心脏

运动促进心脏重构，4 个心腔对称性扩大，与健康水平成正比。运动员的心脏充盈量和射血量和速率高于未受过训练的人。心室充盈率的增加可能继发于运动员的心室舒张增强，但也可能来自心房压力的增加。

心房收缩对静息时总心输出量的影响难以量化，而且对健康心脏的影响可能相当温和。然而，心房收缩对于运动期间的心输出量增加越来越重要。因为在运动期间舒张期时间缩短比收缩期时间缩短更明显，所以房室瓣在大部分心动周期里都是关闭的。随着舒张期时间缩短，心房管道功能更减弱（即当房室瓣打开时，在运动期间从心房流向心室的大部分血液已经在心房中），心房功能变得越来越依赖于储存期和收缩期。对于训练有素的运动员，舒张期心房内必须容纳 ＞100 ml 的血液，以便它可以快速进入心室。这部分功能通过心室负性早期舒张压将血液"吸入"左心室来实现，但它也需要大幅增加左心房压力来提供"推力"。研究在健康受试者中的数据已经记录到左心房压力（使用肺毛细血管楔压作为替代指标）的线性增加。在最大循环评估期间，健康年轻人的平均肺毛细血管楔压为 21 mmHg，最高可达 35 mmHg。因此，运动员的心房在运动过程中承受着显著增加的压力（与疾病状态相比），预计将反映为运动期间心房容积的增加。这已在运动心脏磁共振成像和一些超声心动图研究中显示出来。心房容积增加有助于运动期间的大量心输出量，但也有助于长期心房重构。

2.6　运动员的心房扩大与房颤

体力活动、心房扩大和房颤之间存在广泛的相互作用。久坐人群参加体育活动，可以改善心房扩大，降低房颤发生率。另一方面，极限运动会促进心房扩大，这不是生理性的，因为它与房颤的发生相关。因此，运动与房颤风险的关系呈 U 形曲线，但也有研究显示久坐导致心房舒张功能障碍和极限运动导致心房扩大。U 形曲线的中间是一个"甜蜜点"：适度运动下房颤发生率最低。尽管"极限运动"没有标准化的定义，但通常指频繁、长时间和剧烈的习惯性运动（通常 >15 h / 周）。

2.7　心房扩大与妊娠

妊娠期间的血容量和心输出量会增加以确保有足够的子宫胎盘血流量。与非妊娠对照受试者或产后相比，妊娠晚期左心房大小（直径 / 面积 / 体积）增加（10% ~ 40%）。与单胎妊娠相比，双胎妊娠孕妇心脏体积和心输出量更大，左心房直径增加更显著。血压正常者妊娠期间的心房扩大是生理性的，因为它与左心房功能的改善有关。相比之下，先兆子痫患者妊娠期间的心房扩大是病理性的，因为它与左心房功能减退有关。而晚年患有房颤的女性更可能有高血压妊娠的病史。最后，正常妊娠后心房大小和功能的恢复可能代表了左心房"完全"反向重构的最佳例证。一些研究报告了妊娠期间左心室功能和应变的减退，但需要谨慎解释这些参数，因为心脏负荷和腔室几何形状同时发生了变化。

其他高心输出量状态，如贫血、动静脉瘘和左向右分流对左心房的影响尚未明了，值得进一步研究。

3　生理性和病理性心房扩大的差异：重构与分子机制

心房重构一般经历以下过程：①结构重构，包括心肌细胞肥大和心肌细胞内的变化（肌溶解、糖原积累和线粒体形态的变化）、细胞死亡、细胞外基质重构 /

纤维化和脂肪浸润；②电活动重构；③代谢重构。这些过程存在明显的交互作用，已确定许多分子机制是关键因素。由于心脏大小和心率的差异，啮齿动物模型不能完全概括在人类中观察到的情况，但在心房病理学的状态或模型已经确定了跨物种的共同结构特征和分子机制。小鼠和人类在运动期间的心房充盈压相似。

在生理性和病理性心房扩大中，心房肌细胞体积增大是常见的，但其他特征不同。病理性心房扩大与肌溶解、糖原积累、慢性氧化应激、炎症、纤维化、毛细血管密度降低、电活动紊乱相关。相比之下，运动引起的生理性心房扩大无这些病理过程，但与毛细血管密度增加有关。值得注意的是，与极限耐力运动和先兆子痫妊娠相关的心房扩大具有氧化应激、炎症和纤维化的病理学特征证据。

3.1　心房拉伸

心房扩大的一个关键启动刺激是心房拉伸，以响应左心房容量和压力超负荷。这导致多种心肌细胞释放多种细胞因子，病理情况下会导致心房肌细胞肥大和纤维化。释放的特定因子和暴露的时间范围将影响心房表型。病理状态下，释放的因子包括心房利钠肽、血管紧张素Ⅱ、内皮素1、转化生长因子-β和炎症细胞因子，这导致了复杂的信号级联的激活和交互作用，共同增加了房颤的易感性。与病理状态不同，生理条件下，进行中等强度运动时心房压力会增加，但在休息或进行低强度活动时会恢复正常。此外，有证据表明，运动时占主导地位的生长因子在病理状态下不同。精英足球运动员的心脏来源的胰岛素样生长因子1的形成增加，而血管紧张素Ⅱ和内皮素1保持不变。妊娠代表了另一种不同的情况，其中左心房体积逐渐增加与肾素－血管紧张素系统激活有关。

3.2　电活动重构及钙调控

在基础条件下和房颤发作时，心房动作电位、钙调控和兴奋－收缩耦合的特征已有相关报道。简言之，心房重构及房颤的动物模型的共同特征包括去极化L型 Ca^{2+} 电流（ICa）减少、复极化IK1电流增加、乙酰胆碱依赖性IK、Ach电流增加，以及超速延迟整流电流IKur（Kv1.5，仅在人心房中表达）增加、Ca^{2+} 过载、Ca^{2+} 信号异常和肌浆网 Ca^{2+} 泄漏。总之，这会导致延迟去极化后电流增加，缩短病理性心房动作电位时程，缩短有效不应期，形成折返和房颤。

传导速度取决于缝隙连接，缝隙连接允许电流在相邻的心房肌细胞之间传播，并且对于维持电信号扩布至关重要。由连接蛋白 40（仅在心房中表达）和连接蛋白 40 形成的缝隙连接的异常改变与房颤发生相关。炎症信号表达、连接蛋白 40 降低及心房传导减慢和房颤发生相关。

学界对运动和妊娠对电重构的直接影响知之甚少。人类和动物模型中的极限（剧烈）耐力运动与迷走神经活动增加有关，这会通过缩短心房不应期而增加对房颤的易感性。心脏副交感神经活动通过激活 IK,Ach 缩短心房有效不应期。 副交感神经活动阻断与运动训练小鼠的有效不应期延长和房颤持续时间缩短有关。在剧烈跑步机跑步(16 周)引起心房扩大的大鼠模型显示，由于 G 蛋白信号转导（RGS4）调节器（通常抑制 IK,Ach）的下调导致胆碱能敏感性增加，导致房颤易感性增加。

3.3　氧化还原平衡和氧化应激

氧化应激是指由于自由基、活性氧和抗不平衡氧化剂之间的活性氧升高。心脏中活性氧主要由 NADPH 氧化酶和线粒体产生，并且在正常条件下由抗氧化系统缓冲。作为对病理刺激的反应，活性氧的慢性增加会导致进一步的线粒体功能障碍、细胞死亡、炎症和纤维化，而运动时活性氧的间歇性增加是有益的，因为它与增强抗氧化能力有关。据报道，房颤患者和动物模型的心房组织中氧化应激升高，随后对心房结构、能量学和收缩功能产生影响。一旦出现房颤，其诱导的钙积累会导致进一步的线粒体损伤和氧化应激。

Nrf2 是一种抗氧化基因的转录调节因子，可保护年轻健康的小鼠心脏免受急性运动引起的活性氧的侵害，在老年小鼠（相当于人类年龄 >60 岁）心房对高强度运动的反应中起关键作用。在进行 4 周高强度耐力运动的老年对照组小鼠中，抗氧化基因表达减少，活性氧和心房肌细胞大小增加。在进行高强度运动的 Nrf2 基因敲除小鼠中，这些变化的幅度明显增强。

3.4　能量代谢

基础条件下，心脏主要依靠氧化代谢来维持持续收缩。为了维持有氧代谢并避免产生下游不良后果（活性氧增加、钙调控失调和心脏功能障碍），心房冠状动脉系统的氧供和氧需必须匹配，而房颤患者的心房毛细血管密度较低。此外，由于心率、心壁张力和收缩力的慢性升高，心脏病和房性心律失常的情况下心脏需氧量增加，这些都会增加心房肌细胞的代谢负担，导致 ATP 耗竭、线粒体功能障碍、活性氧增加，减少对转运蛋白的能量供应，从而对肌细胞收缩和电传导产生不利影响。已有研究显示，在不规则起搏心肌细胞、房颤小鼠模型的左心房和房颤患者中发现心房能量状态受损。相比之下，运动训练大鼠的心房毛细血管密度增加，心房功能得以维持。

3.5 炎症

来自局部脉管系统的炎症因子（例如细胞因子和趋化因子）吸引先天性免疫细胞以抵御压力或伤害。然而，如果这个问题得不到解决，那么炎症反应会导致慢性全身炎症。许多炎性细胞因子（标志物）与房颤相关，包括白细胞介素、C 反应蛋白、肿瘤坏死因子 a 和髓过氧化物酶。越来越多的证据表明，肌细胞和成纤维细胞中的炎症通路（例如白细胞介素受体、toll 样受体、NFKb-p38 和 NLRP3）通过影响心房电活动（离子通道、心房动作电位持续时间和有效不应期）、钙调控（Serca2a，延迟后去极化）而导致房颤和结构重构（肥大和纤维化）。

规律锻炼与减少炎症反应有关，而极限运动与 C 反应蛋白、肿瘤坏死因子 a 和心肌肌钙蛋白水平升高有关。这些因素可能源自心肌细胞和（或）炎症细胞，以应对剧烈运动期间心房压力升高引起的心房牵张或氧化应激。学界已经在啮齿动物中评估了对规律和极限运动的反应的炎症通路和房性心律失常。接受 12 周定期游泳训练的大鼠表现出心房扩大，但没有炎症或心律失常的证据。而接受了 6 周的极限游泳 / 跑步机运动（> VO_2 最大值的 70%）的小鼠，出现心房扩大、心房纤维化和心房炎症，抑制肿瘤坏死因子 a-核因子-Kappa B-p38 信号传导增强，诱发房性心律失常。这些特征在运动停止后 6 周没有逆转。对药物或基因敲除小鼠的机制研究表明，抑制肿瘤坏死因子 a 或 p38 可以预防运动诱发的心房重构，但不能逆转已发生的心房重构。一项研究评估了可溶性和跨膜肿瘤坏死因子 a 的具体贡献。可溶性肿瘤坏死因子 a 激活肿瘤坏死因子受体 1 并促进炎症，而跨膜肿瘤坏死因子 a 激活肿瘤坏死因子受体 2 可以防止炎症。结果表明，可溶性肿瘤坏死因子受体是极限耐力运动引起的病理性心房扩大、纤维化、炎症和房颤易感性增加的原因。

3.6　心房纤维化

心房纤维化损害心房功能和电传导，并增加房颤易感性。扩大的、纤维化的、顺应性差的左心房也与易于血栓形成的血流淤滞有关。基于两者在动物和人体的研究，许多相互关联的通路（肾素－血管紧张素系统、肿瘤坏死因子、氧化应激和炎症通路）都被发现可以调节心房纤维化。其中肿瘤坏死因子 β 代表一个关键调节器。心脏转基因小鼠合成活性肿瘤坏死因子 β_1 诱导了心房纤维化，尽管没有心房扩张，但小鼠表现出房颤诱导能力增强。同样，心脏特异性肿瘤坏死因子 β_1 转基因山羊表现出心房扩大、心房纤维化和房颤易感性增加。在进行 3 个月的渐进性耐力运动后，50% 的动物在非运动期间发生了自发性房颤，但野生型山羊没有。该研究没有评估 3 个月的渐进耐力运动是否会导致心房纤维化和（或）心房扩大的发生率进一步增加。

纤维化也发生在啮齿动物模型中，以应对极限耐力运动。但在规律锻炼的模型中不会出现。在跑步机跑步（16 周）的大鼠模型中观察到双心房纤维化，这与房颤易感性增加有关。在小鼠，可观察到 6 周的剧烈运动导致炎症诱导的心房纤维化。最近的一项研究显示，训练有素的耐力运动员的心房纤维化（通过晚期钆增强心脏磁共振评估）比对照组更严重（15.5% ± 5.9% 与 9.6% ± 4.9%）。心房纤维化可能是运动员有发生房性心律失常风险的早期指标。

3.7　脂肪浸润

心外膜脂肪组织位于心外膜附近并随着肥胖而增加，与房颤相关。心外膜脂肪组织与心脏共享共同的血液供应，作为心脏的局部能量供应，具有内分泌特性，并且与心脏炎症有关。观察发现，快速心房起搏或房颤可诱导调节脂肪组织积累的基因表达，证明了脂肪和心肌组织之间的作用。但有学者提出心外膜脂肪组织浸润心房心肌，导致产生脂肪因子、炎症细胞因子和生长因子，随后导致从脂肪浸润转变为纤维化浸润，并为房颤提供基质，这尚待进一步研究。对于接受心脏手术的患者，包括同步高密度心外膜电生理标测，较高的心外膜脂肪组织体积与传导减慢和异质性以及纤维化增加相关。先兆子痫也与心外膜脂肪组织和炎症标志物增加有关。相比之下，运动员心脏无心外膜脂肪组织的增加。

3.8　分泌功能

心房具有高密度的高尔基复合体，为心房特异性囊泡提供分泌途径。在增加压力 / 容量负荷期间，分泌型心房利钠肽颗粒释放。心房利钠肽主要从心房分泌。在左心房扩大的房颤患者中，循环心房利钠肽水平比具有相对小心房体积的对照组患者（约 70 岁）高约 3 倍。在运动或妊娠的少数研究中显示，心房利钠肽水平要低得多。青年马拉松跑步者的心房利钠肽水平（训练结束至少 12 h 后测量）是对照受试者的 2.2 倍，并且与左心房大小相关。对于血压正常的孕期女性，心房利钠肽水平在妊娠第 20 周达到峰值并随后下降，而先兆子痫妇女的血浆心房利钠肽水平高于血压正常的孕妇。

3.9　分子特征、机制和药物靶点

基因、非编码 RNA（例如 miRNA）、表观遗传学、蛋白质和脂质 / 代谢物（循环或心房组织中）的改变，与动物疾病模型、房颤患者或有心脏事件的优秀运动员的心房扩大有关。很少有机制研究评估单个基因、蛋白质和脂质是否在直接调节心房重构和房颤中发挥关键作用。此类研究通常需要在动物模型和（或）人体组织中使用药物或基因手术进行实验。这些基因、miRNA 和蛋白质被根据它们在调节钙调节、氧化应激、炎症、电重构以及与房颤的关联中的作用而确定为潜在的药物靶标或生物标志物。然而，很少有研究直接比较不同病理模型的心房特征（例如二尖瓣疾病、快速起搏和扩张型心肌病）或与生理模型的差异，因此缺少这方面的关键证据。

总之，除了增加肌细胞大小和氧化应激升高（在生理性而非病理性心房扩大中抵消），病理性和生理性心房扩大相关的特征和机制不同。

4　性别差异

很少有人类和动物研究关注与心房重构相关的性别差异。女性被诊断房颤的年龄比男性高，并且高血压和心脏瓣膜病的患病率更高。然而，一项分析显示，左心房扩大在女性中更为常见，女性与左心房扩张独立相关，女性患心血管疾病的风险也更高。同样，在调整年龄和合并症时，一项研究发现，女性更可能患有左心房纤维化。房颤女性的肺静脉袖中存在更大程度的纤维化、更多的纤维化基因和肿瘤坏死因子 b 信号蛋白，同时循环中的纤维化和炎症标志物的浓度更高。

尽管人口数据表明，男性和女性都存在运动和房颤之间相同的 U 形曲线关系，但很少有证据表明女运动员的房颤发生率明显增高。最近有人提出，女性免受剧烈运动引起的房颤。然而，鉴于从事极限耐力运动的女性较少，并且在临床研究中女性运动员的代表性不足，该小结需要被谨慎对待。

有证据表明，在成年雌性大鼠肌细胞或来自女性的人类心脏组织中，基础状态下的 IGF1-PI3K-Akt 信号通路的成分表达较高。而基于遗传小鼠和人类心房组织研究，PI3K 信号传导减少与房颤相关。因此，IGF1-PI3K-Akt 信号可能导致性别差异。

5　临床挑战和机遇

5.1　心房逆向重构的能力有限

由于容量 / 压力负荷长期增加而导致病理性心房扩大，纠正这些压力源可导致心房大小减小和电生理异常减弱。然而，大多数情况下逆向重构过程仍然不完全。例如，手术纠正二尖瓣狭窄可以使心房压力立即恢复正常、心房容积减少 31% 和有效不应期改善。然而，6 个月后，心房仍然呈现中重度扩张。

研究显示，心房重构的某些方面可逆，另一些方面则不可逆。异常肌溶解性肌细胞（减少的肌节和糖原颗粒）纤维化只能在 3～4 周后被抑制的肌细胞逆转，说明成纤维细胞增殖可以阻止心肌细胞可逆。

运动诱发的心房重构中，人类因解除训练而发生反向重构的程度尚不清楚。两项针对前职业自行车手和竞技越野滑雪者的研究都表明，在从训练退休后的几十年里，其左心房持续扩张。然而，这两项研究都受到其横断面设计和时间进程的限制。剧烈跑步机跑步的大鼠模型显示，停止训练 4 周后迷走神经增强和房颤易感性发生逆转，但停止训练 8 周后心房扩大和纤维化仍然明显。

妊娠可能是心房完全逆重构的最好例子。人类产后 6 个月左心房大小恢复到对照水平。相关机制仍未得到充分研究，但对于大鼠妊娠后的整体心脏逆转重构，有丝分裂原激活的蛋白激酶信号传导可能涉及其中。此外，小鼠产后 12 h 内启动了与蛋白酶体活性增加相关的基因转录程序。

5.2　区分生理性和病理性心房扩大

运动员中心房扩大很常见。一项荟萃分析显示，运动员左心房容积指数增加 30%。这种绝对心房大小与在心脏病患者中观察到的心房扩张相当。挑战之一是风险评估，以区分运动引起的良性心房扩大和导致并发症的心房扩大。现有 4 种风险评估策略，包括检测亚临床房颤、评估临床危险因素、影像学和生物标志物。

5.3　房颤筛查

阵发性房颤可能无法被识别，特别是发作是短暂的或发生在夜间。一般心原性栓塞风险与房颤负担有关，因此检测阵发性房颤可以识别个体的左心房扩大是病理性还是生理性的，阵发性房颤可能进展为高房颤负担和（或）并发症。传统的 24 h 动态心电图记录可能会遗漏阵发性房颤发作，但更敏感的更长记录则不太可行。尽管 Apple Watch 和其他设备已经成为阵发性房颤筛查的新策略，广泛的社区筛查仍有争议，因为成本影响和预防性抗凝的风险 / 收益平衡具有不确定性。但是，如果结合左心房大小和纤维化评估，可能需要对运动员进行筛查。

5.4　房颤风险评估

一般人群中的房颤风险与危险因素的存在与否及数量有关，危险因素包括年龄、高血压、糖尿病和肥胖。运动员发生房颤可能与这些风险无关。研究发现，非运动员的房颤与高血压、舒张功能障碍和左心室质量增加之间有显著关联。然而，运动员的血压和舒张功能正常，无论房颤情况如何，左心室质量均同样增加。

5.5 影像学检查

一般人群中，房颤的风险与左心房扩大的程度成正比，但在运动员中不一定如此。有房颤的非运动员的左心房容积比无房颤的非运动员大 38%，但在运动员中，心房容积普遍较大。可以使用超声图像和心脏磁共振的斑点跟踪轻松测量左心房应变。该参数可用于测量在左心房和左心室充盈期间左心房壁的缩短 / 变形程度（储备期应变）或对心房收缩的贡献，但它受左心房大小的影响。左心房应变是对一般人群评估房颤风险的有用标志，随着左心房大小的增加而增加。然而，尽管患有房颤的非运动员存在左心房储备期和收缩期应变减少，但无论是否合并房颤，运动员的左心房应变都减少。可能是运动员的心房应变更多地反映了心房扩大而不是病理基础，或者静息状态下测量不能很好地反映真实的心房功能，而运动期间的应变是对真实心房收缩功能更准确的评估。另一项研究显示，与非运动员相比，在运动员运动期间观察到的左心房收缩应变的增加较小。鉴于运动员的心房排空量更大，这一发现违反直觉。重要的是评估该结果是否可以得到验证以及较低的心房应变是否是房颤风险的标志。最后，尚不清楚通过晚期钆增强心脏磁共振评估的心房纤维化程度是否可以作为运动员房颤风险的标志，但值得进一步研究。

5.6 生物标志物

有许多推定的生物标志物具有适度预测房颤的能力，以及预测已确诊房颤患者的预后。人们对多基因风险评分、循环非编码 RNA 和脂质越来越感兴趣，但这些尚未在运动员人群中进行评估。定期剧烈运动是一种强大的环境压力源，对心房大小有显著影响，人们对了解遗传易感性和环境因素之间的相互作用很感兴趣。运动员心房重构和遗传易感性可能产生协同效应，结合起来会大大增加房颤风险。

总之，成像技术的进步与新的生物标志物一起可能提供一个机会来更早地特异性识别病理性心房重构，从而对其进行早期干预。

6 预防和逆转心房重构的策略

病理性心房重构可以通过解决起始刺激／疾病（例如升高的压力、容量、房颤）或针对关键的潜在机制来预防或逆转。

6.1 当前的方法

6.1.1 有创性／手术

通过肺静脉隔离进行的导管消融是房颤最有效的节律控制策略，可以部分逆转心房重构。荟萃分析显示，消融后最大左心房体积减少了 6.5 ml，无论房颤是阵发性的还是持续性的。即使存在严重的左心房扩张（左心房体积＞200 ml），52% 的患者观察到左心房大小减少 10%，并且是消融后无房颤复发的强预测因素。一项子研究显示，随访 23±12 个月，右心房和左心房面积分别减少 27% 和 19%，以及与左心室收缩功能改善及心房电重构逆转相关。在因持续性房颤接受导管消融的患者中，那些在 12 个月时保持窦性心律的患者右心房面积减少更多，这与功能性三尖瓣反流减少有关。

目前，有研究已经证明肺静脉隔离对运动员的疗效与非运动员相似，并且是治疗有症状但药物治疗无效或不能很好地耐受药物的阵发性房颤运动员的一个有用选择，但尚不清楚肺静脉隔离对心房逆重构的影响。

收缩性心力衰竭患者的心脏再同步治疗可以部分逆转心房重构。研究显示，心脏再同步治疗后 3 个月，心房容积随着左心房排空分数的改善而减少，这种获益主要是由于左心室反向重构引起的压力和容量卸载效应。

二尖瓣疾病引起的左心房扩大和电重构可以通过手术部分逆转。在严重二尖瓣关闭不全的患者中，瓣膜修复导致最大左心房容积指数降低。在接受二尖瓣连合切开术治疗二尖瓣狭窄的患者中，术中左心房压力立即降低，伴随着左心房容积的减少及传导改善。

6.1.2 生活方式干预

生活方式相关因素（肥胖、酒精过量和阻塞性睡眠呼吸暂停）是导致不良左心房重构和房颤风险的原因。针对体重减轻、心脏代谢危险因素管理及减少酒精摄入的随机对照试验已证明房颤负担和复发率降低。随访 15 个月，发现减肥计划与心房反向重构相关，干预组与对照组相比，左心房面积减少得更多。研究显示，酒精摄入量每增加 10 g/ 天与每 0.16 mm 左心房大小增加有关。尽管还没有研究探索禁酒对心房重构的影响，但对于那些已患有房颤的患者，习惯性饮酒者的心房比终生不饮酒者的心房大。一项荟萃分析表明，使用持续气道正压通气治疗阻塞性睡眠呼吸暂停可减少左心房的大小。

6.1.3　药物

抑制肾素－血管紧张素－醛固酮系统在预防新发房颤方面有一定作用，但仅限于有心力衰竭病史的患者。荟萃分析显示，血管紧张素受体阻滞剂和血管紧张素转换酶抑制剂都可降低发生房颤的风险。另一项荟萃分析表明，盐皮质激素受体拮抗剂与左心房容积指数适度降低相关。动物研究表明，血管紧张素转换酶抑制剂、血管紧张素受体阻滞剂和醛固酮拮抗剂可以预防左心房扩大、心房纤维化和标志物以及心房功能障碍。

钠－葡萄糖协同转运蛋白-2 抑制剂现在是收缩性心衰的一线疗法，其有益作用包括改善心脏能量代谢、预防炎症、氧化应激和不良心脏重构。用恩格列净治疗糖尿病大鼠 8 周可预防或减少左心房扩大、纤维化、心房线粒体功能障碍、炎症和房颤诱导性。在 2 型糖尿病患者中，达格列净治疗可使房颤事件减少 19%。目前，尚无研究比较运动员与非运动员的房颤药物治疗的疗效。

总之，通过手术方法将心房的压力或容量超负荷降至最低，控制生活方式风险因素，并在药理学上靶向神经激素通路，可以预防或部分逆转心房扩大和重构。然而，尚未有研究证明心房重构可以完全逆转。

6.1.4　发展和未来的新战略工作

许多临床前研究探索了针对关键过程和基因 / 信号通路的策略，已证明这些关键过程和基因 / 信号通路直接导致氧化应激、炎症、心房纤维化和代谢（例如，肾素－血管紧张素系统、钙信号传导失调、TGFb 通路和 miRNAs）。有两个值得进一步研究的概念：生理性信号通路的激活和靶向负责妊娠逆转重构的通路。

①适度规律的运动可以预防房颤。运动诱导的心脏重构的关键信号通路是 IGF1R-PI3K。通过遗传方法或小分子方法增强扩张型心肌病和传导异常的小鼠的

心脏 IGF1R 或 PI3K 信号可以减少病理性心房相关、改善心房传导。因此，在心房病理环境中激活生理信号可能会带来好处。

②学界对妊娠引起的心房扩大的逆转知之甚少，对先兆子痫引起的心房重构的不良后果也是如此。鉴于正常妊娠与容量负荷的逐渐增加和肾素 - 血管紧张素系统的激活有关，了解这些机制可能会揭示逆转心房扩大的潜在新方法。

7　小结

在疾病、运动和妊娠的情况下，心房扩大的幅度可能非常相似，但在结构、信号传导和分子特征方面存在显著差异。一旦出现病理性心房重构，特别是纤维化和房颤，就很难逆转。可能需要考虑在左心房大小正常但左心房功能受损的阶段进行干预，更好地理解导致心房适应和适应不良所致心房扩大的关键机制可能为预防和治疗房颤提供新的方法。用于识别有病理性心房重构风险的患者的心房成像和新型生物标志物将是至关重要的。最后，了解运动和妊娠引起的心房扩大是如何逆转的，可以揭示逆转病理性心房扩大的新策略。

第 27 章

心房与栓塞性卒中

学界已经熟知心房颤动（房颤）对于左房血栓形成和由此导致的心原性卒中的病理生理学，亚临床房颤是栓塞性卒中的主要发病诱因。然而，最近的随机对照试验未能证明患者口服抗凝药对来源不明的栓塞性卒中有显著益处。这一发现重新激发了人们对于寻找可靠标志物来识别心脏栓塞性卒中风险的兴趣。一些非房颤性心电标记物，以及心房重构和生化异常同样与缺血性卒中相关。血管危险因素、心房重构和血栓形成之间的关系较为复杂。甄别潜在的可靠标志物有助于早期识别心原性卒中风险的患者。

在美国，每年大约有 79.5 万例卒中患者，相应医疗支出高达 339 亿美元 / a。房颤是最常见的心律失常疾病，是卒中的重要危险因素。房颤导致卒中的机制是：左心耳内血栓形成，进而脱落导致全身各部位的栓塞。口服抗凝药物在预防房颤患者卒中方面有重要的保护作用。

然而，三分之一的缺血性卒中为隐源性或原因不明的栓塞性卒中，没有确定病因。隐匿性阵发性房颤是此类卒中的主要原因。当然这是一个假设，因为对隐源性卒中患者进行长时间的动态心脏监测，发现其阵发性房颤的发生率增加。然而，对置入心脏起搏器的患者进行持续的监测发现，亚临床房颤发作和随后的卒中之间缺乏明显关联。

研究发现，血栓栓塞与快速心房率正相关，但是栓塞性卒中与房颤无相关性。研究中分别只有 27.1% 和 8% 的患者在卒中前有快速心房率发作。

除了心房血栓栓塞机制外，缺血性卒中还存在多种多样的病理生理机制。亚临床房颤和卒中相关性研究的一个潜在问题是纳入了从未发生过亚临床房颤的卒中患者，这可能会减弱房颤对血栓栓塞卒中的作用。别除了从未发生过亚临床房颤的患者后对这些研究重新分析，结果并无显著变化。只有 17% 的缺血性卒中发生在房颤发作期间以及＜30% 的患者在卒中前 30 天发生过亚临床性房颤。这些发现提出了一种可能性，即隐匿性卒中与短暂性房颤发作可能没有因果关系。

同样，对隐源性卒中后的持续监测显示，30% 的患者在 3 a 内发生房颤，但只有 12% 的患者在第一年内发生房颤。缺血性卒中和房颤具有共同的危险因素。在对隐源性卒中后患者进行长期心脏监测的研究发现，房颤的延迟存在，这可能代表了高风险患者房颤的自然进展，而不是致病机制。

此外，血栓形成的风险是由血管危险因素调节的。一项研究显示，即使持续性房颤发作，如果评分为 0 分，那么血栓形成的风险也非常低，这表明房颤本身不太可能是左心房血栓形成的唯一驱动因素。

值得注意的是两项大型随机对照试验显示了口服抗凝药并无明显优势。尽管采用广泛的口服抗凝策略可能是徒劳的，但是标记异常心房底物和血栓形成标志物在临床中会有益处。一项探索性分析研究显示，左心房扩大患者口服抗凝剂可降低卒中发生率。目前正在进行利用心脏重构标记物随机对照试验，这可能为口服抗凝剂的应用提供进一步的见解。

目前，学界正在重新寻找能够帮助患者预防卒中的可靠临床标志物。这是基于心房心肌病变的前提，无论心房节律如何，心房心肌病变都可能导致血栓形成。心房结构、解剖、收缩或电生理等综合因素的改变都可能影响心房功能，并有可能产生临床相关表现。

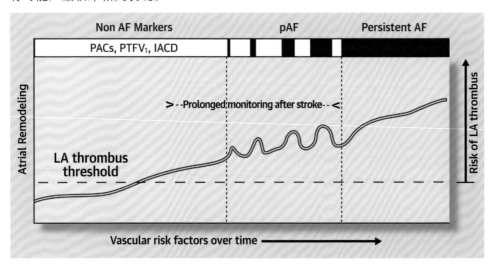

图 27-1　左心房血栓形成的危险因素

1 心房结构重构和功能障碍

房性心律失常时常发生心房结构重构和功能障碍。动物模型已证明，房性心动过快可诱发心房纤维化，并且房颤经射频消融恢复窦性心律后，可导致左心房体积的减小。这与反向心房重构一致，但其确切机制尚待阐明。

心房内径增大与复律后房颤复发的风险增加有关。心脏 CT 扫描和心脏磁共振的多模态成像证实了左心房大小、纤维化程度和房颤之间存在显著关联。磁共振延迟钆强化显示左心房纤维化与房颤患者心房传导速度降低有关，这突出了潜在的心房基质异常与房性心律失常之间的关系。心房纤维化和房性心律失常之间的关系也可以从房颤患者对射频消融的迟发反应以及延迟钆强化显示的纤维强化中得到明显体现。

结构异常也会发生在没有明显危险因素的房颤患者身上，称为"孤立性房颤"。组织学研究显示，孤立性房颤斑片状纤维化和炎症浸润可加重房颤。与阵发性房颤相比，持续性房颤患者的纤维化更严重。

持续性房颤患者纤维化程度与房颤持续时间无关。然而，由于这些患者缺乏血管危险因素和年龄相对较小，可能导致心房不良重构的程度较低。

心房压力持续变化也会导致心房结构异常，同时导致心脏功能异常。左心房有储存功能、管道功能和收缩功能。心房收缩功能的减弱与阵发性房颤的发生率增加有关。左心房储存功能的减弱能够预测出隐源性卒中后房颤发生率的增加。这些研究还提示了左心房体积和左心房代偿能力之间的负相关关系，强调了心房功能和结构之间的密切联系。

然而，房颤会对心房结构和功能造成明确损害，即便房颤后续消除。无论是通过药物复律还是导管消融将房颤恢复到窦性心律，房颤所导致的心功能损害依然持续存在。超声心动图显示，复律后 3 个月心脏血栓的形成风险仍高。即使是窦性心律，超声心动图也显示脑卒中与左心房的增大有关。反过来，左心房的增大与卒中风险的分级和隐源性卒中发作风险呈正相关关系。

心房顺应性下降导致心房储血功能减弱，提示这些患者可能出现早期心脏纤维化，也提示了患者隐源性卒中发生率的增加。对房颤患者心房纤维化的评估表明，左心房明显纤维化的患者发生严重不良心血管事件的概率增加。而且，这些不良心血管事件首先体现在卒中和短暂性脑缺血发作增多上。隐匿性卒中患者的心房纤维变性率也与房颤患者相仿。重要的是与对照组（房颤患者或既往有卒中病史患者）比较，这类患者有更高的心房纤维化率，说明心房血栓形成的概率与房颤患者类似。回归分析发现，心脏纤维化与老龄及性别为女性的因素相关，与房颤无关。血栓栓塞风险预测模型中包含高龄和高血压等风险因素，房颤不是风险因素。

在没有心脏病和房颤病史的患者中，心脏磁共振延迟增强显示的心房纤维化患病率高于预期，为9%～12%。然而，关于特定血管危险因素和纤维化之间存在关联的证据仍不充分。一项非房颤队列研究证实了年龄增长与纤维化程度之间的关联。另两项研究没有发现类似的关联，但是发现体重指数升高与纤维化程度加重有关。

血管危险因素与心房结构重构之间存在关联的组织学证据仍然有限。动物研究表明，心脏纤维化与衰老、高血压、糖尿病和肥胖在组织学上存在相关性。然而，组织学分析并未证明纤维化与人的年龄之间存在关联。虽然有证据表明左心房内胶原沉积的增加与二尖瓣疾病有关，但没有充分的组织学依据证明其与血管危险因素的增加有关。

2　左心耳

除了左心房特征外，左心耳还分别与血栓形成和栓塞性卒中的发病机制有关。左心耳由梳状肌呈螺旋状排列，外观呈小梁状，它有助于左心房的收缩，并分泌心房利钠肽。多模态心脏影像学概述了左心耳的主要形态学变异。"菜花样"形态增加8倍的卒中或短暂性脑缺血发病率，与房颤无关。在不考虑左心耳形态学的前提下，左心耳的排空速度<20 cm/s和收缩减退是缺血性卒中的重要预测因素。

房颤与左心耳排空速度的显著下降有关。房颤导致血流在肌小梁中明显停滞，从而加速了血栓形成。电镜解剖下，发现房颤患者左心耳内基质与心房的其他部位类似，也存在明显异常。而心脏磁共振上纤维化的增加也与血栓的形成有关。

即使在没有房颤的情况下，排空速度降低也会增加左心耳血栓形成的发生率。这说明了左心耳内的血栓形成与心房节律无关。

心房结构重构和功能异常易导致一部分无房颤患者发生血栓栓塞。

3　心房重构的心电图标志物

除房颤外，一些心电图和动态心电图的标志物也与卒中有关。特别是频发房性早搏与卒中风险增加有关。频发房性早搏也非常可能与房颤的发病率增加有关。亚临床型房颤与频发房性早搏患者的卒中有关，尽管如此，列队研究已表明卒中的发生率与房颤无关。频发房性早搏的患者 CHA_2DS_2-VASc 评分越高，发生卒中的风险越大。$CHA_2DS_2-VASc \geqslant 2$ 时，频发房性早搏患者与房颤患者有相近的卒中发生率，再一次强调了血管危险因素在调节血栓栓塞风险中的重要性。频发房性早搏也与心脏结构的异常重构和相应功能障碍有关，左心房体积指数越高，左心房收缩顺应性越低。

大量的列队研究表明，对于没有房颤发作的患者，各种各样的心电图标志物，如心电图 V1 导联 P 波终末电势和心房传导阻滞，都与缺血性卒中有明显关联。它们类似于房性早搏，也与左心房体积增加和功能减弱有关。而且，对于房颤发作的患者，心脏磁共振所反映的左心房纤维化没有明显增加，左心房在 V1 导联 P 波终末电势和电生理检测上也没有明显变化。而且，心电图标志物、房颤和卒中之间也没有明显的相关性。

研究显示，V1 导联 P 波终末电势升高与房颤之间存在关联，但另一项研究结果显示这种关联并不明显。同样，两项大的队列研究表明 V1 导联 P 波终末电势与缺血性卒中之间存在关联，但是另一项队列研究却没有得出相同的结果。这些结果的差异可能一部分源于 V1 导联 P 波终末电势没有标准化测量方法，从而降低了这些标志物试验的可重复性。心电图标记物例如房性早搏负荷升高和 V1 导联 P 波终末电势，可作为识别卒中风险患者的标志物，但其临床效用目前因可靠性不足和结果数据不一致而受到限制。房颤前期的心电图标志物可能是提示早期心房重构的电生理监测指标。然而，明确的房颤会加速心房重构，从而增加血栓形成的风险。

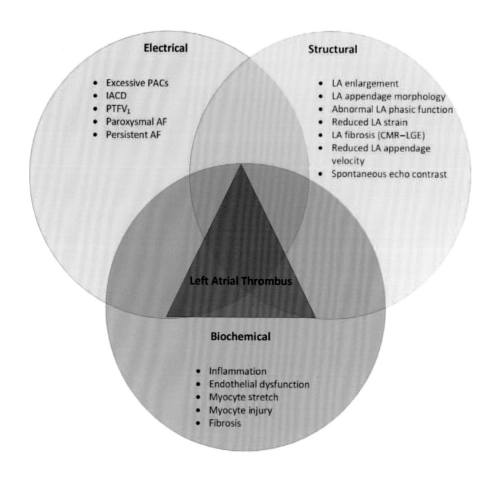

图 27-2　心房异常重构的标志

4　心房重构的电解剖标测

促进心原性卒中的血管危险因素可能导致进行性心房重构，并伴有多种心电异常，最终发展为房颤。比较窦性心律患者和房颤患者的心房电解剖标测发现，房颤患者低电压和传导减慢的比例较高。这些变化在持续性房颤中比在阵发性房颤中更明显，说明心房重构在持续性房颤患者中不断进行。

与房颤患者相似，窦性心律中存在常见血栓栓塞危险因素的患者同样表现表现出不良的心房重构，电生理学研究证明，年龄衰老和高血压是心房传导时间延长和弥漫性低电压区域传导减慢的重要因素。这些发现强调了血管危险因素对除房颤以外的不良心房重构的影响，并提示存在心肌病可能。在没有房颤的情况下，仅这些因素就可能为心房血栓形成的发展提供基础。

然而，如果没有促进血栓形成前期的生化环境，心房结构和电生理学的改变很难促进血栓的形成。

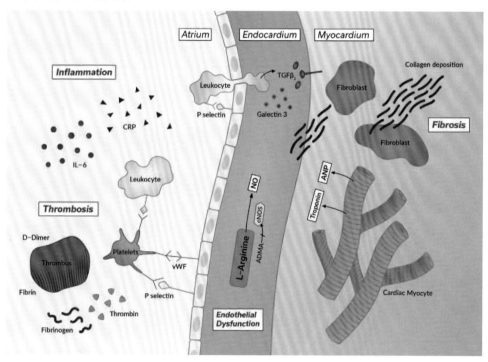

图 27-3　心房异常重构和血栓形成的可能机制

4.1　心房的生化改变

许多标志物与房颤和卒中过程中心肌细胞应激和损伤、炎症、纤维化、内皮功能障碍和高凝状态的改变有关。

4.2　心肌细胞的应激和损伤

当心肌受牵拉时，心肌细胞通过自分泌和旁分泌功能分泌多种利钠肽以改变血流动力学。心房钠尿肽和脑钠肽分别由心房和心室肌细胞分泌，然而，心房钠尿肽的增加也会引起细胞内钙离子减少和动作电位持续时间缩短，从而易诱发房颤。N 末端脑利钠肽前体和心房钠尿肽在基线水平升高的患者中房颤发生率明显更高，这可能证实了这些生化研究的结果。同样，研究显示，在高达 73% 的房颤患者中检测到肌钙蛋白（心肌细胞损伤的标志物）。房颤患者钠尿肽和肌钙蛋白的升高也与缺血性卒中的风险增加有关。脑钠肽和肌钙蛋白升高分别使心原性卒中的发生率增加 12 倍和 3 倍。中段脑利钠肽前体也与心原性卒中亚型相关。

重要的是，即使在控制了房颤症状后，利钠肽和肌钙蛋白也与缺血性卒中显著相关。因此，这些心肌标志物和缺血性卒中的相关性不依赖于心房节律，而是依赖于心房内弥漫性心肌损伤。

5 炎症反应和纤维化

大量证据表明，炎症反应与房性心律失常和卒中的发展和延续都相关。C 反应蛋白和白介素 IL-6 是公认的全身氧化应激和炎症标志物，并与房颤和缺血性卒中相关。一项试验表明，在使用瑞舒伐他汀过程中，超敏 C 反应蛋白水平的增加与房颤发生率的增加相关。来自房颤患者的心内血样也证明了炎症细胞因子在心腔内和冠状静脉窦之间存在浓度梯度关系。

此外，对房颤患者的电镜解剖研究表明，左心房平均电压降低与 C 反应蛋白升高相关。C 反应蛋白和白介素 IL-6 升高的患者左心房也明显增大。房颤射频消融后，C 反应蛋白和白介素 IL-6 均下降，然而，这些数据在 12 个月后将恢复到原来水平，并与房颤复发增加相关。这反映了炎症因子对房颤的促进作用。秋水仙碱是一种有效的抗炎药物，已成功用于减少肺静脉隔离和心脏手术后房颤复发。重要的是这种效应同时伴随 C 反应蛋白和白介素 IL-6 水平的降低。荟萃分析证实了这些发现，表明 C 反应蛋白和白介素 IL-6 是发生严重房颤和房颤复发的危险因素。

炎症因子也与缺血性卒中及其复发有关关系。分析研究显示，C 反应蛋白水平与缺血性卒中发生率之间存在线性相关。在有房颤病史和血管危险因素的患者中，炎症因子和缺血性卒中发生率之间的关联仍然显著。

炎症因子和心肌损伤标志物与房颤患者的细胞外环境变化和肌纤维化有关。心房纤维化导致异常心房冲动传播，并为折返性心律失常和持续性房颤提供基础。接受了迷路手术的房颤患者所提供的组织学样本显示，在手术后维持窦性心律的患者胶原蛋白含量减少。总胶原含量的增加由心脏成纤维细胞的细胞外基质异常沉积引起。这些血清学标志物与心脏纤维化有关。

转化生长因子-β_1是一种信号分子，可启动级联反应，导致纤维化和胶原沉积增加，并因炎症而增强。过度表达转化生长因子-β_1的转基因山羊模型显示心房纤维化和心肌细胞直径显著增加，同时 P 波持续时间增加，表明心房内传导减慢，易患房颤。转化生长因子-β_1也与存在炎症反应患者的卒中有关。人体组织学研究表明，窦性心律、阵发性房颤和慢性永久性房颤患者右心耳活检中的转化生长因子-β_1信使核糖核酸和胶原含量明显增加。

同样，半乳糖凝集素-3 是一种 b-半乳糖苷结合凝集素，其通过在巨噬细胞和成纤维细胞聚集中的作用促进心脏纤维化。半乳糖凝集素-3 是房颤的独立预测因素，相反，左心房容积指数增加是半乳糖凝集素-3 的独立预测因素。转化生长因子-β_1和半乳糖凝集素-3 均与左心房纤维化独立相关，房颤患者心脏磁共振延迟增强可能支持这些发现。

目前还不清楚缺血性卒中与炎症和纤维化标志物异常水平之间的关联是否与非心原性卒中亚型之间的未被识别的关联相混淆。考虑到不同卒中亚型之间共有的危险因素，这当然合理。另外，这些标志物可能直接促进潜在的心房功能障碍和心律失常，从而导致心房血栓形成和血管栓塞。

6　内皮功能障碍和高凝状态

无论患者有无房颤，内皮功能障碍和高凝状态均与卒中有关。不对称二甲基精氨酸是一氧化氮合酶的竞争性抑制剂，与氧化应激和内皮功能障碍有关。不对称二甲基精氨酸与房颤和缺血性卒中的风险显著相关。同样，血管性血友病因子，由血管内皮细胞和血小板分泌，是一种促血栓形成的多聚体糖蛋白。与对照组相比，阵发性和持续性房颤患者的血友病因子均显著升高，并与左心房扩大有关联。血友病因子在心耳也过度表达，与房颤是否存在无关，它是左心耳血栓形成的独立预测因素。两项大型前瞻性研究显示，随着血友病因子水平的增加，缺血性卒中的风险也呈梯度增加，与房颤无关。重要的是这些生化变化也存在于窦性心律患者的血栓栓塞的传统危险因素当中。高龄、既往脑缺血病史、心力衰竭和糖尿病均与血浆血友病因子升高独立相关。这再次证明了血管危险因素对内皮功能障碍的影响，并为血栓形成提供了桥梁。

提示血栓前状态存在的凝血标志物，例如 D-二聚体、纤维蛋白原和凝血酶-抗凝血酶复合物，与房颤和缺血性卒中都有关联。D-二聚体似乎显示出与房颤呈正相关梯度效应，即持续性房颤患者的 D-二聚体水平高于阵发性房颤患者，而后者又高于非房颤患者。房颤期间口服抗凝剂可降低 D-二聚体等凝血标志物的水平。然而，潜在的炎症反应仍然存在。这些标志物的存在不太可能是由高心房率单独驱动的。虽然内皮功能障碍和炎症因子随着房颤的发生而显著升高，但快速心房起搏后升高则不明显。这些发现支持房颤中存在炎症反应，并促进内皮功能障碍和血栓形成。然而，即使控制了房颤，升高的凝血标志物仍然是卒中的重要危险因素。

7　小结

目前，学界已充分证明了房颤期间心房血栓形成的风险，它与不良的心房底物和生化异常有关。相反，即使没有房颤，心房重构也可能导致左心房血栓形成。异常的心电图和超声心动图指标，以及反映潜在炎症、纤维化和内皮功能障碍的生物标志物，都提高了房颤患者和非房颤患者发生缺血性卒中的风险。心房重构和生化血栓前环境可导致心原性卒中。

第 28 章

动态心脏监测的可穿戴式设备

　　远程和动态监测越来越常用于心脏疾病长期连续监测和诊断。硬件和软件的进步推动了新型设备开发，这些设备既实用又实惠，允许易患人群在家中舒适地监测，同时为需要及时就医或住院的事件提供警报。可穿戴设备还可以实现虚拟或远程医疗，这有助于弥合城乡之间的医疗鸿沟。

　　现今，远程医疗、虚拟医疗、移动医疗或电子医疗等，基本上都是由移动设备支持的一系列解决方案和范例，可实现连续和远程监测。这些技术可以通过长期收集生理健康数据来提供可靠的临床诊断，并通过在居家监测危急健康状况来减少易感患者的住院费用。此外，它们通过更深入地了解个体患者的生理（病理）状态和日常活动，为个体化医疗打开了大门。

　　美国的心脏病学家越来越多地利用基于远程医疗的解决方案和诊断的技术，其中部分可以通过可置入或可穿戴设备实现。这些设备可早期发现重要的生理事件，让患者有更多时间寻求医疗帮助。远程监测和管理技术可以进一步优化置入式心律转复除颤器导线，并减少与此类设备相关的任何不适当电击的风险。

　　此外，可穿戴和无创设备的应用越来越多，这些设备可以获得重要生理参数的多个数据流，同时易于佩戴、操作和维护，而且价格实惠。这是因为硬件和软件技术的发展促进了传感器和算法的开发，它可以通过最少的皮肤接触无创地获取和处理高质量数据。

　　仅在美国，就估计有 20 多万例 D 期心力衰竭患者。由于美国医疗保健系统已经负担过重，并且正在面临人口老龄化问题，因此在疾病诊断和预防中选择高质量又实惠的医疗保健模式变得越来越重要。由于在显著降低医疗成本、改善疾病诊断和预防疾病方面具有巨大潜力，动态心脏监测的研究预计将继续转向可穿戴设备、智能手机和其他移动设备等技术支持的远程和动态监测。到 2025 年，仅可穿戴设备的市场规模预计将增至 700 亿美元左右，其在医疗保健行业将处于领先地位。

远程监控医疗系统的 3 个主要组成部分是：①可穿戴传感器，收集生理参数数据；②网络和通信接口，可以将这些数据传输到远程监控站，例如护士或医生的终端或智能手机；③远程云分析平台，能够整合大量数据，挖掘有用信息，识别对患者健康至关重要的图形和参数，并建议最佳的治疗方法。

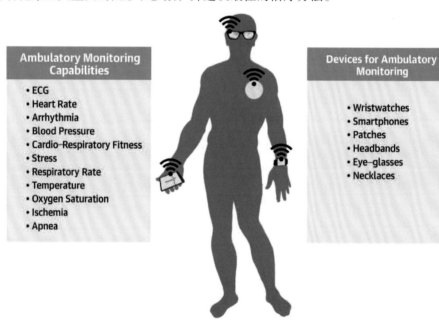

图 28-1　穿戴式检测装置

1　动态心脏监测技术

Holter 监测器长期以来一直是心脏监测的首选设备，用于诊断多种心脏疾病。然而，由于它们的尺寸大且笨重，限制了它们在连续监测中的使用，这导致其在检测很少发生的、具有重要诊断价值的事件时受到限制。

可穿戴动态传感器有提供重要的监测和诊断的潜力，对预防和治疗此类健康问题有帮助，同时其体积小、长期佩戴舒适。许多可穿戴设备已被引入用于远程和长期心脏监测。其中一些设备以独立方式工作，而另一些则与其他紧凑型便携式设备配合使用，例如智能手机。

了解这些技术不仅对于了解其潜在的临床应用很重要，而且对于识别潜在的错误来源、了解它们带来的局限性和挑战、如何克服困难也很重要。动态监测中较常见的传感器之一是加速度计。这是一种基于惯性原理来检测微小运动和运动变化的设备。基于加速度计的传感系统和可穿戴设备已用于心脏监测。其中一些系统作为健身带佩戴，而另外一些系统则将传感器嵌入衣物中。这些可穿戴系统能够从所有 3 个运动轴中收集加速度数据和推断重要生理数据，包括使用基于网络心冲击描记图方法获取的心率。网络心冲击描记图是一种测量由心脏跳动和血液喷射引起的人体反复运动的技术。

某些情况难以通过传统的心电图或基于加速度计的方法来检测，例如结构异常，这可以通过分析心音记录进行诊断。此类记录可以通过使用心音描记法或心震描记法等技术获得，这些技术分别记录心脏声音和振动，其已显示出对心脏疾病的巨大诊断潜力。

传感器数据的算法处理也取得了重大进展。这些进展提高了从可穿戴和移动设备获取诊断信息的可靠性。此外，结合传感器数据融合的新技术，可以集成来自不同来源的流数据并提取不同的生理参数，以诊断特定疾病或鉴别多种情况，这些技术使系统更为精准。

2　心律失常检测

Zio 贴片是美国食品药品管理局批准使用的黏性防水贴片，应用于左侧胸前区域，提供单导联心电图，用于连续监测心律。该贴片可佩戴长达 14 d，并提供相对长期的心律监测，其间无需更换电池或充电。它还包括一个事件标记按钮，当患者出现症状时可以按下该按钮。Zio 贴片比 Holter 监测的心律失常检测诊断率更高。一项研究将其应用于 174 例急诊科出院的患者，平均年龄为 52.2 ± 21.0

岁，其中55%为女性。这些患者中最常见的适应证包括心悸（44.8%）、晕厥（24.1%）和头晕（6.3%），而最常见的心律失常是室性心动过速（8.0%）、心房颤动（2.3%）、缓慢性心律失常（2.9%）和不明确的心律失常（11.5%）。这些患者需要在14 d监测结束时或出现触发事件的症状时寄回设备。总共有83例(约48%)患者记录到超过1次心律失常，其中将近10%的患者在第一次出现心律失常时伴有症状。首次发现心律失常的中位时间为1.0 d，大约一半的有症状患者在触发事件时没有任何心律失常，总体诊断率为63.2%。

虽然Zio贴片能够离线分析长程心脏数据，但另一种名为NUVANT Mobile Cardiac Telemetry的设备可提供实时、无线的心律失常监测和分析。该系统由可穿戴监测贴片和便携式数据传输设备组成，并配有磁铁，可在患者出现症状时用作触发装置。尽管该系统提供实时传输功能，但其数据无法实时提供给用户（患者）。此功能由另一种名为Scanadu Scout的可穿戴设备实现，该设备基于PPG信号运行，夹在手指之间，指向头部，提供完整范围的生理参数和生命体征，包括心率、血压、温度、呼吸频率和氧饱和度。它与智能手机配合使用，用于显示、存储、跟踪、传输和分析数据。Apple Watch也整合了心电图功能，并且识别无症状房颤患者的敏感性（87%）和特异性（97%）更高。

几种基于智能手机的解决方案已用于对危重心脏事件进行诊断。一种智能手机应用程序，通过智能手机相机发光二极管照射右手食指尖获取的脉冲信号，实时检测心房颤动，其报导的准确度、敏感性和特异性分别为0.968、0.962和0.975。一项类似的研究分析了基于智能手机的应用程序区分窦性心律、心房颤动、房性早搏和室性早搏的能力。与之前的方法类似，该应用程序实时检测心房颤动也表现出了令人印象深刻的能力，敏感性、特异性和准确度分别为0.970、0.935和0.951。它鉴别房性早搏（0.955）和室性早搏（0.960）的准确性高。

市场上已经有一些著名的可与智能手机配合使用的可穿戴设备。AliveCor公司的Kardia Mobile是一种获得了美国食品药品管理局批准的基于智能手机的心电图事件记录器，能够在30 s内检测到心房颤动。它将心电图导联集成在智能手机外壳中，允许记录心律并随后以电子方式与医疗保健提供者共享记录。将其通过14～30 d的长时间记录来与外部循环记录器比较临床诊断的准确性和有效性，发现使用Kardia Mobile（100%）比使用外部循环记录器（72.7%）方便使更多的患者症状得到可能的诊断。另一种名称为ECG Check的设备是一种心电图监测系统，它连接在智能手机的背面，可以在与手指接触时提供单导联心电图。获取的心电图信号可以在智能手机屏幕上实时查看，也可以上传到医疗保健提供者或安全服务器进行分析。一种名称为 cvrPhone 的基于 12 导联心电图的智能手机系统，能够仅使用心电图信号识别缺血和呼吸暂停事件。结果表明，使用呼吸频率和潮气量评估软件，可以在 2 min 内检测到缺血事件，并且可以分别在 7.9 ± 1.1 s 和 5.5 ± 2.2 s 内检测到呼吸暂停事件。最近的研究表明，除了检测潜在的缺血外，还可以通过使用 cvrPhone（一种用户友好且临床上可接受的移动平台）在体表心电图中有效评估复极交替（心律失常和心原性猝死的易感性标志物）。

2013 年，一种在连续动态心电图监测环境中解决类似舒适度问题的设备面世。该设备采用分立电子元件和定制化印刷电路板设计，以最大限度地减少占用的用户空间，同时考虑低功耗操作。这种可穿戴式心电图解决方案在不同动态条件下对 10 名健康成年人进行评估，并与市面上销售的心电图记录仪进行比较，发现其在不同条件下（仰卧、坐位、站立、跳跃、步行、跑步和上楼）正确检测心跳的敏感性超过 99%。但手臂运动时的敏感性低于 99%。可穿戴监测仪的整体 QRS 灵敏度为 99.67%。

3 心律和血压监测

尽管 Scanadu Scout 能够测量血压，Apple Watch 能够测量心率，但其他可穿戴设备也可以提供这些测量。

智能手机加速度计可用于提取生理参数，例如心率，即使手机被放在包里或口袋里也可实现。一种基于加速度计和心冲击图的技术在 12 名受试者（处于不同的身体姿势）中被评估，平均绝对误差低，仅为 1.16 ± 3 次 / min。

基于智能手机的无袖血压监测解决方案，允许用户自行操作，通过将手指按在连接到智能手机的小型设备上，测量血容量变化，提供与指套设备相当的血压测量，收缩压的偏差和精度误差分别仅为 3.3 mmHg 和 8.8 mmHg，舒张压的偏差和精度误差分别为 5.6 mmHg 和 7.7 mmHg。

一种基于微流体元件的可穿戴且灵活的压力传感器已用于动脉血压监测。该传感器由可连续佩戴的无创、超灵活且透明的设备组成。事实证明，该技术可用于无创血压监测，从而可能有助于克服灵活性的关键问题，并允许连续监测，同时在长时间内仍能保持佩戴舒适性。

一种基于心冲击图和心振动图的系统被用于监测心输出量、收缩力和血压的相对变化。该系统基于一个贴片，通过低噪声加速度计和手表形式的腕戴组件，测量心电图、心振动图和身体运动，手表可放在胸骨上测量心冲击图。机器学习用于减轻运动伪影，从而根据加速度计数据准确评估心输出量、收缩力和血压。

Google Glass 是一种头戴式可穿戴设备，配备了加速度计、陀螺仪和摄像头。与传统使用的加速度计获得的结果相比，头戴式陀螺仪的测量结果更为可靠，而摄像头也可以作为记录个人生理参数的传感器。研究表明，其估算心率时的平均绝对误差较低，为 1.18 次 / min，估算呼吸频率时为 0.94 次 / min。

一项研究将名为 Pulse Oximeter 的基于相机的应用程序和名为 Masimo Personal Health 的基于探针的智能手机应用程序，与用于检测心率和外周毛细血管氧饱和度的标准脉搏血氧仪进行比较，发现基于智能手机相机的脉搏血氧饱和度检测不劣于标准脉搏血氧仪，而基于探针的智能手机应用程序的可靠性优于脉搏血氧仪。

4 心肺健康

一种用于监测脉搏血氧饱和度、心率和步行信息的可穿戴的无线多参数系统，对 6 min 步行试验进行了评估。6 min 步行试验是评估个体心肺状况的常用标准，该系统可以有效地评估受试者在评估期间的心率、动态变化以及步行速度与加速度的差异。可穿戴和无线传感器能够在 6 min 步行试验期间检测个体心脏和呼吸功能的动态变化，因此该系统有可能用于连续动态监测。

最大摄氧量法通过测量最大运动量期间的耗氧量来评估心肺健康，是目前评估心肺健康的金标准。一种用于在自由生活条件下使用不同模式识别评估个体心肺健康的软件，基于心率和应用加速度计获得环境信息（例如步行）。它可以提供与基于实验室设备的测量密切相关的心肺健康估计值，与最大摄氧量法相比，错误率降低了 21%。

一种为可穿戴系统设计的软件可以评估摄氧量，它使用来自加速度计、呼吸带和心率监测器的数据，这些数据被纳入随机森林回归模型。其所提出的方法有可能使可穿戴设备能够在自由生活场景中早期检测患者健康状况的变化。

5　负荷诊断

众所周知，在情绪紧张的情况下，心脏事件可能被触发或恶化。一个能够监测动脉脉搏波、皮肤温度和电导的压力监测贴片表明，脉搏波传感器不仅可以舒适地佩戴，而且还可以评估心率变异性。

另一种用于监测压力的可穿戴传感器系统使用支持向量机，基于显著的心电图特征、皮肤电活动和脑电图的分类，准确率高达 86%。

6　人群中的应用及有效性

至 2016 年，近三分之二的美国成年人已经拥有智能手机。2013 年的评估表明，远程患者监测解决方案的年收入已超过 49 亿美元，其中联网医疗设备几乎占这些收入的 77%。一些技术因素决定了动态监测设备的有效性和采用率，包括使患者感到舒适及可以接受其大小和类型，以鼓励他们长期使用。电池寿命也显著影响动态传感器可提供连续监测的时间。

目前，还存在许多对更广泛地使用动态监测设备造成障碍的非技术问题，其是迄今为止远程监测系统成功应用有限的原因。其中一些问题与报销和保险政策相关，也与医院可用于建立医疗设施的资金有关，这些医疗设施可以通过动态数据实现监测和诊断。根据专门开发医疗应用程序的 Mobile Smith 公司的一份调查报告，现在大量医疗保健提供者更加关注移动技术，以降低再入院率，其中估计多达 75% 患者再入院是可预防的。妙佑医疗国际的一项基于智能手机的研究表明，每天记录血压和体重的患者，只有五分之一需要在 3 个月内重新入院，而未参加该计划的患者有 60% 需要再入院。

然而，许多患者还没有准备好或对这些技术足够熟悉，以达到在日常生活中使用它们的目的，目前只有一半拥有可穿戴设备的人定期使用它。最近一项评估老年人使用可穿戴设备的研究表明，目前很少老年人使用可穿戴设备。然而，其中 60% 的老年人表示有兴趣在未来使用可穿戴设备。该研究还建议，应该提高人们的意识，了解持续使用可穿戴设备的潜在好处，以及它如何帮助早期发现和预防医疗紧急情况。

云计算公司 Salesforce 的一个研究部门在 2016 年进行的另一项调查报告称，美国人对通过技术实现的医疗保健选择持开放态度，年轻一代更有可能拥有可穿戴设备，并愿意与医生和保险公司分享他们的健康数据。该报告还明确了一些趋势，例如，62% 的受访者更喜欢初级保健医生，因为这些医生会使用来自可穿戴设备的数据来管理这些受访者的健康。此外，甚至更多的受访者（78%）愿意让这些医生通过其可穿戴设备访问其健康数据，以了解其最新健康状况。同样令受访者感兴趣的是，如果可以降低保险费率，67% 的受访者愿意使用保险公司提供的可穿戴跟踪设备。保险公司旨在明确患者和临床医生在使用无创、身体佩戴的传感器系统方面的偏好。为了使其在日常使用中受欢迎而又有效，这些系统应该体积小、结构紧凑、重量轻并且易于操作和维护。

在动态监测解决方案的有效性方面，多项研究表明移动健康监测具有显著的积极影响。一项研究评估了实时、长期监测系统在有或没有慢性疾病的老年人中的可用性和依从性。受试者使用了 6 个月的由无线手表和其他组件组成的系统。研究结果表明，为老年人设计的长期使用的健康监测系统，可以帮助老年慢性疾病患者避免不必要的住院，同时可在家中舒适地进行持续监测。沿着这些思路，一项用于评估可穿戴贴片在检测心房颤动有效性方面的筛查研究，对具有已知危险因素的无症状患者进行持续心电图监测，在 5% 没有心房颤动史的受试者中发现了心房颤动，这一发现对公共卫生产生了重大影响。一项对患有充血性心力衰竭和慢性阻塞性肺疾病的老年患者进行远程健康监测的有效性研究，监测了受试者的血压、体重和血氧饱和度以及日常生理活动，结果表明此类系统能更及时实施干预措施。另一项研究探索了通过可穿戴传感器在住院康复中进行心脏监测的潜力，发现此类传感器提供了一种有效的方法来评估心率对康复治疗的反应，同时不增加与传感器相关的不良影响。

尽管这些研究强调了这些新技术的潜在好处，但重要的是要意识到在主流医疗实践中完全实施和整合的相关成本。使用者需要对这些可穿戴设备的数据存储和传输进行标准化校正，然后需要将这些数据与当前的电子健康系统融为一体。医疗专业人员需要接受培训和教育，以了解这些设备的数据的准确性和局限性，尤其是与当前标准临床设备进行比较。新的动态监测设备和当前标准临床设备之间的差距肯定会导致一定比例的误报，从而导致患者用不必要的检测和医疗干预来消除担忧。虽然所有这些因素肯定会增加直接和间接的医疗保健成本，但以具有成本效益的方式逐步实施标准化方式来选择和利用这些技术，有望提供更高的医疗质量和生活质量，提高患者满意度。

7　局限、挑战及未来展望

可穿戴传感器系统可以减少不必要的住院和住院时间，帮助降低与高质量医疗和持续医疗监测相关的费用。这些传感器还可帮助患者更加关注他们的重要健康参数、日常生活、运动、营养和药物，从而实现患者更好的自我管理。尽管硬件和软件算法的最新发展，使连续动态监测设备的可靠性、实惠性和有效性取得了巨大进步，但在开发用于临床有效诊断的技术和设备时，仍然需要仔细考虑某些挑战。动态监测设备，如健身带和智能手表，正积极纳入生命体征信号，例如心振动图、心电图及最近的血压。然而，目前关于此类可穿戴设备临床准确性的数据非常有限。

最近的一项研究分析了最主要的腕戴式可穿戴设备的准确性。这些设备包括Apple Watch、Fitbit Charge HR、Samsung Gear 和 Mio Alpha。该研究目标是检测在不同条件下（例如休息、步行、跑步和骑自行车）的心率和能量消耗，分别使用4 种设备与使用标准心电图和间接热量测定法进行比较。结果发现，在评估心率和能量消耗方面，4 种设备中没有一种比心电图或间接热量测定法更好。然而，据报道，最近版本的 Apple Watch 成功地检测出心房颤动，并提供了可靠的警报，多个报告表明 Apple Watch 数据可以提供及时干预和诊断。

尽管心振动图号可以提供心率等信息，甚至已成为某些临床环境中的医疗标准，但其在准确性和可靠性方面确实存在一些争议，尤其是在考虑不同的人口学和环境因素时。温度、身体活动、毛发、肤色甚至纹身的变化都会对心振动图的读数产生影响。同样，加速度计不仅可以监测整个身体的运动，还可以监测由心跳和血液循环引起的皮肤表面的微小运动，从而提供丰富的信息。然而，加速度计的大部分可靠性取决于为处理原始加速度计数据而设计的软件，这些软件受运动伪差的影响很大。心电图信号也可能被活动情况下的噪声和运动伪差所影响。

因此，在评估、诊断或治疗个人疾病之前，必须考虑评估的质量、通过动态监测设备收集的数据产生的警报的可靠性。在这一领域已经开发了一些技术，可以帮助克服或评估当前动态监测解决方案的局限性。例如，已经有许多信号质量评估软件，可以帮助评估用于动态监测的心电图信号的质量。为了克服技术障碍并提高动态监测系统的可靠性，已经提出了几种信号处理和机器学习技术，这些技术可以提高传感器性能，并能够识别患者生命体征参数和整体健康情况的关键基本模式。例如，一种克服先前讨论的心振动图信号局限性的创新技术，利用来自多个个体的数据来训练算法，解释与人类肤色相关的变化和依赖性，以便使用心振动图技术实现更准确的血压测量。基于人工智能的方法，通过在真实正常心搏和合成的异常心脏搏动上训练复杂的神经网络，已可以用于帮助开发心律失常自动检测软件。合成的异常搏动是通过对心律失常的常见原因以及它们如何导致异常心电图搏动进行建模而生成的。这种方法被证明可以从前3次心搏检测出异常心电图搏动，概率为99.4%。

然而，在医疗保健和重症医疗应用中采用信号处理、机器学习和类似方法时，应该考虑到患者之间生理信号和参数的高度可变性。即使对于正常健康状况的患者，心电图信号也可能差异很大，并且很难建模或区分正常与异常。在这种情况下，患者具体情况和护理方法可以提供重要帮助。

随着可穿戴设备和非可穿戴设备传感器变得更加可靠和实惠，它们无处不在地融入日常生活，通过多种技术的组合进行持续的动态监测。这些多模态信号将能够从一个人的日常生活和临床中收集并提供丰富多样的数据信息。互联网是一种框架，这一领域能通过提供传感器之间的数据交换和通信框架，最终与医疗保健服务提供者和护理人员进行数据交换和通信。这些连接的传感器将能够提供危重事件检测和警报，更好地改善医疗保健和个体化医疗。结合社交网络的力量，可以进一步为患者和医疗保健服务提供者提供更深刻的见解，帮助识别有效的治疗疾病的方法。诸如 Patients Like Me 之类的在线平台已实现这一进步，它通过让患有罕见疾病的人相互联系，以了解最适合自己的治疗方法。然而，最近的一项调查表明，绝大多数美国人目前不知道这个平台，并希望更多地了解它，但是担心保险覆盖范围、费用和他们的数据可能带来的歧视。这表明需要教育公众，使其意识到通过动态监测设备收集数据的潜在获益，同时还需维护其隐私和利益。技术发展需要从隐私、安全和数据所有权的角度仔细研究，以确保患者在与数据分析公司、医疗保健服务提供者和保险公司共享如此大量的日常生活数据时感到舒适和有信心。就此而言，透明度是一个需要考虑的重要问题，以确保在获得被收集数据者同意和其充分了解个人数据将被如何使用的情况下收集和使用数据。欧盟颁布的《通用数据保护条例》旨在规范该领域的一些最重要的问题，包括与无需人工干预即可做出决策的算法相关的问题。然而，随着在法律框架下收集日常生活大量数据所带来的机遇和影响，法规需要不断发展，以确保广大民众的最大利益。

最后，在使用智能手机现成的传感器（例如相机或加速度计）时，重要的是要记住不同的智能手机具有不同级别的传感器质量和规格。尽管使用高端设备进行评估可能会提供最佳性能，但一些更低成本、实惠的智能手机的可靠性却并不一样，这些智能手机已被更为广泛的全球人口普遍采用。

8　小结

用于心脏疾病的远程和动态监测设备通过在日常生活中的长期连续监测，在早期检测危及生命的状况和危重事件方面显示出了巨大的前景。它们通过防止不必要的住院、实现更好的自我管理和干预，在降低医疗保健成本中展现出了巨大潜力。此外，通过这些技术实现新的医疗模式，例如个体化医疗，可以帮助诊断和开发疑难疾病的治疗方法。尽管技术进步日新月异，但需要谨慎解决因广泛采用带来的非技术层面的监管和隐私问题，以充分利用动态监测设备在提供高质量、可靠和实惠的医疗保健服务方面的潜力。

第 29 章

心脏磁共振成像与心律失常诊断和治疗

过去 20 年，心脏成像技术取得了重大进展，解剖细节在三维上的可视化提高到了毫米级别，并以前所未有的时间分辨率评估心肌形变。因此，电生理医生越来越依赖心脏成像来完成对心律失常疾病患者的诊断、治疗和随访。本章讨论心脏磁共振成像技术在部分心律失常疾病诊断和随访流程中的应用，包括：①预测选定患者人群心脏性猝死的心律失常风险；②导管消融治疗；③心脏再同步化治疗。

1 心血管影像预测特定人群心脏性猝死的风险

室性心律失常的风险评估对心脏病患者至关重要。一项荟萃分析显示，在心力衰竭（心衰）和左室射血分数降低的非卧床患者中，心脏性猝死发生率显著下降，但心脏性猝死仍然是心血管疾病患者死亡的主要原因。指南建议对使用置入式心脏除颤器进行一级预防主要基于心室射血分数值，但是该参数是一个不令人满意的心脏性猝死风险指标。事实上，严重降低的左室射血分数在区分心脏性猝死风险与合并症死亡或者心衰进展死亡风险时的特异性低。同样，左室射血分数正常或轻度降低的患者也可发生心脏性猝死。因此，异常心肌结构（基质）正成为评估心脏性猝死风险的新参考，而不是容量和功能评估。

虽然陈旧性心肌梗死患者的心脏性猝死主要原因为存活心肌嵌入梗死心肌而引起的折返性室性心律失常，然而非缺血性心肌病的室速机制尚不清楚，可能与纤维化相关。目前有多种成像模式可用于确定心肌疤痕和纤维化，但心脏磁共振钆延迟增强对室性心律失常的无创风险评估具有最大的前景。心脏磁共振的钆延迟增强已成为一种广泛使用的临床诊断手段，使各种心肌疾病患者的活体心肌疤痕和纤维化可视，并已成为鉴别心肌纤维化的金标准。此外，近期附加心脏磁共振方案的钆延迟增强高分辨率成像显著提高了心脏磁共振检测左心室或右心室基质的性能，尤其是在经胸超声心动图或冠状动脉造影诊断的无结构性心脏病患者中。

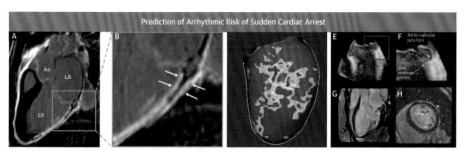

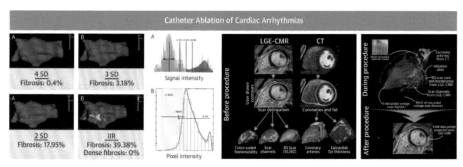

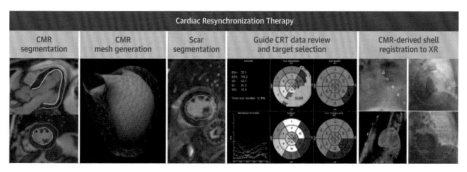

图 29-1　CMR 在心律失常诊治领域的应用

1.1　心脏磁共振对缺血性和非缺血性心肌病患者的风险评估

荟萃分析显示了钆延迟增强对心功能不全的缺血性和非缺血性心肌病患者室性快速心律失常的预测价值，包括 19 项研究的共 2850 例患者，平均随访时间为 2.8 年。研究表明，钆延迟增强是缺血性和非缺血性病因的心功能不全患者发生室性快速心律失常事件的有力预测因素。23.9% 的阳性钆延迟增强检测结果的患者达到复合心律失常终点（年事件率为 8.6%），而阴性结果的患者为 4.9%（年事件率为 1.7%）。钆延迟增强与不同患者组中的心律失常事件相关。在总体人群中，缺血性和非缺血患者之间无显著差异。对 11 项研究（1178 例）中的平均左室射血分数 $\leqslant$ 30% 亚组分析显示，心律失常事件的合并比值比增加到 9.56，阴性相似比为 0.13。值得注意的是，比较研究中左室射血分数 > 30% 的患者，左室射血分数 $\leqslant$ 30% 的合并比值比几乎翻了两倍，表明钆延迟增强具有较强的室性心律失常的预测能力，尤其对于左室射血分数严重降低的患者。此外，它表明即使在具有挑战性的患者组，如左室射血分数 > 30% 的患者中，钆延迟增强也可以可靠地预测心律失常事件。在非缺血性心肌病患者中评估钆延迟增强的重要性的研究表明指南高度建议药物治疗的非缺血性心肌病患者的整体死亡率没有降低。研究表明，对间隔纤维化的患者，心脏再同步除颤器优于单纯心脏再同步化治疗，然而需要一个大型前瞻性设计的对照试验来证实这些发现。

现代钆延迟增强后处理技术能够更好地量化心肌疤痕组织，并区分疤痕中心和边界区域。边界区扩展和疤痕异质性与结构性心脏病患者的室性快速性心律失常不可诱发性和死亡率预测相关。一项试验验证了这一假设。该试验纳入 217 例心脏再同步化治疗患者，完成术前钆延迟增强并进行分析，以确定疤痕的有无量化疤痕中心和边界区域的数量，并描述边界区域的分布。在中位数为 35.5 个月的随访期间，25 例患者（11.5%）接受了置入式心脏除颤器治疗或发生了心脏猝死，在无心肌疤痕的心脏再同步化治疗患者中并未发生。在有疤痕的（125 例，57.6%）患者中，置入式心脏除颤器治疗或心脏猝死患者的疤痕质量、疤痕异质性和边界区域通道质量更显著。边界区域质量和通道质量是心律失常事件的最强预测因子。基于疤痕质量和无边界区域通道的自动算法发现，68.2%（148 例）在随访期间未接受置入式心脏除颤器治疗或未发生心脏猝死的患者，其预测值都一定为负数。虽然该研究的结果需要在更大的和适当设计的临床试验中得到确认，特别是对于置入式心脏除颤器人群，但是其非常有前景，因为证实了根据形态学和解剖学特征准确地对心衰患者进行风险分层的可能性。有人假设，在发生过心肌梗死的患者中，通过纵向应变光谱跟踪超声心动图评估的机械分散，发现其心肌梗死可能与疤痕的异质性有关，因此也与发生心律失常的风险有关。在每个患者中，研究者将机械分散定义为 16 个不同时间间隔的平均值至最大心肌变形。结果显示，有室性心律失常的置入式心脏除颤器患者比无室性心律失常的患者的机械分散度更大。通过 Cox 回归，机械分散是需要置入式心脏除颤器治疗的心律失常的一个强大和独立的预测因素。

1.2　二尖瓣脱垂患者的风险评估

在西方国家，退行性二尖瓣脱垂是造成原发性二尖瓣反流的最常见原因，占总体人群的 1%～3%。值得注意的是，一小部分比例的二尖瓣脱垂患者可能出现恶性心律失常和心脏性猝死，原发性二尖瓣脱垂患者心室颤动致心脏性猝死的预估死亡率仍然非常低（每年 0.2%～0.4%）。在形态学方面，瓣叶扩散冗余和增厚的双侧二尖瓣脱垂（由于通过海绵体积累蛋白聚糖）、腱索伸长、瓣环扩张、心电图异常、二尖瓣返流的严重程度和左心室功能障碍，都与二尖瓣脱垂心律失常有关。研究显示了钆延迟增强在瓣膜小叶（证明蛋白聚糖积累导致海绵体扩张）和乳头肌尖端（表明纤维化）的表现，在心律失常二尖瓣脱垂患者亚组中更容易观察到乳头肌尖端纤维化。最近的一项观察证实并扩展了这些观察结果。在 43 例死于心脏猝死的二尖瓣脱垂和黏液瘤瓣膜的年轻患者（年龄 10～40 岁）中，在乳头肌和基底部后壁的心内膜中层发现了小块的替代型纤维化，就在瓣膜后叶下方。因此假设二尖瓣附近心肌在收缩期的机械拉伸可能是造成损伤的原因，最终导致替代型纤维化。另一项观察发现，二尖瓣环分离是心律失常二尖瓣脱垂患者的一个固定特征，定义为左房壁 - 二尖瓣环线与左心室游离壁之间分离。这种特殊的形态可能导致靠近瓣膜的心肌拉伸，进而导致左心室区域纤维化和电不稳定。因此，可以在基质（乳头肌尖端和基底游离壁心肌纤维化）和触发（例如二尖瓣环功能障碍加重心肌拉伸）的致命组合中识别二尖瓣脱垂患者发生恶性心律失常的事件。

2 心血管成像与导管消融治疗心律失常

2.1 心房颤动

心房纤维化和心房颤动（房颤）的发生和进展关系密切。心脏磁共振使心房纤维化可视化，为诊断和介入提供了前所未有的机会。因此，术前评估心房纤维化以筛选接受肺静脉消融的患者可能大大有助于提高房颤患者导管消融的成本/效益和风险/有效性的比率。同样，纤维化区域的可视化和整合到三维系统以引导房颤导管消融策略（如肺静脉隔离或其他线性消融）可改善导管消融患者的治疗结果。心脏磁共振上钆延迟增强可以检测到消融区域的形态和信号强度随时间的演变，可能表明最初的水肿和疤痕的形成，有助于进一步治疗那些房颤复发的患者。纤维化的可视化并纳入计算机建模是心脏电生理学发展患者特异性消融策略的下一个前沿。

研究显示，房颤消融前进行心脏磁共振成像，量化心房纤维化，并分为 4 个等级：1（＜占心房壁 10%）、2（10% 至＜20%）、3（20% 至＜30%）和 4（30%）。第 1、2、3、4 级的 1 a 复发性心律失常的累积发生率分别为 15.3%、32.6%、45.9%、51.1%。多项研究强调了成像和心房疤痕量化作为肺静脉隔离后手术结果的关键预测指标的重要性。

然而，最近关于使用心脏磁共振进行纤维化成像的观察出现了一些矛盾的结果。一项前瞻性单中心研究显示，在 149 例患者接受房颤消融（64 例持续，85 例阵发）的患者中，心脏磁共振使用标准临床扫描仪和典型脉冲序列参数在左心房壁内检测到延迟增强并不常见（5 例，患病率 3%），与房颤类型或房颤复发风险无关。这些结果显然与其他研究数据相冲突。很明显，通过心脏磁共振进行纤维化和疤痕检测并不是没有缺陷的。事实上，发展纤维化检测的标准化特定协议和统一中止可能会提高其准确性和可再现性。此外，在用这种成像技术对纤维化和疤痕进行的三维体积评估中，心房壁厚度（类似于心脏磁共振的空间分辨率）也是一个重大的解剖挑战。在疾病早期，考虑到疾病早期的纤维化主要局限于心外膜，并逐渐传播扩张，这与实验证据高度相关。

最后，大多数研究都重点关注左心房的纤维化和疤痕评估，几乎未研究右心房的结构变化，现在右心房已成为非肺静脉隔离依赖性房颤消融的目标区域。持续性房颤患者肺静脉隔离后的结果仍然是一个相当有争议的问题，虽然有些患者可能受益于消融，但另一些患者尽管接受了广泛消融，仍难以长时间维持窦性心律。一项研究显示，左心房低张力（<10%）能够预测房颤复发。这一发现有力地表明了电功能和机械功能之间的深刻联系，是之前没有得到充分关注的研究领域。

2.2　室性心动过速

过去 20 年，心脏成像在室性心动过速患者中的作用已经从对左室射血分数进行相对粗糙的测量，发展到定义疤痕结构的复杂细节，而且也许最重要的是为电冲动提供补充信息。窦性心律或起搏下的电生理基质标测使疤痕区域的特征能够表征所谓的传导通道，这是室性心动过速折返的电生理基础。这些通道可通过心内电压标测或激动图分析进行识别，并被视为消融目标。消融传导通道的入口（所谓的疤痕去通道策略）可以在没有广泛消融的情况下使疤痕均质化，并有可能提高消融效率。高分辨率对比增强的心脏磁共振准确地描绘了疤痕，并能够区分疤痕中心和边界区域，结合先进的后处理技术，使疤痕内的边界区域可视化，成为连接健康心肌组织的通道。这些通道与电解剖标测中的传导通道相关。心脏磁共振的疤痕特征可视化有助于心动过速的消融。尽管与更传统的消融方法相比消融范围更小，但在一半以上的患者中，仅使用消除疤痕通道的消融策略就可以降低患者心动过速复发率和死亡率。

研究者比较了从高分辨率 3-T 钆延迟增强心脏磁共振研究获得的 54 例患者（34%）的像素信号强度的结果，并导入到导航系统以帮助指导室性心动过速的消融。其余 105 例患者的像素信号强度图要么无法获得，要么无法导入到导航系统。使用像素信号强度图引导消融能够最小化减少放电次数和消融时间，也提高了消融后的即刻成功率，证明该方法能够更好地识别心律失常的病灶起源和目标消融部位。值得注意的是，从心脏磁共振获得的显示疤痕分布的信息决定了消融的最佳方法（心内膜、心外膜或联合消融）。这也解释了，相对于其他患者，心脏磁振辅助的患者组的治疗结果为何更好。

然而，仅凭像素信号强度并不足以实现最佳结果，因为像素信号强度图在整合到导航系统的过程中会发生变化。这一发现表明，整体的解剖和电解剖方法是关键，因为它可以完全识别心律失常性基质，更好地选择和聚焦心室区域的标测，并最终更好地定位目标消融部位（即传导通道入口）。

3　心血管成像与心脏再同步化治疗

尽管心脏再同步化治疗技术已经应用了 20 多年，经过了一个时期的广泛技术应用与技术发展，但对心脏再同步化治疗无反应患者的比例几乎保持稳定不变（30%～50%）。心脏再同步化治疗反应不理想由多种因素造成，可能包括导线置入位置不理想、双心室起搏无效发放以及房室、心室间的延搁选择不当等。此外，越来越多的临床研究证明了避免心肌纤维化区域和最晚机械激动的靶点区域的重要性。随机对照研究评估斑点追踪超声心动图术前定位左室电极置入心肌位置，并与传统的非图像指导置入术的效果相比，结果显示，与将电极放置在其他区域的患者相比，将左心室电极放置于最晚机械激动的靶点区域的患者的心衰住院率和死亡率显著降低。一项大型回顾性注册登记随访显示，相比较于那些将导线置入在疤痕区域之外的患者，将导线置入左心室纤维化心肌组织区域的患者具有更高的心血管死亡或心衰住院的风险。

最近，一项多模式成像的研究表明，通过避开疤痕置入导线治疗和靶向不同步化治疗的心脏再同步化治疗患者能额外获益。这些研究的共同主题是观察到通过使用图像引导的方法进行心脏再同步化治疗的反应率（15%～20%）得到了提升。尽管越来越多的图像引导的研究结果令人鼓舞，但其中有一个主要限制是每项研究的数据输出都是通过 X 影像进行单独分析，而不是整合在一起进行分析。然而，左右心腔旋转的变异性是受到相互影响的，阻碍了电极置入位置的解剖学区域的确定。一项临床研究评估了一个平台是否能实时分析和融合基于心脏磁共振的疤痕和不同步化数据以指导左心室导线置入。在完成常规的心脏磁共振扫描后，患者被转移到邻近的导管室，同时在 25 min 内完成图像数据分析处理。长轴和短轴心脏磁共振序列的节段可结合心肌纤维化的详细位置、负荷和透壁性，从而生成一个三维网格。此处理过程能够识别不同步化最显著的区域。经过三维模型到射线坐标系的简单注册步骤之后，任何后续的射线采集都被显示为具有正确指向性的三维模型的瞬时覆盖。经冠状动脉造影后，与患者左心室的基于三维的模型进行即时融合，从而确定患者左心室导线放置的目标位置以及冠状动脉静脉网络是如何延伸的。该平台在14例具有常规心脏再同步化治疗适应证的患者中进行了安全评估。结果表明，与心脏磁共振检测出的疤痕区域内起搏相比，在疤痕区域外的起搏具有更有利的电性能和更短的QRS波时限。

此外，计算机断层扫描可用于系统评估心脏再同步化治疗患者的左心室不同步性、心肌疤痕和冠状静脉解剖。研究人员表示，通过断层扫描室壁运动不同步指标计算和区域机械收缩分析，发现左心室导线位置与最大壁厚区域一致，与2a内的主要心脏不良事件有关，但与6个月的心脏再同步化治疗反应无关。当然，基于计算机断层扫描评估的一个主要缺点是存在显著放射辐射。事实上，回顾性计算机断层扫描的有效辐射剂量为11.7 ± 5.0 mSv，延迟成像的总辐射剂量为13.5 ± 5.0 mSv。利用患者的冠状动脉静脉解剖、电生理疤痕分布和机械收缩模式来识别和定位左心室导线的最佳放置位置是提高心脏再同步化治疗有效性的一种新颖方法，这也代表了21世纪的个体化心脏再同步化治疗方法。同时，为了证明该方法是否能比传统置入方法产生更好的心脏再同步化治疗反应，需要更大规模的、多中心的、随机的临床试验。值得注意的是，尽管在一次手术中采用了一流的成像和导线技术引导左心室四极导线置入，但在大约三分之一的患者中，基于避开疤痕和靶向机械不同步性，心脏磁共振－定向靶位置依旧无法实现。这是由于缺乏冠状静脉解剖结构，导致左心室四极导线的置入位置靠近疤痕或在疤痕上。这一观察结果强烈表明，主要为缺血性病因的患者常规经静脉心脏再同步化治疗系统的反应>70%的目标是超预期的。因此，迫切需要一种替代的治疗策略，该解决方案是经皮左室心外膜策略还是左室心内膜起搏还有待确定。最近出现的左室内膜刺激作为心脏再同步化治疗双心室起搏的替代途径，已经显示出基于优越的血流动力学和电生理指标的证据越来越多。使用电学和机械（负荷）结合评估的新策略可能特别适用于心内膜起搏方法，能够在无冠状动脉静脉解剖限制下，定位左心室心内膜壁的靶区域。最近开发的用于心脏再同步化治疗传输的无线心内左室内膜电极代表了使用集成多图像指导进行最佳左心室位置选择的绝佳机会。最后，通过不同步心脏的计算机模型的最新进展，医生可更好地了解心肌基质，为使其能够适应起搏反应以及预测起搏反应开辟了新的途径。临床应用计算机模型改善对疾病机制的了解和诊断准确率的一个很好的例子是对心衰心脏再同步化治疗患者间隔室壁运动异常的理解，即间隔伸展、反弹拉伸。应用心脏再同步化治疗建模的最终目标是开发一个不干扰临床工作流程的个体患者心脏的完整模型，设计起搏导线的最佳放置位置，并评估装置置入前的心脏再同步化治疗的效果。

4 小结

非常确切地讲，装置指征、置入和随访管理都会从现代心脏成像技术中获益。同样，电生理学同样在筛选能在心脏消融术中获益最大的患者方面取得了显著进展，并能进一步改善风险 / 获益比，从而更有效地利用医疗保健资源。毫无疑问，未来诊断和介入心脏成像的整合将实现提高电生理手术和介入治疗的有效性和治疗效率，以及在心脏电生理、装置指征和置入方面为患者提供特定治疗的最终目标。

第 30 章

心律失常与自主神经调节

心脏同时受交感神经和副交感神经系统的支配。心脏神经分布层次包括中枢神经系统（大脑和脊髓）、外周胸内神经节（背根神经节、星状神经节和交感神经链）和内在的心脏自主神经系统。内在的心脏自主神经系统由一个广泛的心外膜神经网络组成，包括神经轴突、相互连接的神经元和自主神经节集群，俗称神经节，其中包含几个至 400 个神经元不等。从生理学来看，神经节是内在和外在心脏自主神经系统之间的传导中心，协调对传入和传出神经的反应，控制局部电生理、血管和收缩功能。值得注意的是，电生理研究中通过在特定的解剖区域施加高频刺激来临床定义主要的心房神经节，往往导致心率减慢或房室传导延迟。

心脏自主神经系统受自主神经和神经激素调节。位于颈动脉和主动脉弓的压力感受器感知血压的变化，通过激活压力感受器增加副交感神经兴奋和抑制交感神经张力。这种通过压力反射实现交感 – 副交感平衡的调节对维持血压和心脏的后负荷起着重要作用。此外，肾素 – 血管紧张素 – 醛固酮系统的神经激素反馈对维持心脏自主神经系统平衡也很重要。

复杂的反馈神经环路在心脏功能调节中发挥重要作用，通过传出神经将交感和副交感信号从大脑传至心脏，传入神经将感觉信号从心脏传入大脑，以实现对心脏功能的逐搏调节。重要的是，最近的研究表明，通过对中枢和胸腔内交感神经节进行手术去神经支配或脊髓刺激，可以实现对传入神经元传递扩增，减弱传入神经对交感神经的兴奋（一种自主神经调节方式），从而预防发生室性心律失常。

1 自主神经调节的基本原则

最近 20 年间，自主神经调节已经用于治疗癫痫和抑郁症等神经系统疾病。鉴于自主神经系统在包括心力衰竭和心律失常等多种心脏疾病的突出作用，人们对自主神经调控方法的研究兴趣日益浓厚。自主神经调节的一个特性在于自主神经效应表现出记忆性，因此短时间的治疗会产生持久的效果。这类似于学界所熟知的长期增强或长期抑制现象，即对神经的刺激或抑制作用大大超过刺激的持续时间。更重要的是最近的研究证据表明，突触具有可塑性，即神经元改变其在突触处的传递强度的能力，进而引起长期增强或抑制作用，不仅发生在大脑，也发生在心脏神经节。

不同形式的自主神经调节包括迷走神经刺激、耳屏刺激、肾脏去神经支配、脊髓刺激、压力感受器激活疗法和心脏交感神经去神经支配。虽然学界尚未完全阐明自主神经调节对心脏产生有益作用的确切机制，但其很可能包括恢复自主神经系统平衡，增加一氧化氮，抑制炎症、纤维化及细胞凋亡等。

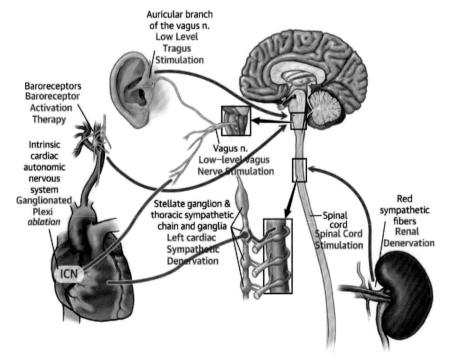

图 30-1　自主神经系统和自主调节治疗目标

1.1　自主神经系统在房性心律失常中的作用

一系列基础研究提示，固有的心脏自主神经系统与肺静脉的触发灶密切相关。肺静脉肌袖细胞与相邻心房肌有不同的电生理特性，尤其是具有较短的动作电位时程，有助于心房颤动触发启动。在局部刺激副交感神经和交感神经末梢或同时给予乙酰胆碱＋去甲肾上腺素（或异丙肾上腺素）的条件下，诱导早期去极化，可引起犬肺静脉电位快速触发启动。另一方面，肺静脉触发电冲动可被毒蕈碱胆碱能受体阻断剂、β-肾上腺素受体拮抗剂、瞬态钙离子阻滞剂或钠－钙交换阻断剂所抑制。此外，除非同时刺激肺静脉及邻近的神经节，否则对肺静脉的刺激不会诱发房颤。阵发性房颤发作前，人类自主神经张力的变化和流浪犬的神经节过度活跃。此外，在 6 h 的快速心房起搏期间，从右前神经节记录到的自主神经活动随时间的增加而增加，表明神经节不仅提供房颤启动的触发因素，而且提供房颤维持的基质。这些研究结果支持这样的观点：心脏自主神经系统活动的增强和房颤发生形成一个恶性循环，其中高心脏自主神经系统活动启动房颤，而房颤进一步增强心脏自主神经系统活动。为验证此观点，房颤犬模型中神经节消融逆转了由 6 h 快速心房起搏引起的急性自主神经重构（心房有效不应期缩短和房颤诱发率增加）。临床研究表明，在标准的肺静脉隔离基础上增加神经节消融，可增加窦律的维持，该小结与动物研究一致。事实上，使用射频电流或冷冻消融对肺静脉前庭较大面积行环形肺静脉隔离，会导致部分神经节消融（在肺静脉－心房交界处至少横跨 4 个主要心房神经节中的 3 个），这种不经意的自主神经调节形式与节段性隔离相比，有助于提高目前肺静脉隔离条件的成功率，进一步证实自主神经调节在各种心律失常患者中的重要性。

1.2　自主神经系统在室性心律失常中的作用

自主神经系统在室性心律失常中起着重要作用，参与结构性心脏病患者发生心脏性猝死的病理生理过程。既往有前壁心肌梗死病史患者，因室性心律失常导致心脏性猝死的风险特别高。研究表明，心肌梗死中断梗死区的自主神经支配，导致交感神经过敏、神经发芽以及梗死区周围交感神经支配的异质梯度。在心肌梗死愈合的犬模型中，心室壁压力反射敏感性降低与心室颤动的易感性增加有关。此外，在患有缺血性心肌病的流浪犬中，星状神经节的交感神经活动爆发先于室性心律失常，而且通过电刺激左肾交感神经引起的全身和心脏交感神经活动增加，将诱发室性心律失常。

心肌病和心力衰竭患者中，室性心律失常和猝死的风险显著升高，即使没有缺血性心脏病。心力衰竭的特点是交感神经过度活跃，这会增加发生室性心律失常的风险。β-受体阻断剂增加心力衰竭患者的存活率并减少心脏性猝死，上述事实证实，交感神经过度活跃在心力衰竭不良事件的发病机制中起着重要作用，无论基础心脏病的病因如何。

先天性心律失常综合征，包括长 QT 综合征和儿茶酚胺敏感多形性室速，室速的发作通常由交感神经张力升高引起。在儿茶酚胺敏感多形性室速患者中，β-受体阻滞剂是一线治疗因素，而缺乏 β-受体阻滞剂治疗是不良心脏事件（包括心脏性猝死）的独立预测因素，强调了交感神经张力升高在此类患者室速发病中起着关键作用。长 QT 综合征患者心律失常的触发因素因基因型而异，长 QT 综合征 1 型对肾上腺素刺激更敏感，比如运动。β-受体阻滞剂是长 QT 综合征的一线治疗，但长 QT 综合征 1 型对 β-受体阻滞剂治疗的反应更高。

2　房性心律失常的自主神经调节

2.1　迷走神经刺激

迷走神经刺激抑制房颤发作似乎看起来很矛盾，因为这种方法最近几十年用于诱导房颤发作。然而，一项研究表明，高强度水平的迷走神经刺激（窦性心率减慢＞60%）会促进房颤的诱导，轻度至中度水平（窦性心率减慢＜40%）对房颤诱导性没有任何影响。最近的几项研究支持这样一种假设：低水平迷走神经刺激（比心动过缓阈值低 10% 或在 50% 内）具有很强的抗心律失常作用。值得注意的是，在被切断的迷走交感神经干的末端给予低水平迷走神经刺激，并没有明显改变结果，表明低水平迷走神经刺激对房颤诱导的抑制作用涉及心脏的传出神经的传导。低水平迷走神经刺激的作用通过抑制神经节活动来介导，正如对低水平迷走神经刺激介导右前方神经节刺激的抑制作用可减慢心率，以及对右前方神经节或左上方神经节记录的神经活动频率和振幅有明显抑制作用。此外，通过抑制固有心脏自主神经系统的肾上腺素能和胆碱能成分的神经活动，单独对右迷走神经进行低水平迷走神经刺激就能发挥强大的抗心律失常作用。

在流浪犬模型中也能观察到低水平迷走神经刺激的抗心律失常作用。在这个实验模型中，左侧低水平迷走神经刺激抑制左侧星状神经节的神经活动，特别是在早晨，并且在低水平迷走神经刺激停止 1 周后，左侧星状神经节中的酪氨酸羟化酶阳性细胞减少。此外，该研究发现，低水平迷走神经刺激可预防快速心房起搏诱发的阵发性房颤。随后的研究同样发现，慢性低水平迷走神经刺激损伤星状神经节，导致星状神经节神经功能减弱。

迄今为止，低水平迷走神经刺激在人类中的唯一应用是用于治疗术后房颤。在这项研究中，54 例心脏手术的患者随机接受真性或假性的低水平迷走神经刺激（20 Hz，50% 的心动过缓阈值）。低水平迷走神经刺激是通过双极线完成的，双极线被缝合到上腔静脉侧面的迷走神经的神经节前纤维，并在术后平均 61 h 内进行传递。1 个月随访显示，与对照组相比，低水平迷走神经刺激组的术后房颤发生率显著降低。此外，炎症细胞因子明显减少，这与迷走神经刺激抗炎作用相一致。这些结果支持新型的自主神经调节可用于治疗房颤和可能的其他疾病，因为炎症在这些疾病中起着关键作用。

2.2 耳屏刺激

根据观察，迷走神经耳支所在的耳廓的刺激会导致人类脑干诱发电位，在该部位经皮刺激迷走神经可作为无创迷走神经刺激的方法。在快速心房起搏诱导房颤的犬模型中，通过对右前方神经节的神经活动的直接记录，在窦性心率或房室传导延迟阈值以下 80% 的迷走神经刺激（低水平迷走神经刺激）显著减少快速心房起搏诱发的心房有效不应期缩短，从而抑制房颤的诱发，并降低神经节环的振幅和频率。当刺激部位的远端切断双侧迷走神经时，低水平迷走神经刺激逆转快速心房起搏对心房有效不应期和房颤诱导性的影响能力消除，这表明传出的迷走神经是这种效应的重要组成部分。

最近这些阳性结果在人体研究中得以证实。一项纳入 40 例阵发性房颤患者的研究将研究对象随机分为接受 1 h 低水平迷走神经刺激组（20 例）和假刺激对照组（20 例）。通过在耳廓上安装一个金属夹装置完成右耳的低水平迷走神经刺激（20 Hz），减慢窦性心率的电压下降 50%。在全身麻醉的条件下，分别在基线条件下和低水平迷走神经刺激或假刺激 1 h 后，通过快速心房起搏诱发房颤。与基线相比，低水平迷走神经刺激组起搏诱导的房颤持续时间明显缩短，心房有效不应期延长，而对照组没有明显变化。在该研究中，与对照组相比，低水平迷走神经刺激显著降低肿瘤坏死因子-α 的血清水平。尽管该项研究没有明确其抗心律失常作用的机制，但推测其可能与抗肾上腺能和抗炎症作用相关。

最近，研究对门诊患者进行了低水平迷走神经刺激评估。一项研究将 53 例阵发性房颤患者随机分为低水平迷走神经刺激组或假刺激组（刺激器耳夹放置于耳垂，没有迷走神经支配），每天 1 h，持续 6 个月，主要终点是房颤负荷，采用长程心电图监测（14 d 动态心电图）对基线、3 个月和 6 个月评估患者的房颤负荷。对基线值进行调整后，与假刺激组相比，低水平迷走神经刺激组 6 个月后房颤负荷减少 85%，同时肿瘤坏死因子-α 水平降低 23%。这些结果表明一种基本上没有明显风险的自我管理治疗可以对房颤负荷和全身性炎症水平产生明显的影响。从生理学角度看，耳屏刺激优先激活传入而非传出的迷走神经，这可带来治疗上的优势。特别是耳屏刺激可增加人脑中的中枢迷走神经投射，从而减少交感神经的输出。此外，与颈部迷走神经刺激不同，耳屏刺激可以避免同时刺激交感神经，交感神经和迷走神经分布一致，往往被颈部迷走神经刺激无意刺激到。

2.3　肾脏去神经支配

近端肾动脉有丰富的交感神经节及神经网络覆盖，为中枢神经系统和肾脏之间提供传入和传出的传导枢纽。由于肾脏传入神经的活动直接影响肾脏、心脏以及血管的交感神经输出，因此肾脏去神经支配已用于难治性高血压的治疗。尽管一项试验对高血压控制效果的小结令人失望，但几项研究表明，肾脏去神经支配可对房颤产生有益的治疗效果。更重要的是前期的临床数据表明，肾脏去神经支配对房颤的治疗作用可能与血压的变化无关。在起搏诱导的慢性房颤的山羊模型中，肾脏去神经支配减少心房交感神经的冲动和房颤的复杂性，并促使心房有效不应期缩短和减弱房颤的诱导性。肾脏去神经支配对房颤的有益影响可能是多因素的，包括与中枢神经系统的交感神经输入减弱，降低心房电和结构重构相关，其反过来又减少心脏交感神经的输出。

小规模的人体研究显示，在标准的肺静脉隔离基础下加肾脏去神经支配的研究小结支持上述实验数据。值得注意的是，有效的肾脏去神经支配是通过在主动脉旁肾脏神经节部位进行 HFS 评估，如果预期的突发性高血压反应消除，则认为成功。基于上述阳性研究结果，一项大规模、多中心的临床研究纳入 302 例服用至少一种降压药物和合并阵发性房颤的高血压患者，评估标准肺静脉隔离基础下加肾脏去神经支配对房颤复发的影响。随访 12 个月，发现与单纯标准肺静脉隔离相比，加入肾脏去神经支配，在停用抗心律失常药物治疗后，窦律维持率显著提高。两组间的并发症发生率相同，而且肾脏去神经支配组的血压控制得更好。值得注意的是，只有 57% 的患者的肾脏去神经支配 HFS 反应得到证实。因此，目前仍不清楚肾脏去神经支配对房颤复发的有益影响是否与自主神经调节、血压控制或这些机制的组合有关。

2.4 脊髓刺激疗法

脊髓刺激疗法通过置入的电极向脊髓节段提供电刺激。目前，脊髓刺激用于治疗对常规治疗策略无效的严重慢性疼痛或心绞痛患者。值得注意的是，脊髓刺激可调节心脏和心脏自主神经系统之间的传入和传出连接，从而改变心脏电生理学。在慢性快速心房起搏诱导房颤的犬模型中，脊髓刺激延长心房有效不应期，减少房颤负荷和诱发。脊髓刺激发挥抗心律失常作用的潜在机制与抑制心房神经节和星状神经节的神经活动相关。此外，脊髓刺激降低 c-fos 和神经生长因子的表达，并增加星状神经节神经元中的小传导钙激活钾通道-2 型的表达。然而，鉴于该项治疗为侵入性治疗以及其在人类研究中的临床益处尚不确定，脊髓刺激作为一种治疗房颤的疗法不可能被广泛采用。

2.5 压力感受器激活疗法

颈动脉窦的压力感受器被血压升高激活，引起脑干的神经传导增强，最终导致中枢交感神经活动显著减弱。过去 50 年，人们设计出针对压力感受器激活疗法的各种医疗器械，通过调节自主神经系统来治疗难治性高血压。研究表明，压力感受器激活疗法可以通过降低交感神经兴奋和增加迷走神经激活来调整 ANS 稳态。重要的是最近的一项犬类研究显示，低水平压力感受器激活疗法，在血压阈值降低 80% 时，可以影响心房电生理，从而增加房颤诱发和心房有效不应期，同时，低水平压力感受器激活疗法可降低神经节功能以抑制房颤发作。此外，据报道，低水平压力感受器激活疗法可减轻犬类快速心房起搏引起的心房重构。总之，这些数据支持这样的观点，低水平压力感受器激活疗法即使对血压或心率没有任何影响，也能表现出显著的抗心律失常作用，需要进一步研究评估这种治疗效果以及将其作为一种新的房颤治疗策略。尽管如此，这种无创方法应用于房颤临床治疗受限，除非开发出另一种无创的方法。

3 室性心律失常的自主调节

3.1 迷走神经刺激

在心室，副交感神经支配占主导地位表现为心脏保护作用，而心肌梗死后迷走神经活动降低与室性心律失常风险增加有关。值得注意的是，动物实验中迷走神经刺激和胆碱能激动剂可延长心室有效不应期。此外，迷走神经刺激有利于降低室颤的易感性，表现为动作电位持续时间恢复的最大斜率下降、电交替衰减、迷走神经刺激存在时心室有效不应期和室颤阈值的增加。

多项动物研究证实了迷走神经刺激在预防不良心脏重构方面的有益作用。重要的是迷走神经刺激的有益作用也扩展到了预防室性心律失常。在急性心肌梗死的大鼠模型中，迷走神经刺激通过防止磷酸化的连接蛋白 43 的丢失来发挥抗心律失常的作用。迷走神经刺激的有利作用在快速起搏诱发心力衰竭的犬模型中得到证实，慢性迷走神经刺激改善心脏自主神经控制和延缓心力衰竭的进展，表现出显著抗炎症作用。同样，研究显示，在心肌梗死愈合期，迷走神经刺激能有效地预防室性心律失常导致的心脏性猝死。有趣的是，心率的降低可能不是决定迷走神经刺激有益作用的重要因素。这些数据构成了评估设计迷走神经刺激对人体影响的临床试验的基础。

尽管首次在人体中进行的开放标签、非随机试验表明，迷走神经刺激能显著地改善患者的心功能分级、生活质量、6 min 步行试验和左心室收缩末期容积，并且没有任何严重副作用，但此后进行的 3 项迷走神经刺激治疗心力衰竭的随机试验只显示出中性效果或仅有轻微效果。尽管降低心力衰竭患者中交感迷走神经失衡的理由很明确，但这些试验的结果相当令人失望，且突出了一个概念，即优化患者选择和刺激参数对于取得有利的治疗效果至关重要。一项重要的大型临床试验将评估有症状的心力衰竭患者的心血管死亡率和心力衰竭住院率（NCT03425422）。

3.2　耳屏刺激

迷走神经刺激治疗心力衰竭的所有主要试验都需要通过手术将电极放置在颈部的迷走神经附近，这会增加发生严重并发症的风险。此外，还有潜在的长期副作用，包括感染和电极故障，以及需要更换电池。同时直接刺激迷走神经可能会引起潜在的副作用，包括耳鸣、发音困难、咳嗽和恶心。因此，使用无创刺激迷走神经耳支的耳屏刺激是颈部迷走神经刺激的一个有吸引力的替代方式。

最近的动物研究提示，耳屏刺激可以缓解不良的心脏重构和心律失常。在慢性心肌梗死的犬模型中，慢性间歇性低水平迷走神经刺激可减弱左心室结构重构、纤维化和炎症。类似的研究模型中，慢性间歇性低水平迷走神经刺激（每天 2 h，持续 2 个月，低于心动过缓阈值的 80%）抑制左侧星状神经活动，从而减少心脏交感神经冲动，降低神经生长因子的蛋白水平，上调小传导钙激活钾通道-2 型，并通过恢复曲线的斜率衰减来抑制室性心律失常。对接受冠状动脉介入治疗的 ST 段抬高型心肌梗死患者进行的一项概念验证研究显示，低水平迷走神经刺激持续 2 h，可显著减少室性心律失常、心肌损伤的生物标志物和炎症，并保留了心功能，这种无创的自主神经调节治疗可能成为治疗 ST 段抬高型心肌梗死的一种辅助的非药物疗法。

3.3　肾脏去神经支配

早期临床前研究中，肾脏去神经支配是通过沿肾动脉应用低能量射频来实现的，结果显示心输出量得以改善，血管紧张素受体密度降低。一项纳入 39 例有轻度至中度症状、射血分数<40% 和肾功能损害的患者的单臂可行性研究显示，肾

脏去神经支配治疗后 12 个月，N 端 B 型利钠肽显著降低，并且患者心肾功能没有明显恶化。此外，患有心肌病和室性心动过速的患者的标准干预措施治疗效果欠佳时，肾脏去神经支配作为导管消融的辅助治疗是有效的。值得注意的是，对经过导管消融和心脏交感神经去支配治疗后室速复发的心肌病患者，肾脏去神经支配可减少置入式心脏除颤器的治疗。

3.4 脊髓刺激疗法

多项临床前研究表明，脊髓刺激可减少缺血性心肌病犬模型中室性心律失常发作和恢复左心室射血分数。脊髓刺激的抗心律失常作用归因于交感神经张力的降低和（或）迷走神经张力的增强。同时上述作用也在最近两个室性心律失常高负荷的病例系列中得以证实。然而，最近两项旨在研究心力衰竭患者的脊髓刺激的临床研究却产生相互矛盾的结果。两项研究之间刺激时间、刺激强度、电极形状和位置的差异可能会导致不同结果。因此，在进行大型人体研究之前，首先需要系统地确定动物研究的最佳刺激方案。

3.5 压力感受器激活疗法

在心力衰竭犬模型中，压力感受器激活疗法有利于心脏重构，包括改善间质纤维化、心肌细胞肥大、左心室舒张末期压力和存活率。此外，压力感受器激活疗法可延长心室的有效不应期，并降低犬类的最大动作电位持续时间恢复斜率。低水平压力感受器激活疗法，低于血压降低的电压阈值的 80%，抑制犬左前降支急性闭塞后的室性早搏、室性心动过速和室颤发作，表明低水平压力感受器激活疗法可能通过调节 ANS 来预防室性心律失常发作。一项小型、单中心、开放标签的临床研究表明，在心力衰竭患者中，颈动脉压力感受器激活疗法安全，并能改善患者的生活质量和运动能力。此外，一项小型的压力感受器激活疗法临床试验显示，心衰替代标志物指标有改善，包括 6 min 步行评估、生活质量评分、心功能等级和 6 个月后的 N 端 B 型利钠肽水平。

目前正在进行一项纳入 960 例患者的大型随机临床试验，将评估压力感受器激活疗法对心衰发病率和心血管死亡率的影响（NCT02627196）。学界通过与美国食品和药物管理局在快速通道下的独特合作，旨在加速批准针对危及生命的疾病的未满足需求的新疗法，该试验设计可能提供批准压力感受器激活疗法的机会，最初用于缓解症状并随后改善临床结果。

3.6　左侧交感神经切除术

左侧交感神经切除术用于治疗 β-受体阻滞剂对其无效的先天性长 QT 综合征患者。更大规模的研究表明，与未行左侧交感神经切除术治疗的患者相比，高危长 QT 综合征患者接受左侧交感神经切除术治疗后，心脏性骤停和晕厥的发生率显著降低，但在长期随访中发现并没有完全消除心脏性猝死的风险。目前，对于接受 β-受体阻滞剂或置入式心脏除颤器治疗后无效的长 QT 综合征患者，建议行左侧交感神经切除术作为辅助治疗。左侧交感神经切除术可有效地治疗儿茶酚胺敏感多形性室速患者。重要的是，外科技术的最新进展已经允许在长 QT 综合征或儿茶酚胺敏感多形性室速患者中使用胸腔镜手术安全有效地进行左侧交感神经切除术。

最近，一项研究对结构性心脏病和难治性室性心律失常患者进行了心脏交感神经去神经支配。在该患者群体中，心脏交感神经去神经支配减少难治性室性心律失常患者的持续性室速和室颤的电击次数，1 a 内无电击事件发生率为 58%。值得注意的是，对预防室性心律失常复发或置入式心脏除颤器电击，双侧心脏交感神经去神经支配比左侧交感神经切除术更有效。双侧心脏交感神经去神经支配主要应用于难以消融的室性心律失常患者和出现难治性室性心动过速的心脏结节病患者。

最近对所有现有的研究进行的汇总分析表明，双侧心脏交感神经去神经支配可使结构性心脏病患者无事件发生率下降 58% ～ 100%，并且只有短暂的副作用。对第 7 颈椎至第 2 胸椎水平进行硬膜外麻醉，暂时阻断心脏的交感神经输出，可对该患者群体可产生类似获益。虽然目前缺乏随机临床试验来评估心脏交感神经去神经支配对此类人群的影响，但这些有希望的结果扩大了此类人群高危患者可选有用治疗手段的范围。这些结果提示，交感神经系统在心力衰竭患者中诱发室性心律失常导致心脏性猝死方面起着重要作用。

4 评估自主神经张力的方法

4.1 心率变异度

连续心跳之间的时间间隔从来不是恒定的，固有的心率变异度呈随机变化状态。许多生理过程，如昼夜节律的影响、温度调节、心脏交感神经和副交感神经活动的变化，会直接或间接地调节心率变异度。自主神经系统的交感神经部分通过释放儿茶酚胺（肾上腺素和去甲肾上腺素）来增加心率，而副交感神经部分通过释放神经激素乙酰胆碱来降低心率。这些神经激素水平的任何小的波动都会在一定程度上引起连续心跳间歇的变化。心率变异度反映了交感神经和副交感神经介质之间的平衡，可以根据 RR 间期随时间的变化进行计算。

在临床上，心率变异度高与健康的心脏组织有关，而心率变异度低与致命性心律失常和猝死风险增加有关。因此，评估心率变异度已成为评估心脏自主神经调节情况的重要方法。学界已经使用几种技术来评估心率变异度，但从广义上讲，心率变异度测量可分为 3 类：①时域测量；②频域测量；③非线性测量。应该注意，心率变异度的变化反映了自主神经系统对窦房结的影响，这可能与临床结果不相关，如心力衰竭患者的室性心律失常。此外，在解释心率变异度数据时，需考虑心率变异度对心率、呼吸的依赖性，以及它与运动、饮食和用药的相互作用。

4.2 时域测量

评估心率变异度的最直接和最被广泛接受的技术是基于对 RR 间期的时间序列的参数计算。RR 间期的标准差是对长期心率变异度的测量，通常根据 24 h 动态心电图的记录计算，而 RR 间期连续差异的平方根是短期心率变异度的常见指标。此外，连续的 RR 间期相差超过 50 ms 的百分比也被用来衡量短期心率变异度。值得注意的是，心率变异度的测量，包括 RR 间期的标准差、RR 间期连续差异的平方根和连续 RR 间期差异超过 50 ms 的百分比，会随着年龄的增长而减少，而自主神经功能的保持与健康长寿有关。

4.3 频域测量

心率变异度的时域测量由于使用快速傅立叶变换的频域分析补充和小波分析，可以量化心率变异度的频谱和时频内容。低频段（0.04 ~ 0.15 Hz）与交感和副交感神经的调节有关，而高频段（0.15 ~ 0.40 Hz）几乎完全受副交感神经支配。从那时起，学界即认为低频和高频功率的比率是衡量自主神经平衡的标准。在临床上，频域测量已被用于评估各种疾病的交感迷走神经平衡，包括睡眠呼吸暂停综合征、心力衰竭和高血压。尽管如此，低频与高频比率的准确性最近受到了挑战。

4.4 非线性测量

鉴于交感和副交感神经系统之间复杂的非线性关系，过去十年已经开发了许多心率变异度的非线性测量方法来评估自主神经功能。这些测量方法量化心率变异度信息程度、心率变异度无序性或复杂性，非线性测量如熵、去趋势波动分析和庞加莱图。SD1 和 SD2 分别是短期和长期变异性的测量，由基于 RR 间期的庞加莱图计算得出。

SD1 测量瞬时心跳间变异性，主要表示副交感神经对心脏的影响，而 SD2 则反映副交感神经和交感神经的联合输入。因此，SD1 / SD2 比率表示自主神经张力变化以及 RR 间期的短期和长期变异性的相互作用。研究已经证明，间歇性迷走神经刺激可以导致 SD1 / SD2 比率的增加，表明迷走神经刺激可以通过改善副交感神经张力来帮助心衰患者恢复自主神经平衡。此外，心率变异度的庞加莱图分析可用于扩张型心肌病患者的风险分层。心力衰竭患者的近似熵显示增加，与健康的对照组相比，前者心率更加不稳定且自主神经控制功能丧失，而其他复杂的测量方法，如去趋势波动分析和样本熵，可以成功地检测自主神经活动的变化，并评估心率变异度对健康人群和脊髓损伤患者的神经影响。

4.5 压力反射敏感度

压力反射敏感度是对副交感神经活动的测量，传统上通过测量改变血压的药物（如苯肾上腺素）的心率反应来计算。值得注意的是，压力反射敏感度可以在床边评估为心率／血压自发变化之间的斜率，通过这种方法得出的结果与根据药物诱导的血压变化得出的压力反射敏感度相当。压力反射敏感度可以预测心肌梗死患者的心血管事件，然而，使用它评估接受最佳药物治疗的心衰患者的预后价值目前仍受到质疑。

4.6 成像方式

心脏交感神经支配的直接成像可以通过放射性标记的拟交感神经胺来完成，如123-碘-甲基碘苄胍和11-碳-甲基羟麻黄碱，它们被交感神经末梢主动吸收。

对于没有冠状动脉疾病的室性心动过速患者，可以通过对123-碘-甲基碘苄胍的摄取量减少来评估心脏交感神经去神经支配，并预测心衰患者中需要置入式心脏除颤器治疗的室性心律失常。此外，最近123-碘-甲基碘苄胍成像可以准确地识别心房神经节，并通过HFS验证。未来的研究应该评估这些技术的自主神经调节疗法的能力。应该注意，评估心脏自主神经功能时，成像方式的一个主要限制是目前尚无副交感神经示踪剂。

4.7 交感神经活动测量

直接的肌肉交感神经活动可以通过经皮在外周神经上插入的神经内微电极（显微神经图）来记录，通常记录腓神经。与健康个体相比，肌肉交感神经活动在神经系统疾病、帕金森病和多发性系统萎缩症以及心血管疾病（如高血压和心力衰竭）中发生改变。重要的是，心力衰竭患者的肌肉交感神经活动增加可预测死亡率，而在同一患者群体，心脏再同步化治疗后肌肉交感神经活动的增加可区分反应者和非反应者。尽管显微神经成像是一种强大且可重复的技术，但由于其临床操作耗时，肌肉交感神经活动不能作为人类自主神经功能的常规评估方法。

一种新的无创技术是从心电图记录中量化皮肤交感神经活动，其原始信号经过低通滤波显示心电图（150 Hz），以及经过高通滤波（500 Hz）显示神经活动。接受冷水加压试验和Valsalva动作的受试者的皮肤交感神经活动增加，上述动作会增加交感神经的兴奋。重要的是皮肤交感神经活动与犬类动物的星状神经节活动有很好的相关性。人类阵发性房速、房颤发作和终止之前往往存在皮肤交感神经活动增加，故使用上述技术可深入探寻这些与房性心动过速相关的自主神经变化。此外，皮肤交感神经活动的持续增加与人类房颤、自发性室速和室颤发作的时间聚集有关。

4.8 电交替

人类和晚期心力衰竭动物模型显示，交感神经活动升高期间，心室复极化电交替的程度急剧上升。另一方面，β-受体阻滞剂可减少心室复极化电交替的幅度，表明心室复极化电交替至少可以部分地受到交感神经活动的调节。β-受体阻滞剂对心室复极化电交替可能造成的影响至少由两个因素介导：减弱对运动的变时反应，这可能会阻止一些患者达到特定的阈值心率而触发心室复极化电交替，以及直接降低心室复极化电交替幅度。基础研究显示，迷走神经刺激会导致心室复极化电交替的降低和轻微延长室颤发作时的周长。

基于 P 波交替可能反映房颤易感性的基质，与假低水平迷走神经刺激组相比，评估自主神经调节（低水平迷走神经刺激，1 h / d）对阵发性房颤患者 6 个月内的房颤负担和 P 波交替的影响。每次随访时（基线、3 个月和 6 个月）进行 5 min 的心电图记录来分析 P 波交替。基线心电图完成后，使用前述软件（已常规用于 P 波交替的评估）对所有患者在活动性低水平迷走神经刺激期间进行额外的 5 min 心电图检查。

5 局限性、挑战和未来的发展方向

自主神经调节的最大难点在于尚未系统阐明最佳刺激剂量和刺激参数。尽管有良好的临床前数据和纠正这些疾病的交感迷走神经失衡的明确理由，但最近的两项心力衰竭的迷走神经刺激试验的结果令人失望。因此，未来的研究必须专注于确定最佳的刺激参数，包括频率和刺激强度，以最大限度地提高自主神经调节疗法的效果。

使用生物标志物来优化患者选择，其作为一种最大程度地提高自主神经调节技术的效果，是非常有吸引力的。这类似于使用基于心房生理学的基质驱动病灶，而非经验性消融病变，以达到改善房颤消融手术的结果。目前还缺乏能够预测自主神经调节治疗反应的生物标志物。研究已经证明，肌肉交感神经活动、心率变异度、肿瘤坏死因子-α和整体纵向应变会随着人类耳屏刺激发生急剧变化。然而，仍有待确定这些生物标志物对慢性治疗反应的预测价值。研究最近证明，从心脏胶质细胞释放的神经营养蛋白S100B与接受房颤治疗的患者的急性心脏自主神经系统损伤相关。重要的是该患者群体中较高的S100B水平预示着随访期间窦律的维持。这种生物标志物作为自主神经调节疗法的预测因子的作用值得进一步研究。

6　小结

许多的临床前数据和早期人体研究证据强烈支持使用自主神经调节疗法来治疗心律失常，但大型随机试验未能显示出其对心力衰竭患者的获益，因此需要优化刺激参数和根据适当的生物标志物严格选择患者，以最大程度地提高这种新型治疗方式的有效性。

第 31 章

从他汀到 PCSK9 抑制剂

携带载脂蛋白 B 的脂蛋白颗粒，特别是低密度脂蛋白（low-density lipoprotein，LDL），通过进入内皮下间隙引发局部炎症反应，从而引发动脉粥样硬化。学界 30 年前就已发现并认识到了 LDL 颗粒在这一过程中的核心作用，证据大部分来自随机对照研究。这些结果表明，通过使用他汀类药物、依折麦布或前蛋白转化酶枯草溶菌素/Kexin 9 型（proprotein convertase subtilisin/kexin type 9，PCSK9）抑制剂降低 LDL-C 和载脂蛋白 B，可降低主要动脉粥样硬化事件的发生风险，这与 Mendel 随机化研究的结果一致。目前仍不明确 LDL-C 的低限，没有明确证据证明，降低 LDL-C 带来的危险性，PCSK9 抑制剂联合最大剂量的他汀治疗可以安全地将 LDL-C 降至 30 mg/dl。这种 LDL-C 水平相当于人类新生儿和许多成年哺乳动物的 LDL-C 浓度，远低于西方成人的平均水平。

尽管其他脂质和脂蛋白，特别是甘油三酯、高密度脂蛋白（high-density lipoprotein，HDL）、胆固醇、脂蛋白（a）也是动脉粥样硬化疾病的危险因素，但目前还没有明确的证据表明药物干预升高 HDL-C 水平、降低脂蛋白（a）或甘油三酯水平可产生确切的临床获益。

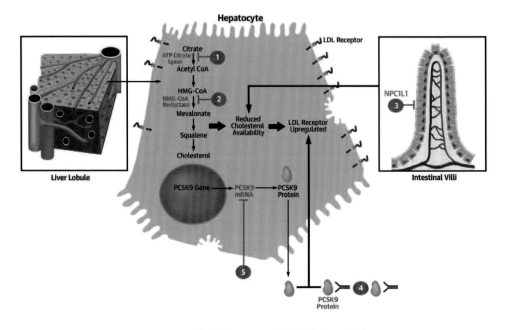

图 31-1　他汀和 PCSK9 抑制剂的作用机制

1　当前的治疗药物

1.1　他汀类药物

　　他汀类药物是降低 LDL-C 药物治疗的基础。他汀类药物是 3-羟基-3 甲基戊二酰辅酶 A 的抑制剂，该酶为胆固醇生物合成途径中的限速酶，抑制该酶的活性可诱导肝脏表面 LDL 受体上调，降低胆固醇的合成。目前已有 6 种他汀类药物上市，其中洛伐他汀于 1987 年首次上市，另有辛伐他汀、普伐他汀、氟伐他汀、阿托伐他汀、瑞舒伐他汀和匹伐他汀。除了匹伐他汀，其他他汀类药物都是在世界范围内广泛使用的非专利平价药品。

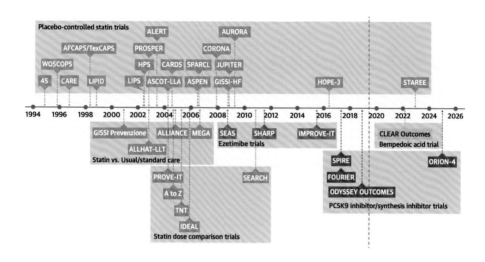

图 31-2　降脂治疗临床研究历程

1.2　具有里程碑意义的心血管预后研究

在他汀类药物问世之初，学界对 LDL-C 作为治疗靶点的有效性和他汀类药物的安全性都存在相当大的质疑，特别是降低 LDL-C 可能会增加癌症或非血管死亡的风险。三项随机对照研究解决了这些疑问，其中两项研究证实辛伐他汀治疗可降低已存在动脉粥样硬化血管疾病患者的心血管事件发病率和死亡率，一项研究证实，在 LDL-C 水平升高的高危一级预防人群中，普伐他汀可减少非致命性动脉粥样硬化事件的发生。

上述三项研究随机纳入了约 30 000 名受试者并进行 5 年随访，获得了大量有关他汀安全性以及其可显著降低心血管事件风险的证据。在这些具有里程碑意义的研究之后，学界又进行了大量的大型随机对照研究。研究人群多种多样，包括患糖尿病、终末期肾病、心力衰竭和有卒中史的中老年人。学界对这些涉及 17 万例患者的研究结果进行了一系列荟萃分析。

基于受试者个体数据的分析结果表明，他汀类药物治疗可按比例降低主要动脉粥样硬化事件的风险，LDL-C 绝对值每降低 38.7 mg/dl（1 mmol/l），风险降低约五分之一，且与 LDL-C 的基线水平无关，即使 LDL-C 已经<77 mg/dl（2 mmol/l）。获益主要与个体心血管事件的绝对风险降低和 LDL-C 水平降低有关。因此，通过强化他汀类药物方案进一步降低 LDL-C，心血管事件风险也进一步降

低。此外，分析证实，他汀类药物对于许多患者都有效，包括糖尿病患者、不同心血管事件风险水平的患者、轻到中度慢性肾病患者以及 75 岁以上的患者。

动脉粥样硬化性疾病早已存在，但利用随机对照研究评估降 LDL-C 治疗只进行了几年。这意味着尽早开始治疗及长期治疗可能会进一步降低风险。然而，出于成本原因，随机对照研究中药物干预的最长时间约为 6 年。尽管如此，随机对照研究的结果显示，制定 LDL-C 降低标准可使患者在长时间的治疗中获益更多。Mendel 随机研究进一步支持这一假说，该研究表明由基因型驱动的终身 LDL-C 降低至 38.7 mg/dl，可使主要动脉粥样硬化事件的风险降低一半以上。

1.2.1　他汀类药物的安全性

所有结论都表明，他汀类药物的益处远远大于其所带来的风险。但是社交媒体仍然在传播错误信息，一个由 20 多家心血管杂志的主编组成的团体呼吁媒体停止传播误导性信息。

他汀类药物偶尔会导致严重的肌肉损伤，甚至肌病（定义为不明原因的肌肉疼痛或无力，伴有肌酸激酶水平超过正常上限 10 倍以上），但发生率＜0.1%。患者出现横纹肌溶解时，会加速急性肾损伤，这时必须立即停药，病情缓解后通常可以恢复用药。一些他汀类药物，特别是辛伐他汀和洛伐他汀，更容易发生药物相互作用，增加肌病风险。他汀类药物可使转氨酶轻度升高，但由他汀类药物引起的重症肝炎非常罕见（发生率 0.001%）。更常见的副作用是新发糖尿病，约 0.2% 的患者新发糖尿病。尽管证据不足，但他汀类药物可能使有脑血管病史的患者的出血性脑卒中风险增加。目前还没有明确证据表明他汀类药物会引起肿瘤、认知障碍、睡眠障碍、周围神经病变、白内障、勃起功能障碍、肺间质疾病和肌腱炎的风险增加。妊娠或正在备孕的妇女禁忌使用他汀类药物源于理论上的担忧，即给大鼠高剂量使用洛伐他汀（而不是其他他汀）后，发现其后代胚胎出现骨骼畸形。后来证明这是药物对母体的毒性所致，而不是对胚胎的直接效应。来自意外妊娠的有限数据并没有显示他汀类药物的危害，但仍不能排除这种可能性。没有证据表明他汀类药物用于治疗儿童和青少年的家族性高胆固醇血症有特别的风险。

1.2.2　他汀类药物耐受性

双盲随机对照试验显示，应用活性药物和安慰剂因不良事件而停止治疗的患者百分比的差异是衡量总体药物耐受性的重要指标。8 项具有严重合并症的心血管疾病患者的预后研究中没有发现他汀类药物的相关差异：他汀类药物组和安慰剂组患者因不良事件退出的比例分别为 8.0% 和 8.1%。

随机对照试验显示他汀类药物具有良好的安全性和耐受性，但患者仍可能会出现耐药性，这是临床上长期使用他汀类药物治疗的常见问题，对临床医生来说仍是一个挑战。患者和一些临床医生普遍认为他汀类药物的耐受性不好，最常见的原因是患者出现肌酸激酶没有显著增加的肌肉症状。然而，他汀类药物大型双盲随机对照研究的数据显示，他汀类药物治疗最多可导致 1% 的患者出现肌肉症状。某些特殊的临床情况可能会导致药物不良反应发生率升高，这种情况被称为"无安慰剂效应"。最近出版的指南提供了如何鼓励患者坚持他使用汀类药物治疗的策略。

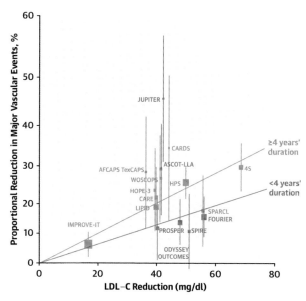

图 31-3　降脂治疗时间与临床获益

1.2.3　依折麦布

依折麦布及其活性葡糖苷定位于小肠绒毛的刷状边缘，可抑制固醇转运体 Niemann-Pick C1-like 1（NPC1L1），而该转运体介导肠道对胆固醇的吸收。NPC1L1 抑制剂可抑制胆固醇的吸收，减少乳糜微粒胆固醇向肝脏的输送，降低肝脏胆固醇的储存，同时可增加 LDL 受体的表达（同他汀类药物和 PCSK9 抑制剂），从而增加了肝脏对 LDL 的摄取，降低血浆 LDL-C 水平。

依折麦布建议剂量为每日 10 mg，单药组患者 LDL-C 水平平均降低 19%（不含安慰剂），联合他汀治疗组 LDL-C 平均降低 23%。一些大型的长期心血管预后研究以及早期的研究证明，其安全性和耐受性与安慰剂无明显差异。具体来说，肌肉损伤（肌病，严重者可出现横纹肌溶解）可能与依折麦布的副作用无关。因为其上市后在监测期间报告的大多数病例中，患者同时接受了他汀类药物治疗。与他汀类药物一样，使用依折麦布的患者转氨酶升高至正常上限的约为 1%，但临床上明显的肝毒性极为罕见。

1.2.4 心血管预后研究

3 项心血管预后研究应用依折麦布进行治疗，其中 2 项是依折麦布 / 辛伐他汀与安慰剂对比的研究。第 3 项是在 18 144 例使用辛伐他汀的急性冠状动脉综合征患者中进行依折麦布与安慰剂的对比研究，随访中位时间为 6 年。研究中发现降低 LDL-C 对主动脉狭窄患者的主要终点、合并主动脉瓣事件和缺血事件没有影响。然而，与安慰剂对比，辛伐他汀 / 依折麦布使缺血性心血管事件发生率降低了 22%。研究在 9270 例慢性肾病患者中比较辛伐他汀 / 依折麦布和安慰剂治疗的差异，其中约三分之一的患者正在透析，主要终点、主要动脉粥样硬化事件发生率降低了 17%。与前两项研究不同，第三项研究给予正在应用辛伐他汀治疗的患者依折麦布或安慰剂治疗，专门评估依折麦布的效果。与安慰剂相比，依折麦布组发生主要动脉粥样硬化事件的风险降低了 6%。两组之间 LDL 胆固醇的差异为 16 mg/dl。

一项研究中，辛伐他汀 / 依折麦布组肿瘤的发生率高于安慰剂组。虽然没有证据表明他汀类药物会增加患肿瘤的风险，但这项研究引起了人们对依折麦布可能增加患肿瘤风险的担忧。而其他两项研究则没有任何此类结果，降低了人们对这一副作用的担忧。一项研究中，因不良事件而停止治疗的患者与其他患者没有显著差异，10.6% 的患者服用依折麦布，10.1% 的患者服用安慰剂，证实了该药具有良好耐受性。

如果需要进一步降低 LDL-C 水平，建议在他汀类药物治疗的基础上将依折麦布作为首选药物联合使用，例如，在儿童和成人家族性高胆固醇血症的治疗中，通常需要将 LDL-C 进一步降低到指南建议的水平。对于拒绝或停用他汀类药物治疗的患者，也可采用依折麦布单药进行治疗。

1.2.5 PCSK9 抑制剂

PCSK9 是肝脏产生的一种循环酶，在肝细胞 LDL 受体的表达中起关键作用，属于蛋白酶的蛋白转化酶家族。2003 年报道了家族性高胆固醇血症患者在 PCSK9 中具有功能获得突变，这是导致该人群早发心血管疾病和 LDL-C 显著升高的原因。另一项研究的对象为 PCSK9 功能缺失突变者、低 PCSK9 活性者、低 LDL-C 水平者，与对照组相比，其冠状动脉事件发生率显著降低。这些研究和后续的多项研究为制定各种降低 PCSK9 水平的策略，包括 PCSK9 单克隆抗体奠定了基础。依洛尤单抗和阿利西尤单抗是完全人源化的抗体，每 2 周或 4 周皮下注射一次。博科昔单抗是部分人源化的，相当大比例的受试者对该药物产生了中和抗体，逐步减少 LDL-C 的降低，最终导致博科昔单抗研发终止，相关试验提前停止。大型 3 期临床试验显示，在标准的他汀治疗的基础上联合依洛尤单抗和阿利西尤单抗或采用 PCSK9 抑制剂单药治疗，LDL-C 水平平均降低约 60%，并且安全性良好。依洛尤单抗和阿利西尤单抗均于 2015 年获批进入临床。

1.2.6 心血管预后研究

PCSK9 抑制剂的心血管预后随机对照研究都纳入了患有心血管疾病或风险较高的患者，虽然随访时间相对较短（<3 年），但提供了强有力的数据证明抑制 PCSK9 可以减少心血管事件发生风险。两项研究的主要终点分别在 2.2 年和 2.8 年降低了 15%。他汀类药物的心血管获益在第 1 年有限，但在随后的几年逐渐加大，第 1 年和第 2 年的心血管获益几乎与他汀类药物的心血管获益相同。

亚组分析证实 PCSK9 抑制剂对认知没有影响，但需要强调的是，相关试验的持续时间相对较短。单克隆抗体的生产非常昂贵，尽管其上市价格已经从 2015 年的 14 000 美元降了下来，但 PCSK9 抑制剂的使用仍然受到成本效益比的限制。

1.2.7 其他药物

胆汁酸螯合物通常称为树脂，由于需要的剂量较高，且常引起胃肠道不适症状，常在血脂专科以外应用。洛美他派是一种口服的微粒体甘油三酯转运蛋白抑制剂，可使肝脏减少生产极低密度脂蛋白，从而降低循环中的极低密度脂蛋白和 LDL。米泊美生是一种反义寡核苷酸，通过皮下注射，与载脂蛋白 B100 信使 RNA 杂交，从而减少极低密度脂蛋白的合成和分泌，减少循环中的极低密度脂蛋白和 LDL。洛美他派和米泊美生仅在专家监督下用于纯合子家族性高胆固醇血症的治疗。

1.2.8 临床研究

苯丙烯二酸是一种口服的人工合成的三磷酸腺苷-柠檬酸裂解酶抑制剂，这种酶比胆固醇生物合成途径中的 3-羟基-3 甲基戊二酰辅酶 A 还原酶作用更早。苯丙烯二酸目前处于晚期临床开发阶段，正在进行心血管预后研究。单药治疗（180 mg，每日一次）时，12 周 LDL-C 水平平均降低 22%（不包括安慰剂）。

迄今为止规模最大的一项试验纳入了 2230 例接受他汀类药物治疗的患者，其中 1488 例每日服用苯丙烯二酸 180 mg，742 例服用安慰剂。在 12 周时，苯丙烯二酸使 LDL-C 水平平均降低 18%。研究表明，苯丙烯二酸可能至少有一种重要的副作用。18 例苯丙烯二酸组患者（1.2%）和 2 例安慰剂组患者（0.3%）发生痛风。与安慰剂组相比，使用苯丙烯二酸组患者血浆尿酸水平有显著升高，其机制可能与苯丙烯二酸的葡萄糖醛酸代谢物抑制了肾脏对尿酸的转运有关。此外，195 例（13.1%）服用苯丙烯二酸的患者和 75 例（10.1%）服用安慰剂的患者出现肌肉症状。苯丙烯二酸组新发或恶化糖尿病发生率低于安慰剂组。肌肉症状和糖尿病的这些差异可能是偶发的。由于不良事件而停止治疗的患者百分比有显著差异，苯丙烯二酸组为 10.9%，安慰剂组为 7.1%。没有任何特定不良事件。在另一项研究中同样观察到类似但不显著的差异，分别为 18.4% 和 11.7%。

一项正在进行的研究将纳入约 1.3 万例患者，随访 4 年，评估苯丙烯二酸对他汀不耐受患者的心血管事件的影响。该研究还可能阐明其他研究中观察到的苯丙烯二酸不耐受，以及前面提到的可能的肌肉不良反应和可能的糖尿病保护作用。苯丙烯二酸在 2020 年初获得了美国和欧洲的批准用于降低 LDL-C 水平。

1.2.9 PCSK9 合成抑制剂

从血液中清除 PCSK9 的另一种治疗方法是减少肝细胞产生 PCSK9。双链短干扰 RNA（因利司然）通过降解相关信使 RNA 来抑制 PCSK9 的合成，从而阻止其转化为 PCSK9 蛋白。因利司然的优势包括其对 PCSK9 水平和 LDL-C 水平的长期影响，维持期每 6 个月皮下注射一次，并且其在室温下可稳定保存（单克隆抗体需要冷藏）。

目前学界正在评估因利司然。一项安慰剂对照研究纳入 501 例心血管疾病高风险和 LDL-C 升高的患者，在 6 个月的时间里，评估一次注射（0 个月）或两次注射（0 个月和 3 个月）因利司然的效果。6 个月时，与安慰剂相比，一次注射 300 mg 可以降低 LDL-C 水平 40.5%，两次注射可以降低 54.4%。

研究将公布 3 项 3 期安慰剂对照试验（每个试验随访 18 个月）应用因利司然（300 mg）的安全性和其对血脂的影响。

2 未来展望

他汀类药物治疗成本低并且安全，可减少动脉粥样硬化性心血管事件。获益与 LDL-C 绝对值的降低和患者发生心血管事件的风险直接相关。其与依折麦布联合可进一步适度降低 LDL-C 和心血管事件风险，而与 PCSK9 抑制剂联合可在更大程度上降低 LDL-C，并可适度降低心血管事件风险。在正在进行的试验中，如果苯丙烯二酸和因利司然的心血管益处是安全的且耐受性良好的，将进一步增加医疗手段。其他处于早期开发阶段的制剂也以 PCSK9 为靶点，包括 PCSK9 基因编辑和类疫苗方法。目前正在研究其他脂质靶向治疗药物，但可能不会显著降低 LDL-C。例如，以脂蛋白脂肪酶活性调节剂（如载脂蛋白 C3 的反义寡核苷酸和 siRNA 抑制剂）为靶点的降甘油三酯药物，以及针对 ANGPTL3 的反义寡核苷酸、单克隆抗体和 siRNA。遗传研究表明，如果能实现载脂蛋白 B 水平的充分降低，也可使患者获益。对于大多数患者，现有药物联合应用已可使 LDL-C 水平显著降低，新的降 LDL-C 药物需要证明其具有更高的成本效益比和心血管预后获益，才能在临床治疗中发挥更重要的作用。价廉物美将成为动脉粥样硬化疾病新药开发的最终目标。

第 32 章

静脉血栓栓塞的抗栓治疗

　　静脉血栓栓塞常由下肢静脉血栓引起。正常静脉出现生理机能异常，如血管损伤、静脉血流淤滞或高凝状态，会增加发生静脉血栓栓塞的风险。血栓形成时，它可以保持原位不动或脱落栓塞到肺部。因此，静脉血栓栓塞包括深静脉血栓形成和肺栓塞。

　　静脉血栓栓塞是一种常见的疾病，美国每年有近百万人患病。该病死亡率差异很大，但高危患者在 1 个月内的死亡率可高达 10% ～ 30%。25% ～ 50% 的患者在静脉血栓栓塞发生后出现衰弱症状或功能受限，每年直接医疗费用超过 15 亿美元。

　　部分患者可以确定发生静脉血栓栓塞事件的诱因，这些患者的静脉血栓栓塞是诱发性的。而对于其他患者，静脉血栓栓塞没有可识别的诱因。这些患者通常被归类为不明原因的或特发性的静脉血栓栓塞。这些患者静脉血栓栓塞的复发风险很高，5 年内约 30% 的患者再次复发。然而，对大多数患者来说，静脉血栓栓塞事件的发生是多因素（可识别的和不可识别的）共同作用的结果。患者因可逆性危险因素（如近期肢体制动、使用雌激素等）导致的静脉血栓栓塞事件，只要去除相应危险因素，静脉血栓栓塞复发的风险就很低（<3%/ 年）。值得注意的是，欧洲指南已经从"诱发性"和"非诱发性"过渡到使用"主要的""暂时的或可逆的"和"持续的"等术语来描述风险因素。同样，美国指南也使用了"暂时性"和"持续性"等术语描述风险因素。

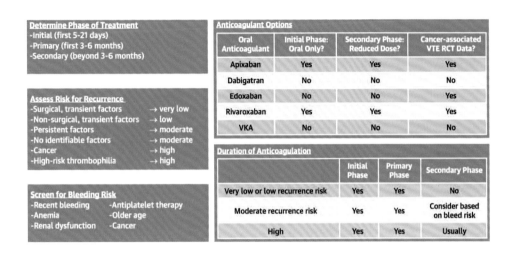

图 32-1 静脉血栓抗凝药物的选择与用药时间

抗血栓治疗的选择受到许多关键因素的影响，包括是否存在诱发因素、治疗阶段、各种口服抗凝剂的选择和其他一些关键因素。

1 静脉血栓栓塞的抗凝治疗

抗凝治疗是绝大多数静脉血栓栓塞患者的主要治疗手段。然而，对于一些血栓进展或复发的风险非常低的患者，不建议使用抗凝治疗。这包括局限于下肢远端静脉（孤立的远端深静脉血栓形成）和无并发症的亚段肺栓塞患者。根据最新的指南，对于静脉血栓栓塞复发风险低的患者，建议首先进行超声动态监测（孤立性远端深静脉血栓）或临床症状评估，而不是抗凝治疗。然而，对于血栓风险高危的患者，应该考虑抗凝治疗，而不仅是临床评估或超声监测。对于进行超声动态监测的患者，通常在诊断后 1 ～ 2 周进行检查，如果发现血栓有任何进展，通常建议启动抗凝治疗。

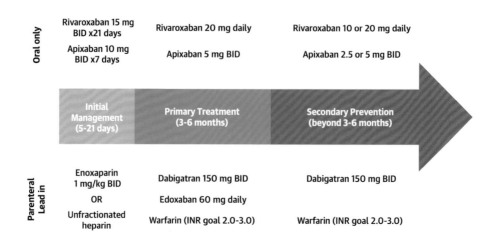

图 32-2　静脉血栓抗凝治疗策略

　　抗凝治疗可以分为 3 个阶段。最初，必须通过快速和强化的抗凝治疗（"初始处理"阶段）阻止任何活动性血栓形成；以往，通过静脉注射普通肝素或皮下注射低分子量肝素处理；最近，研究证明 2 种口服抗凝药物在这个阶段也有效。建议所有急性静脉血栓栓塞患者在"初级治疗"阶段至少接受 3 ～ 6 个月的抗凝治疗。这是复发风险最高的时期，此时机体的自然溶栓过程正在促进静脉再通，并将急性血栓转化为慢性纤维蛋白。许多具有持续复发风险的患者将在最初 3 ～ 6 个月后的"二级预防"中获益。随着直接口服抗凝药物的面世，包括低剂量阿哌沙班和利伐沙班的选择，更多的患者可以选择二级预防治疗，因为其复发风险超过了相对较低剂量抗凝药物引起的严重出血风险。值得注意的是，过去将这 3 个阶段称为"急性""长期"和"扩展"阶段。然而，由于最初 3 个月治疗中的"长期"概念易被混淆，最近的美国指南提出，深静脉血栓和肺栓塞的治疗术语使用初始处理、初级治疗和二级预防的概念。

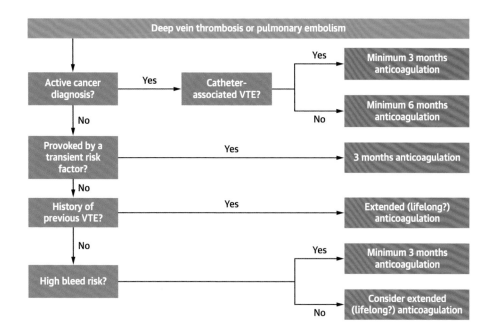

图 32-3　抗凝治疗时间的决策流程

　　无论选择何种抗凝策略，初始处理阶段的关键是治疗地点，即是在家里还是在医院。仅采用口服抗凝药物方案的患者，可以在无需住院的情况下进行诊治。对于深静脉血栓患者，门诊只要有 Doppler 超声检查就可以诊断。对于肺栓塞患者，通常在急诊科采用计算机断层扫描技术进行诊断。通过制定各种方案，确保低风险患者门诊治疗的合理性和安全性。家庭临床医生在治疗急性静脉血栓栓塞时应考虑患者在使用口服抗凝药物时的经济负担，并可以请初级诊疗机构以及抗凝或血栓门诊医生进行可靠的临床随访。

2 抗凝的初始处理和初始治疗

2.1 初始处理：肠外和口服的选择

静脉血栓栓塞的初始抗凝处理指最初的 5 ～ 21 天，在此期间建议采用强化的抗凝方案，包括肠外用药或大剂量的口服药物治疗。在急性期接受治疗的患者可以使用肠外抗凝剂，如肝素。肝素具有快速起效的优点，停药后可迅速从血液循环中清除，对于需要紧急治疗或外科手术的患者是一个很好的选择。肝素的缺点包括过敏或不耐受的风险，如肝素诱导的血小板减少症，因此需要静脉给药，并频繁监测指标和调整剂量。此外，由于存在副作用如骨质疏松症的风险，长期使用肝素也不可行。对于需要静脉抗凝但有肝素诱导的血小板减少症病史的患者，应给予其非肝素抗凝药物，如阿加曲班或比伐卢定。

低分子量肝素（如依诺肝素）皮下给药，发生肝素诱导的血小板减少症的风险较低，适合每日一次或两次给药，不需要常规监测，可长期使用，对骨质疏松的影响较低。低分子量肝素与普通肝素相比的一个关键优势是，在根据患者的实际体重给药时，可预测抗凝水平。低分子量肝素常用于抗凝初级治疗阶段过渡到口服抗凝药物（华法林、达比加群和依度沙班）的住院患者或门诊患者。越来越多的介入医师进行静脉和肺动脉介入治疗时乐于使用低分子量肝素，这使其成为越来越多急性静脉血栓栓塞住院患者的选择。

两种口服 Xa 因子抑制剂——阿哌沙班和利伐沙班也可用于初始处理阶段，无需肠外给药治疗。这种仅口服的治疗策略对于强烈希望避免静脉注射治疗的患者更适用，特别是那些适合在家进行静脉血栓栓塞治疗的患者。其他直接口服抗凝药物（达比加群和依度沙班）在开始口服治疗前需要使用 5 ～ 10 天肝素或低分子量肝素进行过渡。值得注意的是，当使用直接口服抗凝药物治疗静脉血栓栓塞时，心房颤动中常用的剂量调整是不适用的，故应仔细查阅处方信息，避免剂量调整不当。

2.2 初级抗凝治疗

初始处理阶段结束后，开始初级治疗阶段抗凝治疗。此阶段自诊断之日起持续 3 ～ 6 个月。口服抗凝剂的初级治疗选择包括华法林和新型口服抗凝药，新型口服抗凝药包括直接凝血酶抑制剂达比加群和 Xa 因子抑制剂阿哌沙班、利伐沙班和依度沙班。应该注意，其他维生素 K 拮抗剂包括苯丙奎酮和醋诺考马洛，都是全球处方药，本章不包括这些内容。

2.3 华法林

华法林通过抑制维生素 K 环氧化还原酶起作用，该酶负责将维生素 K 还原为肝脏生产活性凝血因子所用的形式。抑制这种酶会导致依赖维生素 K 的凝血因子（因子 Ⅱ、Ⅶ、Ⅸ 和 Ⅹ）功能缺陷。华法林治疗窗窄，患者间剂量差异大。因此，治疗药物监测是安全及有效使用的关键。华法林首选的监测参数是国际标准化比值（international normalized ratio，INR），建议的目标为 2.5（治疗范围为 2.0 ～ 3.0）。

华法林的半衰期很长，为 20 ～ 60 小时，而上述凝血因子的半衰期为 4 ～ 60 小时。这导致华法林的起效时间延长至 5 ～ 10 天。此外，华法林抑制天然抗凝蛋白 C 和 S。由于它们的半衰期相对较短，这些蛋白质在华法林治疗的早期受到抑制，理论上在最初几天会引起短暂的血栓前效应。因此，肠外抗凝治疗必须至少维持 5 天，直到 INR 达到治疗范围。

如果患者以前服用过华法林，应该从以前服用的剂量开始治疗。大多数华法林初治患者剂量应从每日 5 mg 开始，并通过 INR 指导后续给药。INR 评估应经常进行（至少每周一次），直到 INR 达到稳定。在可能的情况下，剂量调整和监测指导应尽可能来自有经验的抗凝治疗医师。

2.4 直接口服抗凝剂

目前，美国食品与药物管理局批准了 4 种直接凝血酶抑制剂用于深静脉血栓和肺栓塞的治疗。相关临床试验显示，这些药物效果并不差于低分子量肝素桥接华法林的治疗，严重出血概率也相似。直接口服抗凝剂比华法林治疗窗宽，而且患者间剂量变异性小，使患者摆脱繁琐的药物监测。然而，仍然建议检测基线肾功能，并进行定期监测。

用于静脉血栓栓塞治疗时，达比加群和依度沙班需要 5 ～ 10 天的肠外药物治疗。它不像华法林那样需要重叠或"桥接"。大多数患者在第 1～5 天使用低分子量肝素，然后在第 6 天停止并开始使用达比加群或依度沙班。

如前所述，阿哌沙班和利伐沙班提供了一种仅口服的静脉血栓栓塞治疗策略。对于这两种口服 Xa 因子抑制剂，在急性治疗阶段的前 1～3 周内给予较高剂量，然后在长期治疗期间给予标准剂量。

2.5　药物的选择

最新的美国指南指出，由于患者及医护人员都受益于用药的便捷，相对于华法林，人们更倾向于使用直接口服抗凝药物治疗。值得注意的是，在严重肾功能不全的患者和直接口服抗凝药物不在医保范畴的患者中，华法林仍是静脉血栓栓塞长期治疗的首选药物。

试验数据表明，接受利伐沙班治疗的高危患者比接受华法林治疗患者的动脉血栓形成率更高，华法林仍然是特异性血栓形成高风险疾病如抗磷脂抗体综合征患者的首选药物。对于低风险抗磷脂抗体综合征患者，如无动脉血栓事件且只有 1 或 2 个抗体持续阳性，尚不清楚华法林是否优于直接口服抗凝剂。

对于许多患者，华法林和直接口服抗凝剂都符合适应证，应该尊重患者对治疗决策的意愿，不考虑患者意愿将影响其服药的依从性。高额药费和复杂的药物治疗方案也被证明会降低患者依从性。因此，应在用药前征求患者的意见。

所有接受抗凝治疗的患者都应了解治疗的潜在安全问题。患者还应参与诊断和治疗，以确保最佳的治疗依从性和治疗结果。由于生活方式因素影响 INR 的稳定性，服用华法林的患者需要接受全面的教育。

2.6　肿瘤相关性静脉血栓栓塞

由于肿瘤患者静脉血栓栓塞复发的风险明显高于非肿瘤患者，因此必须特别关注肿瘤相关静脉血栓栓塞。在无直接口服抗凝剂时代，有临床研究比较了此类患者低分子量肝素单药治疗和低分子量肝素桥接华法林治疗。两项研究比较了低分子量肝素与华法林治疗肿瘤相关深静脉血栓的疗效。一项荟萃分析证实，在肿瘤相关性静脉血栓栓塞患者中，低分子量肝素治疗与口服华法林治疗相比，可使静脉血栓栓塞复发的相对风险降低 40%。除了考虑疗效的差异，对口服治疗不耐受的患者，包括使用致吐性高的肿瘤治疗方案的患者，可能更倾向于肠外治疗。

一些最新研究显示，在肿瘤相关的静脉血栓栓塞（静脉血栓栓塞）中，直接口服抗凝剂的患者比与低分子量肝素抗凝的患者静脉血栓栓塞发生率低。研究显示，5 ～ 10 天的达肝素过渡期后开始使用依度沙班，与达肝素单药治疗 6 ～ 12 个月相较，依度沙班组的患者复发静脉血栓栓塞的风险较小，但发生严重出血的风险较高。另一项研究对静脉血栓栓塞口服利伐沙班治疗和使用达肝素单药治疗进行比较，发现利伐沙班治疗的患者在 6 个月内复发静脉血栓栓塞的概率更低，但出血发生率更高，尤其是临床相关的非严重出血。一项研究比较了阿哌沙班与达肝素的静脉血栓栓塞治疗，在 6 个月的随访中显示阿哌沙班组静脉血栓栓塞复发风险较低，严重出血事件少见，两组间临床相关的非严重出血发生率相似。进一步研究发现阿哌沙班组的静脉血栓栓塞复发率较低，这表明其副作用在统计学上不高于达肝素治疗组，与其他研究相比，严重出血没有差异。

对于治疗肿瘤相关静脉血栓栓塞，直接口服抗凝剂可以替代低分子量肝素。肿瘤相关静脉血栓栓塞试验显示，直接口服抗凝剂治疗组的高出血率主要来自胃肠道或泌尿系统。一项荟萃分析显示，出血事件在胃肠道恶性肿瘤患者中最常见。由于这类肿瘤患者抗凝治疗出血风险较高，治疗时需要特别慎重。

3 静脉血栓栓塞的二级预防

3.1 抗凝治疗的持续时间

在确诊后的最初 3 ～ 6 个月（初级治疗阶段）后是否继续采用抗凝治疗，最好通过回顾患者个体静脉血栓栓塞复发风险和延长治疗的出血风险来确定。可根据美国最新指南确定治疗时间。

有几种风险评分可以帮助评估静脉血栓栓塞复发的风险，包括 Men Continue 和 HERSOO2 评分、Vienna 风险模型和 DASH 预测评分。这些风险评分考虑了可能增加静脉血栓栓塞复发风险的各种特异性因素，包括性别为男性、D-二聚体升高、出现血栓后综合征、肥胖、年龄＜50岁、血栓位置（远端与近端）以及存在诱发因素。

静脉血栓栓塞复发风险低的患者，特别是由可逆危险因素［如手术、长时间旅行或不活动，服用促血栓形成药物（如含雌激素口服避孕药）］引起的首次静脉血栓栓塞患者，如果危险因素可以消除，一般不应继续超过3个月的抗凝治疗。对于没有明确的静脉血栓栓塞诱发因素的患者，因为不确定其复发风险，治疗通常更困难。对于这些患者，应评估抗凝治疗出血的风险。通过采用从初级保健机构中获取的数据，RIETE和静脉血栓栓塞-BLEED出血风险评分已在静脉血栓栓塞人群中进行了验证。区分出血的早期和晚期预测因素以及可改变的因素（如同时使用抗血小板药物）和不可改变的因素（如慢性肾病）非常重要。需要注意的是，目前尚无前瞻性临床研究对任何出血风险评分进行评估。

3.2　静脉血栓栓塞二级预防的药物选择

所有口服抗凝药物已成功用于静脉血栓栓塞的一级治疗和二级预防。如果患者在一级治疗期后仍需继续接受治疗，继续使用相同的抗凝剂即可。如果患者或医生有意更换另一种药物治疗，也是可以的。

3.3　华法林

多年来，华法林一直用于静脉血栓栓塞的二级预防。尽管已有研究表明低强度方案（目标 INR 1.5 ～ 2.0）与安慰剂相比能降低静脉血栓栓塞的复发风险，但这些方案仍低于标准 INR 目标（2.0 ～ 3.0）。因此，如果患者选择继续使用华法林作为静脉血栓栓塞的二级预防手段，建议在整个治疗过程中将 INR 设定为 2.5。

3.4　直接口服抗凝剂

达比加群是唯一一种与活性药物对照组（华法林）进行静脉血栓栓塞二级预防比较研究的直接口服抗凝剂。最早的静脉血栓栓塞治疗试验显示，达比加群和华法林在减少静脉血栓栓塞复发和严重出血发生率结果相当。临床试验表明，在考虑停用抗凝药物的患者中预防复发性静脉血栓栓塞，达比加群、利伐沙班和阿哌沙班三种药物在降低静脉血栓栓塞复发率方面均优于安慰剂。所有的研究显示，严重出血发生率均足够低，因此各组之间的风险没有差异。

静脉血栓栓塞二级预防试验对两种 Xa 因子抑制剂（利伐沙班和阿哌沙班）进行了研究，其剂量低于静脉血栓栓塞初始治疗中规定的剂量。一项研究比较了利伐沙班每天 20 mg（标准剂量）、利伐沙班每天 10 mg（低剂量）、阿司匹林每天 100 mg 的结果，两种剂量的利伐沙班在降低静脉血栓栓塞复发风险与阿司匹林相似，并且在更大程度上降低了复发性静脉血栓栓塞的风险。各组严重出血率无差异。另一项研究比较了阿哌沙班 5 mg 每天两次（标准剂量）与阿哌沙班 2.5 mg 每天两次（低剂量）和安慰剂的结果，阿哌沙班组的静脉血栓栓塞复发率同样较低，并且均优于安慰剂组。阿哌沙班组的严重出血率在数值上低于安慰剂组，但尚未达到统计学上的显著差异。

基于这些二级预防试验的有力证据，阿哌沙班和利伐沙班在美国的用法是：在标准剂量（分别为 5 mg 每天两次和每天 20 mg）治疗 6 个月后以较低剂量使用（分别为 2.5 mg 每天两次和每天 10 mg）。对于静脉血栓栓塞事件低风险（如长途汽车旅行）或无诱发因素且无高危因素（如活动性癌症、抗磷脂抗体综合征）的患者，可优先选择低剂量直接口服抗凝剂，在静脉血栓栓塞风险持续较高的情况下应使用标准剂量（阿哌沙班 5 mg 每天两次，利伐沙班 20 mg 每天一次）。在欧洲，利伐沙班在 6 个月后可以用标准剂量（每天 20 mg），或减少剂量（每天 10 mg）继续使用，建议在二级预防中减量应用阿哌沙班（2.5 mg 每天两次）。

3.5　阿司匹林

两项试验表明，对于静脉血栓栓塞后不再抗凝的患者，阿司匹林每天 100 mg 可预防复发。尽管阿司匹林提供的相对风险降低（30%），未达到治疗性抗凝（80% ～ 90%），但严重出血的风险很低，与安慰剂相似。对于选择不继续抗凝和出血风险不高的患者，阿司匹林可用于降低静脉血栓栓塞复发风险。

3.6　停止抗凝治疗

尽管一些医生使用超声检查等影像学或 D-二聚体等血液检查来帮助确定何时适合停止抗凝治疗，但 2020 年美国指南建议不要进行这些常规检查，因为其证据级别较低。2016 年美国指南支持使用性别和 D-二聚体来指导无诱发性静脉血栓栓塞患者抗凝时间。然而，使用低剂量的直接口服抗凝剂治疗可能会减少考虑完全终止抗凝的无诱发性静脉血栓栓塞患者的数量。对于静脉血栓栓塞后决定终止抗凝治疗的患者，应进行复发性血栓形成风险的教育，回顾静脉血栓栓塞的体征和症状，并让患者了解可能使其面临更高风险的情况，包括长途旅行、长期不活动、手术或住院，以及雌激素治疗等激素疗法。

3.7　导管相关静脉血栓栓塞

留置导管仍然是引起静脉血栓栓塞的常见原因，特别是在上肢，外周置入中心静脉导管尤其如此。发现有症状的导管相关静脉血栓栓塞时，应开始为期 3 个月的抗凝治疗。尽管疗效证据有限，但在这种临床情况下可以考虑直接口服抗凝剂治疗。如果导管不能拔除，抗凝治疗可以持续 3 个月以上。 如果导管位置良好、为医疗方案所必需且功能正常，则不需要移除导管。

4　展望未来

过去十年，直接口服抗凝剂彻底改变了静脉血栓栓塞患者的治疗方案。它们快速起效、疗效稳定，使静脉血栓栓塞的治疗更加便捷，但同时也为抗凝管理带来了新的挑战，包括针对不同适应证（例如心房颤动与静脉血栓栓塞）的不同剂量和方案，不同的围手术期处理方法，以及了解复杂的药物相互作用的必要性。学界通过与抗凝门诊的专业药剂师和护士进行合作，正在努力优化安全的抗凝药物处方和监测方案。

与此同时，学界正在开发新的抗血栓药物，包括新的直接凝血酶抑制剂，XI 和 XII 因子抑制剂以及选择素拮抗剂。这些抗血栓药物的目的是防止血栓形成，同时进一步降低出血风险。鉴于它们的作用机制，最终临床应用范围可能比直接口服抗凝剂更局限。

5　小结

静脉血栓栓塞是一项重大的公共卫生负担，特别是对于老龄化社会。尽管许多患者有可识别的诱发因素，但越来越多的人认识到，不明因素可能是导致静脉血栓栓塞复发的原因。过去十年，直接口服抗凝剂药物分别通过口服方案和减少剂量改变了静脉血栓栓塞的急性期治疗和二级预防。目前学界正在研究其他抗血栓治疗方法，为降低出血并发症风险提供了希望。

第 33 章

直接口服抗凝剂药物间的相互作用

直接口服抗凝剂弥补了许多与维生素 K 拮抗剂（华法林）相关的局限。它们的优势包括更快速和可预测的抗凝反应，无需进行常规实验室监测，以及更少的药物－食物和药物－药物相互作用。临床应用范围包括但不限于预防卒中和非瓣膜性心房颤动中的全身循环栓塞，以及治疗和预防复发性静脉血栓栓塞。

与华法林相比，直接口服抗凝药物在随机对照研究和临床实际应用中的疗效和安全性都具有可比性或优越性。尽管有上述优点，直接口服抗凝药物和华法林一样，即使正确使用，也会导致严重出血和临床相关的小出血。然而，与华法林相比，在非瓣膜性心房颤动中使用直接口服抗凝药物，总体严重出血无显著减少、颅内出血率显著降低、胃肠道出血率升高，不同药物之间的风险存在异质性。在直接口服抗凝药物治疗的静脉血栓栓塞患者中也观察到类似的消化道出血率以及较低的严重出血和颅内出血发生率。

对于服用直接口服抗凝药物的患者，不适当的用药剂量会增加血栓形成和出血的发生风险，导致药物的疗效和安全性降低。由于药物－药物相互作用也可能带来类似的风险，本章汇总最有可能与直接口服抗凝药物发生相互作用的部分药物，包括最新的药物贝曲沙班，并给如何使用这些药物提出了建议。搜索 2009—2018 年学者在 PubMed 上发表的文章，筛选有关直接口服抗凝药物和抗心律失常剂、钙通道阻滞剂和常用的酶诱导剂（如苯妥英钠）的药物－药物相互作用，最终的建议是基于临床研究、药代动力学研究、病例报告和处方信息的数据使用药物。

1 药物－药物相互作用、酶系统和转运体

　　最常见的涉及直接口服抗凝药物的药物－药物相互作用，是由细胞色素 P450 酶和（或）转运体 P-糖蛋白介导的药物－药物相互作用。然而，其他转运机制也与选择性药物－药物相互作用有关，包括调节细胞摄取的流入转运蛋白、阴离子转运蛋白、流出／流入阳离子转运蛋白和流出转运蛋白乳腺癌耐药蛋白。从药物－药物相互作用的角度来看，药物可以是这些酶或转运蛋白中的一种或多种的抑制剂或诱导剂。发生抑制时，药物之间存在直接竞争，导致一种或两种药物的血清浓度增加。相反，诱导导致血清浓度降低，可能降低药物的效力。

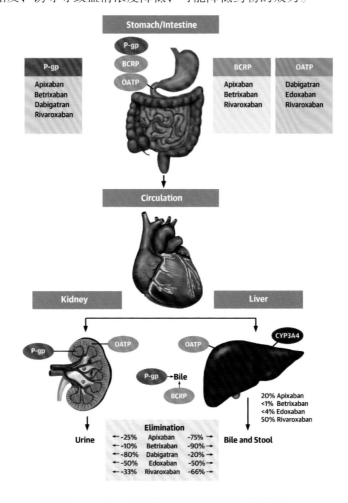

图 33-1　直接口服抗凝剂的转运蛋白和代谢途径

2 直接口服抗凝药物的药物－药物相互作用

尽管直接口服抗凝药物很受欢迎，但其仍然面临很大的出血风险，尤其是在存在多重共病、应用多药和药物－药物相互作用高发人群中更为常见。两项研究中，分别对利伐沙班和阿哌沙班进行的事后分析显示，三分之二的受试者（尤其是老年人）除了直接口服抗凝药物外，还接受了多于5种药物的治疗方法。目前对药物－药物相互作用与直接口服抗凝药物的了解大多来自动物模型、病例报告和有限的药代动力学研究，这些研究主要在年轻和健康人群中进行。此外，大多数具有里程碑意义的直接口服抗凝药物研究排除了服用与出血风险增加相关药物的患者。

大型回顾性队列有助于更好地理解药物－药物相互作用。一项分析评估了91 330例接受直接口服抗凝药物治疗的非瓣膜性心房颤动患者。研究显示，同时使用胺碘酮、氟康唑、利福平或苯妥英钠与严重出血风险增加显著相关，而同时使用红霉素或克拉霉素与严重出血风险降低显著相关。在接受维拉帕米、地尔硫卓、环孢素、酮康唑、伊曲康唑、伏立康唑、泊沙康唑或决奈达隆治疗的患者中未发现出血变化。但是该数据库未采集到直接口服抗凝药物的使用剂量和对肾／肝功能潜在的影响。此外，这些发现能否推广到西方人群还不得而知。这些因素凸显了研究结果与真实世界数据相关的局限性。

3 定量评价

临床医生如何评估药物－药物相互作用的影响以及更好地进行管理是一个挑战。由于数据有限，缺乏认识，什么是临床上重要的药物－药物相互作用以及应该采取什么方法（例如降低一种或两种相互作用药物的剂量或完全避免使用它们）以减轻药物－药物相互作用带来的风险暂不确定，这进一步增加了挑战的难度。美国食品和药物管理局使用2个药代动力学参数来评估药物－药物相互作用：最大血清浓度和曲线下面积。大多数情况下，反映总体药物暴露的曲线下面积是最适用的。联合用药引起的曲线下面积的相对增加可以帮助确定药物－药物相互作用的严重程度。增加 1.25 ~ 2.0 倍的幅度定义为轻微的药物与药物相互作用，增加 2.0 ~ 4.9 倍的幅度定义为中度药物－药物相互作用，增加 5.0 倍的幅度定义为严重药物－药物相互作用。然而，曲线下面积的增加只是评价药物－药物相互作用的一个方面，因为还必须考虑药物相互作用的后果。使用直接口服抗凝药物，最大的担忧是潜在的出血风险增加。一般，这些指标的波动范围只能作为指导用药参考，而不是作为一个硬性指标来决定是否应该联合使用两种药物。相反，应该对风险与获益进行总体评估。

4　直接口服抗凝药物与抗心律失常药

胺碘酮由 CYP3A4 和 CYP2C8 代谢。它是 CYP3A4 和转运体 P-糖蛋白的抑制剂，也在不同水平上抑制 CYP1A2、CYP2C9 和 CYP2D6。使用直接口服抗凝药物和胺碘酮的药物－药物相互作用研究有限。一项研究显示，单剂量胺碘酮（600 mg）可使达比加群的曲线下面积增加 58%，最大血清浓度增加 50%。虽然相互作用的机制尚不清楚，但达比加群的肾脏清除率增加了 68%，从而减轻了达比加群浓度的增加。

一项研究显示，约 21% 的入选患者接受了达比加群联合胺碘酮的治疗，胺碘酮血浆浓度无明显变化。相反，其他数据表明，转运体 P-糖蛋白抑制剂如胺碘酮可使达比加群的曲线下面积增加 50% ~ 200%。重要的是这种相互作用在肾功能降低时可能影响更大。

与达比加群相似，胺碘酮和利伐沙班联合应用的药物－药物相互作用的意义主要基于肾功能。尽管在接受利伐沙班和胺碘酮（每日 200 mg，连续 3 天）治疗的健康患者中观察到曲线下面积增加 1.36 倍，但这并不具有临床意义。然而，在轻度肾功能不全［肌酐清除率 50 ~ 79 ml/（kg · min）］患者中，同时使用利伐沙班和胺碘酮可使利伐沙班的曲线下面积增加 1.86 倍。即使利伐沙班剂量减少（每天 15 mg），中度肾功能不全患者［肌酐清除率 30 ~ 49 ml/（kg · min）］在联合用药时也导致利伐沙班的曲线下面积增加 1.61 倍。年龄的增加（65 ~ 78 岁）也会增强这种效应，该人群中，轻度至中度肾功能不全患者利伐沙班曲线下面积的增加更明显，分别增加了 2.4 倍和 2.1 倍。随着利伐沙班剂量的进一步减少（每天 10 mg），轻度至中度肾功能不全的老年患者的药物 – 药物相互作用将总体暴露量降低至与年轻患者的 20 mg 剂量相当。

药代动力学研究表明，与胺碘酮和 Xa 因子抑制剂之间的相互作用有关的结果喜忧参半。一项涉及 30 名健康志愿者的研究显示，使用依度沙班（每日 60 mg）和胺碘酮（400 mg），会观察到依度沙班的曲线下面积增加了 39.8%。一项研究的亚组分析也有相似的发现，对于使用依度沙班低剂量（每日 30 mg）和高剂量（每日 60 mg）的患者，其药物与胺碘酮合用时，依度沙班浓度的差异分别高出 20% 和 26%。在接受大剂量依度沙班和胺碘酮治疗的患者中还观察到严重出血和临床相关的小出血发生率增加。健康志愿者的 Ⅱ 期研究显示，胺碘酮使 40 mg 和 80 mg 剂量的贝曲沙班血清浓度分别增加了 1.9 倍和 2.4 倍。然而，没有观察到胺碘酮和阿哌沙班之间具有显著的相互作用。

决奈达隆既是高度蛋白质结合体，也是 CYP3A4 和转运体 P-糖蛋白的中度抑制剂，使其容易与许多直接口服抗凝药物发生潜在的药物 – 药物相互作用。根据药代动力学研究，达比加群与决奈达隆合用时，系统暴露量比单用达比加群高 73% ～ 99%。在中度肾功能损害［肌酐清除率 30 ～ 50 ml/（kg·min）］患者中，联合治疗导致其达比加群暴露量与重度肾功能损害患者的达比加群暴露量相当。关于 16 名健康志愿者的前瞻性研究显示，达比加群（150 mg/ 天，每天两次）与决奈达隆（400 mg/ 天，每天两次）共同给药 4 天，达比加群谷浓度高出 1.7 ～ 2.0 倍。重要的是，回顾性队列研究表明，这种相互作用使出血概率降低。此外，达比加群和决奈达隆之间的转运体 P-糖蛋白相互作用只有在两种药物一起摄入时才相关，因为达比加群是转运体 P-糖蛋白的底物，而不是活性代谢产物。达比加群给药 2 小时后，单次和多次使用决奈达隆，达比加群曲线下面积和最大血清浓度分别增加 23% 和 9%。

关于决奈达隆和 Xa 因子抑制剂之间相互作用的药代动力学数据有限。鉴于利伐沙班和阿哌沙班都是 CYP3A4 和转运体 P-糖蛋白的底物；依度沙班和贝曲沙班是 CYP3A4 的底物，预计这些药物的系统暴露量会增加。一项大型回顾性研究显示，决奈达隆与利伐沙班或阿哌沙班同时使用与严重出血的增加无关。另一项回顾性分析也得出相似结果，决奈达隆与华法林或阿哌沙班合用不会增加患者的出血风险。最后，依度沙班（60 mg）与决奈达隆（400 mg）合用，依度沙班的曲线下面积和最大血清浓度分别增加 84.5% 和 45.8%，24 小时依度沙班浓度增加 157.6%。尽管未进行临床评估，但决奈达隆与贝曲沙班的效果应与胺碘酮相似。

5 对抗心律失常药和直接口服抗凝药 药物 - 药物相互作用的建议

肾功能正常的患者联合应用达比加群时，无需调整剂量。但对于中度肾损害 ［肌酐清除率＜50 ml/(kg·min)］的患者，在治疗深静脉血栓或肺栓塞时应避免联合用药。对于伴有严重肾损害［肌酐清除率＜30 ml/(kg·min)］的非瓣膜性心房颤动患者，也应避免联合用药。最后，如果患者肌酐清除率＜80 ml/(kg·min)，也应避免联合使用利伐沙班与胺碘酮。

研究数据表明，较低剂量的依度沙班与胺碘酮联合使用可能更安全，但还需要更多的数据证实。目前，无论肾功能如何，无论使用依度沙班还是阿哌沙班，与胺碘酮联合使用都是安全的，不需调整剂量。与胺碘酮联用应减少贝曲沙班的剂量（第一次 80 mg，之后每天 40 mg），而对于肌酐清除率＜30 ml/(kg·min) 的患者，应避免使用贝曲沙班。

对于同时服用达比加群和决奈达隆的患者，最好在服用决奈达隆前至少 2 小时服用达比加群。对于肌酐清除率介于 30 ～ 50 ml/(kg·min) 的患者，达比加群应减至 75 mg，每日两次。相反，利伐沙班应避免与决奈达隆联用，除非临床获益大于风险，特别是对于肌酐清除率为 15 ～ 80 ml/(kg·min) 的患者。当与决奈达隆联合使用时，建议依度沙班剂量减少至标准量的 50%。对于接受贝曲沙班和决奈达隆治疗的患者，应减少贝曲沙班的剂量（第一次 80 mg，之后每天 40 mg）。对于肌酐清除率＜30 ml/(kg·min) 的患者，应避免使用贝曲沙班。最后，阿哌沙班与决奈达隆一起给药时不需要调整剂量，可以作为直接口服抗凝药物治疗的第一选择。

6 直接口服抗凝药物与钙通道阻滞剂

地尔硫卓和维拉帕米都是 CYP3A4 的中度到弱抑制剂，是 CYP3A4 和转运体 P-糖蛋白的底物。维拉帕米和达比加群之间的相互作用取决于剂型和给药时间。在给予达比加群前 1 小时给予维拉帕米，达比加群的平均最大血清浓度和曲线下面积分别增加 180% 和 150%。相反，使用维拉帕米缓释制剂时，平均最大血清浓度和曲线下面积分别增加 90% 和 70%。多次使用维拉帕米，曲线下面积和最大血清浓度分别仅增加 50% 和 60%。最后，在服用达比加群后 2 小时给予维拉帕米，仅观察到曲线下面积（20%）和最大血清浓度（10%）发生轻微变化。在地尔硫卓和达比加群之间还没有观察到这些具有临床意义的药代动力学相互作用。

评估地尔硫卓与阿哌沙班联合给药效果的研究发现，曲线下面积增加了 40%，最大血清浓度增加了 31%。这种相互作用的主要机制可能是地尔硫卓抑制 CYP3A4 介导的阿哌沙班代谢。目前还没有评价阿哌沙班与维拉帕米联合应用的药代动力学数据。

目前还没有任何直接评价利伐沙班与地尔硫卓联合使用的人类药代动力学研究。动物研究数据表明，利伐沙班和地尔硫卓的联合使用致使利伐沙班的最大血清浓度增加 1.4 倍。虽然在肾功能损害程度不同〔肌酐清除率 >80 ml/(kg·min)、肌酐清除率 50～79 ml/(kg·min) 和肌酐清除率 30～49 ml/(kg·min)〕的情况下，对服用利伐沙班和维拉帕米的患者进行了出血评估，但出血事件发生率很低，并未发现差异。鉴于地尔硫卓是 CYP3A4 和转运体 P-糖蛋白的中度抑制剂，并且利伐沙班在肾功能不全时暴露量增加，这种药物－药物相互作用的影响可能更明显。动物研究中维拉帕米与利伐沙班的联合应用可使利伐沙班的最大血清浓度和曲线下面积分别增加 2.9 倍和 2.8 倍。一项评价单剂量利伐沙班（20 mg）后使用维拉帕米的药代动力学研究显示，在轻度肾功能不全〔50～79 ml/(kg·min)〕的患者中观察到利伐沙班的系统暴露量增加。

依度沙班与维拉帕米联合使用可使依度沙班 24 小时浓度增加 29.1%，但可能没有临床意义。一项开放性研究评估了贝曲沙班和维拉帕米联合用药，结果表明，贝曲沙班的最大血清浓度和曲线下面积分别增加了约 3.0 倍和 4.7 倍。目前还没有关于依度沙班或贝曲沙班与地尔硫卓相互作用的数据。

7 与钙通道阻滞剂和直接口服抗凝药物 药物 – 药物相互作用的建议

　　对于重度肾损害［肌酐清除率＜30 ml/（kg·min）］的非瓣膜性心房颤动和中重度肾损害［肌酐清除率＜50 ml/（kg·min）］的静脉血栓栓塞患者，应避免联合应用维拉帕米和达比加群。维拉帕米可以与阿哌沙班和依度沙班联合使用，肌酐清除率＜80 ml/（kg·min）时应避免联合使用利伐沙班。对于接受贝曲沙班和维拉帕米的患者，应减少贝曲沙班的剂量（80 mg 服用一次，随后每天 40 mg），肌酐清除率＜30 ml/（kg·min）的患者，应避免维拉帕米与贝曲沙班联用。

　　在没有肾功能受损的情况下，利伐沙班可以与地尔硫卓联合使用。然而，对于肌酐清除率＜80 ml/（kg·min）的患者，应避免联合用药。虽然没有地尔硫卓和贝曲沙班的药代动力学研究，但需将贝曲沙班的剂量减少到一次服用 80 mg，然后每天 40 mg，维拉帕米也是如此，如果肌酐清除率＜30 ml/（kg·min）则应避免联合使用。鉴于依度沙班似乎对地尔硫卓没有明显的影响，两种药物可以联合使用。阿哌沙班和达比加群也可以安全地与地尔硫卓联合使用。

8 直接口服抗凝药物与酶诱导剂

　　转运体 P-糖蛋白诱导剂通常同时诱导 CYP3A4，基于细胞色素 P450 相互作用的研究用于指导给药效果更佳。除了治疗窗窄的药物外，单独由转运体 P-糖蛋白诱导剂介导的药物 – 药物相互作用几乎没有临床相关性。由于直接口服抗凝药物治疗窗较宽，药物暴露的减少可能导致血栓形成的风险增加，可能会提高孤立转运体 P-糖蛋白诱导剂的临床相关性。大多数有关诱导剂的药代动力学数据是以利福平和苯妥英为基础建模的，将 CYP3A4 诱导剂用于药物相互作用研究。

　　达比加群作为转运体 P-糖蛋白底物，探索其药物相互作用的药代动力学研究应反映转运体 P-糖蛋白介导的效应。药代动力学数据显示，合用利福平（600 mg/d）可使达比加群暴露减少 66%。其他转运体 P-糖蛋白诱导剂的说明书中可能没有列出特定的药代动力学数据。然而，越来越多的证据表明其他已知的诱导剂也可能与临床有关。例如，苯妥英与达比加群合用可能导致无法检测到达比加群的谷浓度，而苯巴比妥则可能导致达比加群谷浓度降低至 9 mg/l。一项研究的亚组分析观察到达比加群谷浓度 ≤ 28 mg/l 的患者卒中风险增加 50%。尽管不应将所选药物的药代动力学和临床病例报告数据推演至所有已知的转运体 P-糖蛋白诱导剂，但如果同时使用达比加群和转运体 P-糖蛋白诱导剂，可能存在一定风险，必须谨慎。

Xa 因子抑制剂不仅作为转运体 P-糖蛋白底物，还不同程度地通过 CYP3A4途径代谢（阿哌沙班＞利伐沙班＞依度沙班＞贝曲沙班）。与转运体 P-糖蛋白和CYP3A4 特异相关的药物－药物相互作用很难量化。然而，许多药物通过这两种途径相互作用。药代动力学数据显示，合用利福平（每天 600 mg）可使阿哌沙班暴露减少 54%，利伐沙班减少 50%，依度沙班减少 35%。大多数其他已知的转运蛋白和酶诱导物缺乏数据支持，但个别病例报告强调了导致缺血性卒中的药物－药物相互作用。

9　与酶诱导剂和直接口服抗凝药物药物－药物相互作用的建议

有关通过诱导剂介导的潜在药物－药物相互作用的数据有限，特别是对于那些未知的转运体 P-糖蛋白和强 CYP3A4 诱导剂。指导意见来自对选定的诱导剂的建议，其余的建议则是基于专家的意见而生成。阿哌沙班和利伐沙班的分类均建议避免同时使用转运体 P-糖蛋白和强 CYP3A4 诱导剂（如利福平、卡马西平、苯妥英、苯巴比妥）。依度沙班的处方信息建议仅避免使用利福平。贝曲沙班浓度有可能受 CYP 酶或转运体 P-糖蛋白诱导剂影响而降低，这一用药建议目前没有明确的临床数据支持。如果联合使用直接口服抗凝药物和转运体 P-糖蛋白诱导剂，可能存在潜在的风险，须慎用。

对于作为转运体 P-糖蛋白的诱导剂，但未确定为强 CYP3A4 诱导剂的药物，其作用强度仍然未知。在这些情况下，血清浓度可能有助于临床决策。由于目前没有单独的转运体 P-糖蛋白诱导剂的数据，如果阿哌沙班、贝曲沙班、达比加群、依度沙班或利伐沙班与克霉唑、地塞米松、阿霉素、依法韦仑、福沙那韦、茚地那韦、吗啡、奈法唑酮、奈非那韦、哌唑嗪、维甲酸、利托那韦、沙奎那韦、螺内酯、替拉那韦、曲唑酮或长春碱联合使用，则需要考虑替代治疗。可以选择使用华法林，但如果必须联用，可考虑监测直接口服抗凝药物的血清浓度。

此外，如果诱导剂可以停用，则应在直接口服抗凝药物启用前维持 7 ～ 14 天的洗脱期。

10 直接口服抗凝药物给药中的其他注意事项

对于非瓣膜性心房颤动和静脉血栓栓塞，直接口服抗凝药物剂量选择不当的现象相当普遍。据报道，过量用药（3.4% ～ 22%）和用药不足（9.4% ～ 38%）的比例差异很大。根据所研究的人群，可以发现后果可能很严重。例如，最近对 14 865 例心室颤动和肾功能不全患者的分析表明，剂量过量和过低严重出血风险分别增加 2.2 倍，卒中风险增加 4.9 倍。

尽管药物 - 药物相互作用是导致直接口服抗凝药物给药剂量不当的重要因素，但其他一些因素也起着重要作用。研究显示，分别有 3.4% 和 9.4% 的直接口服抗凝药物患者用药过量和用药不足。用药不适当的患者多为女性，年龄较大，体重指数较低，肾功能较差，卒中和出血的预测风险较高，重要的是具有这些特征的个体更有可能服药过量或不足。

直接口服抗凝药物剂量的上述缺点突出了临床药剂师在提供安全、高质量抗凝治疗方面的价值。尽管抗凝诊所传统上用于帮助管理维生素 K 拮抗剂患者，但许多医院／卫生系统已经开始将这些服务扩展到直接口服抗凝药物患者。通过抗凝门诊对直接口服抗凝药物进行管理，有助于优化药物选择和剂量，监测药物 - 药物相互作用，调整肝肾功能不全患者的剂量，并提高其服药依从性。这些益处也延伸到住院患者，对住院患者，可与临床药剂师进行多学科研究，加强人们对房颤和室性心动过速直接口服抗凝药物用药错误的认识。对用药成本的问责体系也可能增加用药合理性的价值，特别是可避免代价高昂的用药错误。

11 小结

直接口服抗凝药物是血栓栓塞症患者或有血栓栓塞风险患者的一项重要的治疗进展。总的来说，这些药物为临床医生提供了更快速和可预测的抗凝治疗、更低的颅内出血风险、最小的药物－食物相互作用，与维生素 K 拮抗剂相比具有相当或更好的疗效。虽然给药变得更加便捷，但最近的数据表明，用药过量和剂量不足仍是令人担忧的问题。这在一定程度上归因于学界对常见药物－药物相互作用的认识不足，使患者面临出血和血栓并发症的风险。

本章回顾了直接口服抗凝药物代谢和药物－药物相互作用发生的潜在机制，还回顾了可能与直接口服抗凝药物相互作用的最常见的药物类别，以及临床医生和护理团队成员应该采取的应对措施，以确保直接口服抗凝药物剂量调整或完全停药的合理性。重要的是，应更多地关注女性患者、高龄患者、体重指数低患者或肾功能不全患者，以减少剂量错误的风险。此外，通过抗凝门诊协助管理可能是解决这些问题的有效手段。

第 34 章

老年冠心病患者的抗血栓治疗

发达国家预期寿命的增加导致了老年人口的增长。然而，老龄化增加了心血管疾病的风险，冠状动脉疾病（coronary artery disease，CAD）是最常见的疾病及主要的死亡原因。因此，临床实践中经常遇到有冠心病表现的老年患者，包括慢性冠状动脉综合征（chronic coronary syndrome，CCS）和急性冠状动脉综合征（acute coronary syndrome，ACS），其中许多接受了经皮冠状动脉介入治疗（percutaneous coronary intervention，PCI）。重要的是老年患者经常伴有合并症，这些疾病会影响预防缺血性复发的抗血栓治疗的效果。事实上，老年患者血栓和出血事件的风险都会增加，其他情况的并存可能会增加这种风险，例如心房颤动，因此需要为其制定特定的抗血栓治疗方案，例如口服抗凝药。因此，了解年龄对不同抗血栓方案的安全性和有效性的影响对于以患者为中心的护理方法至关重要。

1　老年患者血栓形成和出血的机制

有多种机制导致老年人群发生缺血和出血事件的风险增加。导致凝血增加和纤维蛋白溶解减少、瘀血、内皮功能障碍、血管炎症和血小板反应性增加的止血失衡可能导致血栓风险增加。相比之下，动脉壁中与年龄相关的胶原蛋白和淀粉样蛋白沉积物会削弱血管韧性，导致出血。老年患者常见的合并症会进一步增加出血和血栓形成的风险。特别是肾功能不全、贫血、癌症和炎症性疾病等慢性病的频繁发生，以及非甾体类抗炎药的过度使用以及与更大的跌倒风险相关的问题，都是增加老年人出血和血栓并发症风险的因素。因此患者需要在抗血栓治疗的益处和风险之间进行谨慎的个体化平衡。此外，器官功能的变化、药物依从性差和多种药物相关的药物相互作用会影响抗血栓药物的药代动力学和药效学反应。值得注意的是，老年患者具有独特的特征（即健忘、易犯错误、误解、抑郁、认知障碍、多重用药），这些特征与药物依从性不佳的高风险相关，可能导致治疗不足和过度治疗。

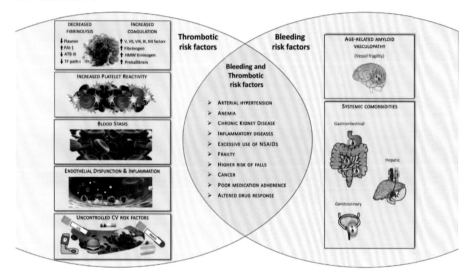

图 34-1　老年患者血栓和出血事件的危险因素

2　口服抗血小板治疗

阿司匹林和 $P2Y_{12}$ 受体抑制剂（氯吡格雷、普拉格雷和替格瑞洛）是最常用的抗血小板药物。这些药物可以单独使用，即单一抗血小板治疗，或联合使用，即双重抗血小板治疗（dual-antiplatelet therapy，DAPT），例如在患有 ACS 或接受 PCI 的患者中使用。

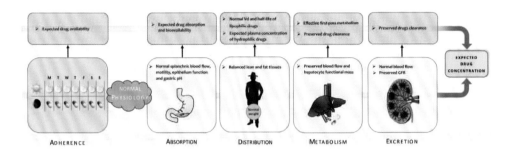

图 34-2　影响抗血栓药物动力学和药效学的年龄相关因素

2.1　阿司匹林

阿司匹林是血小板环氧化酶-1 的不可逆抑制剂。最近两项针对老年人群的研究表明，阿司匹林在一级预防中具有中性或有害影响。一项研究将 14 464 例 60 ～ 85 岁的受试者随机分配至不服用阿司匹林或服用阿司匹林 100 mg/ 天的两组，两者在心血管死亡、卒中或心肌梗死的主要终点和严重出血风险增加等指标上没有统计学差异。另一项研究将 19 114 例年龄大于等于 70 岁（黑人和西班牙裔参与者年龄大于或等于 65 岁）的患者随机分配至每天服用 100 mg 阿司匹林组或安慰剂组，平均随访 4.7 年，缺血性事件发生率（致命的冠心病、心肌梗死、卒中或心力衰竭住院的组合）没有明显差异。值得注意的是，主要由癌症导致的严重出血和全因死亡率在服用阿司匹林组显著增加。该试验还显示治疗组没有减少痴呆、死亡或持续身体残疾复合终点事件。根据这些观察结果，更新后的指南不建议在 70 岁以上的患者中使用阿司匹林进行一级预防。然而，阿司匹林是二级预防治疗的基石。一项在 65 ～ 74 岁患者中进行的大型荟萃分析表明，服用阿司匹林 5 年血管事件绝对风险降低约 10%，这并没有被仅 0.5% 的非致命性出血的绝对增加所抵消。尽管这项荟萃分析侧重于高质量研究，但后者的出血事件在很大程度上被低估或没有被正确和前瞻性地收集，导致对阿司匹林相关益处和风险之间的平衡评估不准确。此外，这些研究已经过时，研究仅纳入少数的 70 岁以上的患者，这些患者已知更容易受到阿司匹林胃肠道副作用的影响。这些副作用促进了学界对新型阿司匹林制剂的开发。此外，已经有挑战阿司匹林二级预防作用的更多研究。

2.2 P2Y$_{12}$ 受体抑制剂

氯吡格雷是最常用的 P2Y$_{12}$ 受体抑制剂，建议将其作为阿司匹林不耐受患者的替代品。氯吡格雷是唯一批准用于接受 PCI 的 CCS 患者的 P2Y$_{12}$ 受体抑制剂。尽管氯吡格雷也被批准用于 ACS 患者，但在这种情况下首选普拉格雷和替格瑞洛。支持在 ACS 患者中使用氯吡格雷的试验对比评估了联合使用阿司匹林和氯吡格雷与单独使用阿司匹林，1 年缺血终点事件相对风险降低 20%，代价是严重出血事件相对风险增加 38%。无论年龄如何，氯吡格雷都比安慰剂更有效。在高风险患者中进行的许多后续试验都支持联合使用氯吡格雷获益，这些试验显示其对老年患者没有明显危害，这使其成为在有 DAPT 指征的人群中广泛使用的药物。尽管已确定疗效，但氯吡格雷诱导的抗血小板作用的特点是患者间差异很大。老年受试者发生高血小板反应的风险增加，这是血栓形成风险的标志。普拉格雷和替格瑞洛对老年患者的影响已在重要试验和专门的特定年龄研究的亚组分析中接受评估。一项研究发现，与氯吡格雷相比，普拉格雷在接受 PCI 的 ACS 患者中主要疗效相对风险降低 19%，代价是严重出血相对风险增加 32%。这种过度出血导致老年患者的临床净获益为中性。根据这些发现，一般不建议 75 岁以上的患者使用普拉格雷。然而，根据美国食品和药物管理局的建议，普拉格雷 10 mg 仍可以考虑应用于没有禁忌证（既往脑血管事件或出血急性期的）的高风险老年患者（大于或等于 75 岁，合并糖尿病、既往心肌梗死病史等）。出血风险的增加可归因于普拉格雷 10 mg 活性代谢物暴露的增加，随着年龄的增长，这种代谢产物的暴露程度更高，尽管与体重的影响相比程度较小，但这表明需要减少老年患者维持剂量至 5 mg。尽管与氯吡格雷相比，普拉格雷 5 mg 在老年患者中提供更有效的血小板抑制，但两者差异很小并且不会转化为临床获益。一项研究的老年患者亚组分析显示，普拉格雷 5 mg 与氯吡格雷 75 mg 治疗 ACS 患者的疗效和安全性相似。一项试验在纳入 1443 例患者后因证实其无效而被终止（原计划纳入 2000 例患者），数据表明，在介入治疗的大于 74 岁 ACS 患者中，应用普拉格雷 5 mg 与氯吡格雷没有临床差异。一项研究在大于或等于 75 岁（877 例）接受 PCI 的 ACS 患者中，使用血小板功能评估指导用于对比评估普拉格雷 5 mg、10 mg 和氯吡格雷的作用。与常规应用 5 mg 普拉格雷相比，应用血小板功能监测指导调整应用 5 mg 普拉格雷，并未改善临床净获益。应用血小板功能指导的治疗导致 39% 的患者从普拉格雷 5 mg 转换为氯吡格雷（因为血小板反应性低），只有 4% 患者转换为普拉格雷 10 mg（因为高血小板反应），导致氯吡格雷与普拉格雷 5mg 对比结果呈中性。

　　一项试验显示，无论采取何种治疗（有创或无创），与氯吡格雷相比，替格瑞洛组 ACS 患者的主要缺血终点相对风险均降低 16%。虽然在研究定义的主要出血终点上没有差异，但与冠状动脉旁路移植术无关的出血在替格瑞洛组更高。尽管出血事件随着年龄的增长而增加，但在接受替格瑞洛和氯吡格雷治疗的患者中，不同年龄段的出血事件并没有显著增加。因此，ACS 发生后建议使用 90 mg 替格瑞洛，每日两次（没有具体的年龄相关建议）。另一项试验显示，在老年患者（大于 70 岁）中，氯吡格雷与强效的 P2Y$_{12}$ 抑制剂（主要是替格瑞洛）相比，前者因出血减少而显著减少净临床不良结果，而缺血事件没有差异，但是该试验没有足够效能来评估疗效终点差异。值得注意的是，该试验中，初始服用替格瑞洛的患者中有 47% 过早停用替格瑞洛或改用其他药物，相比之下，初始服用氯吡格雷的患者中这一比例为 22%，这可能会削弱替格瑞洛的临床获益。然而，停止使用替格瑞洛的最重要原因，包括呼吸困难、同时使用口服抗凝药和出血，反映了降低老年患者应用替格瑞洛依从性的普遍原因。

　　一项注册研究显示替格瑞洛可减少缺血事件，但出血无显著增加。但是另一项注册研究显示替格瑞洛疗效与氯吡格雷相似，但会增加出血率和死亡率。尽管进行了调整，但几个未评估的变量可能会影响这些结果。对另一项试验中老年（≥75 岁）或低体重（<60 公斤）的患者亚组分析表明，减少剂量的普拉格雷与标准剂量的替格瑞洛相比，有一致的抗缺血效果，同时可避免高出血风险。

　　上述研究对 DAPT 方案进行了评估，最长可达指标事件后 1 年。然而，缺血性事件复发的持续风险促使研究评估延长的 DAPT。一项试验将接受 PCI 治疗的患者在 1 年后随机分组，一组为继续应用阿司匹林联合 P2Y$_{12}$ 受体抑制剂（氯吡格雷，65%；普拉格雷，35%）30 个月，另一组仅长期应用阿司匹林。延长 DAPT 组总的缺血事件相对风险降低 29%，支架血栓相对风险降低 71%，代价是出血风险相对增加了 61%。这些结果在年龄分层的亚组分析中是一致的，但是延长 DAPT 的获益减弱，出血发生率随着年龄的增加而增加。这些发现导致年龄成为 DAPT 评分的不利影响因素，DAPT 评分的开发是为了识别哪些患者受益于延长的 DAPT。

　　一项试验显示，在既往有心肌梗死的患者中（从指标事件开始 1 到 3 年），阿司匹林联合替格瑞洛 90 mg 和 60 mg 组的 3 年主要缺血终点事件相对风险分别降低 15% 和 16%，代价是出血风险增加 132%，这些结果在不同年龄段的人群中是一致的。然而，替格瑞洛 60 mg 有更好的安全性，因此该药物剂量被批准用于长期二级预防。一项试验中，有糖尿病或稳定型冠心病但没有重大心血管事件（心肌梗死或卒中）的患者应用阿司匹林，加入替格瑞洛 60 mg，主要缺血结果上的相对风险降低为 10%，而严重出血风险增加 2.3 倍。尽管与年龄没有显著的相互作用，但在 75 岁以上的患者中，服用替格瑞洛并没有显著降低主要缺血终点，但所有年龄组的出血风险均有所增加。

3　口服抗凝药物治疗

除了肯定在预防静脉和动脉血栓栓塞方面的公认作用外，学界还评估了口服抗凝药用于预防冠心病患者缺血性复发的价值。联合使用维生素 K 拮抗剂和阿司匹林可以减少 ACS 患者的缺血性复发风险，但会增加出血风险。非维生素拮抗剂口服抗凝药的特点是其在心房颤动和静脉血栓栓塞症患者中与传统维生素 K 拮抗剂相比更具有优势，其一经推出，重新引起了学界对口服抗凝药在冠心病患者中结合抗血小板治疗的作用的研究兴趣。学界已经对几种直接口服抗凝药进行了评估，但只有一种（即利伐沙班）在第三阶段临床评估中达到了主要终点。

一项试验显示，与安慰剂相比，每天两次利伐沙班 5 mg 或 2.5 mg 减少了缺血事件，但使用基于氯吡格雷的 DAPT 治疗的 ACS 患者严重出血发生率增加。虽然试验结果在各年龄组中都一致，但 65 岁以上的患者服用利伐沙班后出血增加更多。由于服用利伐沙班 2.5mg 的安全性最好，故 2.5 mg 成为几个药品监管机构批准用于 ACS 的剂量，但不是美国食品药物监督管理局的建议。

一项试验将稳定型心血管疾病（包括冠心病或外周血管疾病）的患者随机分为利伐沙班 2.5 mg 每日两次联合阿司匹林（双通路抑制）、单用利伐沙班 5 mg 每日两次以及单用阿司匹林 100 mg 三组。双通路抑制组的主要疗效终点事件的降低以出血事件增加为代价。单用利伐沙班 5 mg 组的主要疗效终点结果并未有明显降低。尽管与年龄没有显著的相互作用，但在 75 岁及以上的患者中，阿司匹林联合利伐沙班双通路抑制组的获益程度降低，严重出血的风险相对增加更多。基于这项试验，大多数监管机构批准利伐沙班 2.5 mg 每天两次用于慢性稳定型冠心病或外周动脉疾病患者，但没有针对特定年龄的建议。

4 减少出血的策略

出血的不良预后激发了学界对探究在降低出血风险的同时保持抗栓疗效策略的兴趣，尤其是在需要使用 DAPT 的人群中。除了根据其效力选择 $P2Y_{12}$ 受体抑制剂外，其他策略包括：①通过放弃 $P2Y_{12}$ 受体抑制剂并继续使用阿司匹林来缩短 DAPT 持续时间；②从强效 $P2Y_{12}$ 受体抑制剂降级；③ 从 DAPT 中停用阿司匹林并维持 $P2Y_{12}$ 受体抑制剂单药治疗。

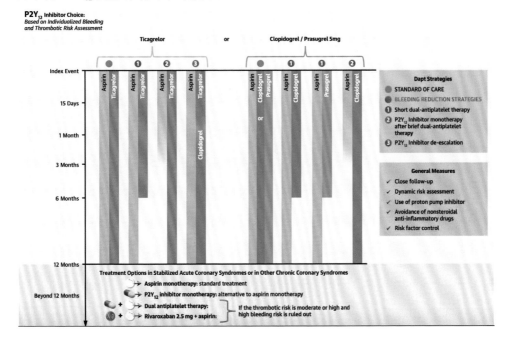

图 34-3　降低老年人急性冠状动脉综合征患者出血风险的抗血栓策略

4.1　缩短 DAPT 持续时间

新型的具有良好安全性的药物洗脱支架的引入使对缩短 DAPT 疗程的研究成为可能。关于老年患者不同疗程 DAPT 方案的大多数证据来自随机临床试验的亚组分析，与较长疗程的 DAPT 方案比较，这些分析显示较短疗程 DAPT 方案对净临床事件没有显著差异。一项面向患者的随机临床试验荟萃分析评估了年龄对不同 DAPT 疗程患者临床结果的影响，这些患者均接受了药物洗脱支架置入治疗。研究对 65 岁以下患者（6152 例）和 65 岁及以上患者（5319 例）的短疗程（3～6 个月）DAPT 与标准疗程 DAPT（12 个月）进行了比较。在老年队列亚组，短疗程 DAPT 在心肌梗死、支架血栓形成和卒中的发生率上不高于标准疗程 DAPT，并且严重出血显著减少。相反，在年龄<65 岁的患者中，短疗程 DAPT 组缺血事件发生率较高，而严重出血的发生率却没有明显减少。虽然短疗程 DAPT 和标准疗程 DAPT 的疗效没有差异，但延长疗程 DAPT（>12 个月）与减少心肌梗死和增加出血相关。然而，老年患者并不是实现延长 DAPT 最佳风险效益平衡的理想对象。

4.2　$P2Y_{12}$ 受体抑制剂降级

学界观察到更有效的 $P2Y_{12}$ 受体抑制剂在急性事件后 30 天内具有最大的抗缺血获益，而在长期治疗期间会出现出血，这为在 ACS 急性期治疗后从更强效的 $P2Y_{12}$ 受体抑制剂转换为更弱的 $P2Y_{12}$ 受体抑制剂奠定了基础。一项试验比较了 ACS 后 1 个月普拉格雷从 10 mg 降到 5 mg 的降级治疗与普拉格雷 10 mg 维持使用 1 年的常规治疗，显示降级治疗减少了出血风险，从而降低了净临床事件发生率。无论年龄如何，这些结果均一致。尽管降级治疗的结果令人鼓舞，但鉴于大量患者可能患有血小板高反应，当治疗转向氯吡格雷时，这种策略引起了人们的担忧。这激发了学界对在排除血小板高反应患者（使用血小板功能检测）或有发生血小板高反应风险患者（使用基因检测）后降级使用 $P2Y_{12}$ 受体抑制疗法的研究兴趣。一项试验显示，血小板功能检测指导的降级治疗的净临床获益不低于常规的非指导 12 个月普拉格雷治疗。一项针对年龄的分析显示，血小板功能检测指导的降级治疗与<70 岁患者的净临床结果降低相关，而在老年患者中未观察到临床净获益。然而，老年患者的样本量有限（370 例，占试验总人数 14%），并且排除了 80 岁以上的患者。另一项试验中，与标准的 12 个月普拉格雷或替格瑞洛治疗相比，细胞色素 P4502C19 基因型指导下 $P2Y_{12}$ 受体抑制剂选择与出血减少相关，尤其是轻微的出血和类似的缺血结果，导致非劣效的净终点。

4.3　不使用阿司匹林的抗栓疗法

抗血栓治疗方案是以阿司匹林作为背景疗法而开发的，其导致学界对辅助疗法的相对效果的理解不清晰。值得注意的是，使用更有效的抗血栓药物时，阿司匹林对抗血栓作用的影响最小，但鉴于其胃肠道毒性，阿司匹林仍可能导致出血。这些考虑促使研究评估接受 PCI 患者不使用阿司匹林抗血栓疗法。学界对接受 PCI 的心房颤动患者进行了避免阿司匹林策略的研究，研究一致显示口服抗凝药物与 DAPT 的联合，也称为三联抗血栓治疗，会增加出血风险，尤其是老年患者。几项随机临床试验表明，将阿司匹林的使用限制在 PCI 围手术期，并使用口服抗凝药物（最好是直接口服抗凝药物）和 P2Y$_{12}$ 受体抑制剂（最好是氯吡格雷）维持双重抗栓治疗（double-antithrombotic therapy，DAT），成为了在不影响抗栓疗效的情况下减少出血的选择策略。这些随机临床试验的结果一致显示，在所有使用直接口服抗凝药物的年龄亚组中，无阿司匹林 DAT 与三重抗血栓治疗相比，结果更好。唯一的例外是基于达比加群 110 mg 的 DAT，与基于维生素 K 拮抗剂的三重抗血栓治疗相比，前者老年患者血栓栓塞事件增加。根据这些观察结果，除非在随机临床试验中进行特别试验（如利伐沙班），否则应在卒中预防给药方案中使用直接口服抗凝药物。值得注意的是，许多老年患者可能有调整剂量的标准。有几项研究评估了接受 PCI 的患者使用无阿司匹林的抗血小板策略，这些患者无需要长期接受口服抗凝药物治疗的合并症。总之，除一项研究外，所有研究都表明，与标准的 12 个月 DAPT 相比，1 个月或 3 个月 DAPT 后 P2Y$_{12}$ 受体抑制剂单一治疗与出血减少和类似的缺血事件发生率相关。这些环境在各年龄组中观察到一致的结果，尽管在大多数研究中，无阿司匹林抗栓治疗的临床净获益在老年组中可能有所增强。一项研究得出出血没有减少的主要原因可能包括低估了研究者报告的事件，这些事件缺乏判断和对包括稳定 CAD 和 ACS 的异质性人群的评估（分别在常规 DAPT 组中使用氯吡格雷或替格瑞洛治疗）。一项分析显示，尽管 P2Y$_{12}$ 受体抑制剂单一疗法与 DAPT 常规疗法的严重出血事件发生率相似，但使用阿司匹林组的严重出血事件（根据出血学术研究联合会定义）发生得更频繁。然而，替格瑞洛单药治疗在 ACS 患者中导致严重出血的风险往往较低。

5　临床实践

老年 CAD 患者出血风险增加，这可以抵消抗血栓治疗带来的降低缺血风险的获益。由于出血与死亡率增加有关，因此应尽一切努力在使用抗血栓药物时保持有利的风险－收益权衡。动态风险评估应指导抗血栓治疗，指南建议表明，出血风险比缺血风险更应该成为决策的依据，可以考虑几种旨在最大限度减少出血同时保持疗效的策略。减少出血的一般措施包括对接受 PCI 的患者使用经桡动脉通路介入、密切随访、使用质子泵抑制剂、避免使用非甾体抗炎药以及控制伴随的危险因素。研究已经表明，在接受低剂量抗凝和（或）阿司匹林治疗稳定型冠心病的患者中常规使用质子泵抑制剂可减少胃十二指肠病变的出血。

从抗血小板的角度来看，氯吡格雷是接受 PCI 的 CCS 患者唯一建议的药物。对于 ACS 患者，第一个决策步骤包括在强效 $P2Y_{12}$ 受体抑制剂和氯吡格雷之间进行选择。通常不建议老年患者使用普拉格雷 10 mg，因此应在替格瑞洛和氯吡格雷或普拉格雷 5 mg 之间作出决定。与氯吡格雷相比，替格瑞洛导致出血风险增加，所以对异质性高的老年人群进行仔细的风险分层是十分有必要的。由于老年患者的出血原因是多样的和可变的，因此应对该类人群进行个体风险评估。评估时应该考虑定量（即风险评分）和定性（即功能、社会和认知状态）指标。事实上，研究已经表明风险评分在预测 74 岁以上老年患者（1883 例）的出血风险方面仅具有中等的准确度，其中 PRECISE-DAPT 评分的准确性比 PARIS 风险评分更高。值得注意的是，在最近学术研究联盟定义的高出血风险标准中，年龄 ≥ 75 岁而没有合并其他疾病不被认为是主要的出血风险因素。然而，老年患者通常存在几种合并症，这可能解释了以下观察结果：≥75 岁的患者没有其他合并症，在学术研究联盟高出血风险标准评分较低，但其真实的出血风险却高于出血学术研究联盟定义类型 3 或 5 的 4% 阈值，这一阈值用于根据学术研究联盟标准定义高出血风险状态。这些数据表明，年龄可能是一个连续整体，而不是一个截止标准，结合多个变量可以考虑用于风险分层。根据在大型注册研究中观察到的替格瑞洛与氯吡格雷在患有心肌梗死的老年人群中的相对有效性和安全性，在基线出血风险<4%的情况下，替格瑞洛仍可降低净临床事件的发生风险。因此，虽然仍需要对更一致的出血风险分层患者进行专门研究，但如果不存在禁忌证和评分中未包括的与出血相关的其他临床因素，则可以在非虚弱、非高出血风险老年患者中选择替格瑞洛。尽管数据有限，但与标准剂量的替格瑞洛相比，5 mg 普拉格雷在数值上降低了出血风险并具有相似疗效。对于选择替格瑞洛的患者，在短疗程 DAPT（例如3 个月）后停用阿司匹林是一个合理的选择，正如最近的指南所建议的那样。尽管在有或没有使用血小板功能和基因检测指导的情况下，从强效 $P2Y_{12}$ 受体抑制剂降

级到氯吡格雷的数据在老年患者中不太可靠，但这也可能代表一种治疗选择。不同的是，对于患有高出血风险或全身虚弱的老年患者，氯吡格雷似乎是最合理的治疗选择。此外，无论选择何种 P2Y$_{12}$ 受体抑制剂，缩短 DAPT 疗程的策略（即 ACS 患者在 3～6 个月时停用 P2Y$_{12}$ 受体抑制剂，CCS 患者则缩短为 1～3 个月）现已得到多项研究的支持，也可以考虑实行。此外，当与口服抗凝药联合使用时，应考虑在老年人中尽可能缩短抗血小板治疗时间。采用新一代药物洗脱支架将有利于使用短疗程 DAPT（1～6 个月），因为该策略更为安全，包括对 75 岁以上的患者。然而，没有专门的随机试验对高出血风险患者的极短疗程 DAPT 方案与更长疗程的 DAPT 方案进行比较。一项随机试验（NCT03023020）将比较高出血风险患者（包括老年患者）短疗程抗血小板治疗（1 个月）与标准疗程时间治疗，并将为这一具有挑战性的人群在新一代支架置入后抗血小板治疗的最佳疗程时间提供重要见解。

在 ACS 和（或）PCI 术后 1 年或其他 CCS 患者中，可以采用几种冠心病预防方案。然而，目前阿司匹林是稳定冠心病患者的治疗基础，特别是老年患者（即 ≥75 岁）。尽管延长 DAPT 疗程或基于 2.5 mg 的利伐沙班双通路抑制的抗栓方案对降低缺血事件风险有好处，但这被增加的出血风险抵消了。如果排除高出血风险状态，这两种策略均被欧洲指南认可，适用于中度至高缺血性风险的患者。然而，考虑到它们的高出血风险，只有在仔细评估后才应该考虑在老年人中使用，特别是这些长期更强的二级预防策略对最脆弱和最年老的亚组人群（如居住在养老院的人群）的获益可能值得怀疑。事实上，现有证据表明，不管具体的风险评分，在上述的亚组人群中，心肌梗死后强化二级心血管预防方案可能带来潜在的临获益，但更强的抗血栓治疗的总体危害可能会超过预期获益。最后，ACS 发生后使用 1 年以上的 P2Y$_{12}$ 受体抑制剂单药治疗可能是阿司匹林常规治疗之外进一步减少缺血事件的一个有吸引力的选择。此外，学界将在高缺血和高出血风险患者中进行 ACS 后 P2Y$_{12}$ 受体抑制剂单药治疗与 1 年标准长期 DAPT 的比较。因此，尽管目前最好的循证临床判断应该指导老年患者的临床决策，但仍有必要进行进一步研究，具体评估新出现的抗血栓治疗策略对老年冠心病患者的影响。

第 35 章

心脏肿瘤

尽管心脏肿瘤非常罕见，但其仍然是心脏肿瘤学实践的重要组成部分，其诊断和治疗至关重要。肿瘤病变包括弥漫性病变和肿物样病变，可分为肿瘤或非肿瘤。心脏肿瘤可进一步分类为原发性和继发性肿瘤（即转移至心脏的肿瘤）。高达90%的原发性心脏肿瘤为良性肿瘤，它们起源于心包或心肌。临床诊断的原发性心脏肿瘤的发生率约为1380/100 000 000。与原发性心脏肿瘤相比，继发性心脏肿瘤的发生率是原发性心脏肿瘤的22～132倍，通常被定义为恶性肿瘤。病变被定义为良性或恶性是预后的重要预测因素。然而，任何心脏肿瘤，即使是组织学上的良性肿瘤，也可能会导致血流动力学障碍或心律失常，这取决于肿瘤的大小和其在心脏的位置。

过去10年，原发性心脏肿瘤的发生率显著增加。这种增长的部分原因可能是成像技术的进步，即多模态成像更为广泛和普及。多模态成像有助于确定原发性心脏肿瘤的病因，有助于在开胸活检前明确几个要素，包括肿物的位置、影像学特征和肿瘤生长的年限。

1 临床表现

部分心脏肿瘤患者有症状，但亦有部分心脏肿瘤患者是在因其他疾病就诊或体检时偶然发现。尽管有些心脏肿瘤患者可能出现全身症状，但其常见症状通常与肿瘤在心脏的部位有关。一般，肿瘤引起的症状可能表现为以下三种中的一种：
①全身症状：发热、关节痛、体重减轻、疲乏和副肿瘤综合征（原发性心脏肿瘤）。
②心脏表现：肿块占位干扰心肌功能或血流，导致心律失常，干扰心脏瓣膜引起返流，心包积液伴有或不伴有心包填塞。典型症状包括呼吸困难、胸部不适、先兆晕厥或晕厥。③栓塞：肿瘤引起的肺和（或）体循环血栓栓塞现象。

2　诊断方法

　　临床表现为确定心脏肿物或肿物的病因方面提供了关键的线索。例如，心脏血栓与心律失常、心房颤动或左室心尖部梗死导致心尖部运动减弱或消失有密切关系。而赘生物可见于伴有发热、菌血症和异常的炎症标志物的自身瓣膜病或人工瓣膜病患者。如果心脏肿物考虑为肿瘤，其病因通常可以考虑 4 个方面：①患者就诊时的年龄。例如，横纹肌瘤和纤维瘤是儿童最常见的良性心脏肿瘤。②流行病学和临床概率。例如，一名 70 岁的男性患者，近期发生了前壁心肌梗死，超声心动图提示左室心尖部运动不良并伴有心脏肿块，很可能是心内血栓。③肿瘤部位。④心脏磁共振无创检查的组织特征。采用这种方法，并结合临床资料，通常可以在不需要经皮或开放性手术活检的情况下进行准确的诊断并制定治疗策略。

3　多模态成像在确定诊断中的作用

　　初步评估的目的是确定是否存在心脏肿瘤，确定病变在心脏结构中的位置，以及尽可能判断肿瘤是良性还是恶性。这些信息对于进一步的评价和处理至关重要。尽管肿瘤标本的组织病理学是诊断的金标准，但在许多情况下，多模态成像也可以识别心脏肿物的病因。

3.1　二维经胸超声心动图

二维经胸超声心动图由于其广泛的实用性，通常是首选的影像学诊断方法，其他优点为无辐射、低成本和便携。经胸超声心动图可评估肿瘤的大小、位置、移动性和心包受累情况。此外，它具有良好的空间分辨率，有助于评估肿物的血流动力学意义（例如肿物导致的血管或瓣膜阻塞）。此外超声心动图也是对成像小的高流动性肿物（<1 cm）或起源于瓣膜的肿物的最佳成像方法。

经胸超声心动图的局限性包括声窗较差，尤其是对于肥胖患者和慢性肺病患者，并且缺乏组织学特征。此外，如果肿物来自常见的影像学视野之外（例如在上腔静脉、下腔静脉或肺血管分支），则超声心动图可能无法区分肿物的范围和起源。

3.2　先进超声心动图技术

当怀疑瓣膜有病变时，通常使用经食道超声心动图，尤其是对于存在心房肿物或活动性的瓣膜病变患者。经食道超声心动图能更好地描述心脏肿物的大小、形态、附着部位、扩展和血流动力学影响等。与实时三维超声心动图结合使用时，经食道超声心动图能更准确地评估肿物的解剖关系、大小和形状，为评价心内肿物提供更大价值。

在超声心动图中使用超声对比剂是评估心肌灌注的重要方法，也可用于评价心脏肿物的相对灌注。它可以进一步改善腔内结构的定义并进行血管分布评估。因为在不同病理情况下的灌注存在定性和定量差异，所以心脏肿物灌注的差异可能有助于区分血管肿瘤和非血管肿瘤或血栓。例如，由于异常新生血管形成导致的血管丰富的恶性肿瘤，比邻近心肌强化更为明显。相反，良性肿瘤（黏液瘤）往往供血不良，因此目测下灌注较低，灌注量在数量上少于邻近心肌的灌注量。血栓是无血管的，超声对比剂超声心动图不能显示其灌注情况，因此超声对比剂超声心动图灌注成像可能有助于血栓的早期识别，并指导后续的诊断和治疗。

3.3　心血管磁共振成像

一般在经胸超声心动图检查后，一旦怀疑有心脏肿物可使用心脏磁共振进一步评估。该技术对肿物以及其是否累及心腔和心包提供了完整的、多方面的无创性评价。它还同时提供了关于心外结构和周围解剖结构的信息，这对于制定手术方案有益。

心脏磁共振可以评估肿物的特征，包括形态、尺寸、位置、扩展、均匀性、周围组织是否存在浸润，同时它还有助于评估肿物组织病理学表征的信号特征（脂肪浸润、坏死、出血、钙化、血管分布等）。应进行 T1 加权黑血成像（用或者不用脂肪饱和法）、强化前 T2 加权成像、静息首过灌注（评估血管分布）、早期钆成像（特别有助于血栓诊断）和晚期钆增强成像。T1 和 T2 标测是心脏磁共振的最新进展，可快速定量检测传统定性评估以外的心肌异常。

与超声心动图相比，心脏磁共振的主要局限是其时间分辨率较低，因此，心脏磁共振通常不适用于评估瓣膜赘生物。其他缺点包括采集时间长（30 分钟至 1 小时）、与超声心动图相比可应用性有限、无法在血流动力学不稳定的患者中使用。此外，幽闭恐惧症患者和置入了老一代无防磁功能器械的患者，是应用心脏磁共振的禁忌证。

3.4　心脏计算机体层成像

心脏计算机体层扫描（computed tomography，CT）正越来越多地应用于心脏肿物的评估，特别是当其他成像方式难于诊断或存在禁忌证的时候。心脏 CT 具有高性能的空间和时间分辨率、多平面图像重建能力和采集时间短等优点，为许多不能做心脏磁共振的患者提供了选择。心电门控能够使运动相关伪影最小化，并能够更精确地描绘病变边缘与组织平面的关系，这对手术方案有很高价值。与其他心脏成像方式相比，CT 是评估钙化肿物、全面评估胸部和肺组织及相应血管结构以及排除阻塞性冠状动脉疾病或邻近肿物导致冠状动脉阻塞的最佳方法，这有助于制定外科手术方案。心脏 CT 在肿瘤分期方面也有优势，它能够在疑似恶性肿瘤的病例中发现转移。

与磁共振成像相比，CT 的缺点包括辐射暴露、较小的造影剂肾病的风险、软组织和时间分辨率有限。

3.5 正电子发射体层扫描

正电子发射体层扫描（positron emission computed tomography，PET）可使用氟脱氧葡萄糖（18F-FDG）准确评价肿瘤的代谢活性。FDG-PET有助于进行恶性肿瘤的分期，同时也能提示潜在的心肌和心包受累。它有助于评价对癌症进行放疗的早期反应，并优化活检部位。

基于最大标准化摄取值评估，肿瘤摄取FDG的程度可用于区分良性和恶性肿瘤。一项对20例患者接受磁共振/PET联合扫描的研究显示，18F-FDG-PET扫描区分恶性心脏肿物与良性心脏肿物的敏感性为100%，特异性为92%。不足之处为需要做饮食准备，特别是对于心肌内有肿瘤和有辐射暴露的患者。

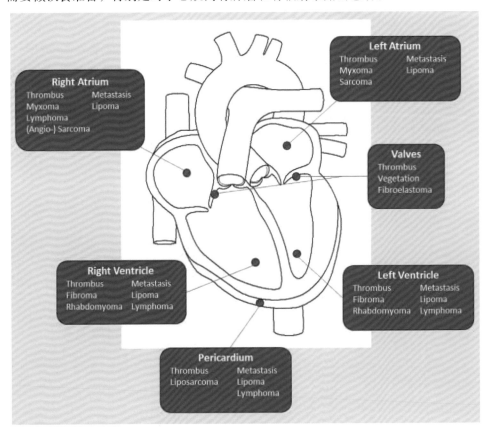

图 35-1　心脏肿瘤的解剖分布

4 原发性心脏肿瘤

原发性心脏肿瘤主要分为三类：良性、恶性和生物学特性不确定的中间型。后者是 2015 年世界卫生组织分类中的新类型。大多数原发性肿瘤（＞90%）为良性，而 <10% 是恶性的，仅约 1% 为中间型。

大多数原发性心脏肿瘤为良性，包括黏液瘤、横纹肌瘤、乳头状纤维瘤、腺瘤、血管瘤、脂肪瘤和平滑肌瘤。黏液瘤是目前最主要的病理亚型，而非黏液瘤亚型多发生于儿童和青少年，报道较少。良性肿瘤预后良好，30 天死亡率仅为 1%。良性肿瘤通常在老年女性中更常见。根据其大小和位置，良性原发性心脏肿瘤可表现出多样的症状，但 13.3% ～ 27.7% 的病例发生于无症状人群。

4.1 心脏黏液瘤

心脏黏液瘤是最常见的良性原发性心脏肿瘤，好发于左心房，通过超声心动图可清晰显示。黏液瘤可出现栓塞症状，手术切除可获得最佳的临床预后。

心脏黏液瘤来源于间质细胞前体形成的腔内肿物，最常见于左心房，与卵圆孔相连，但儿童也可见于右心房。其他解剖学起源包括心房游离壁和二尖瓣瓣叶，但发生的可能性较小。7% 的心脏黏液瘤患者中 Carney 综合征（一种多发性肿瘤和雀斑样痣综合征）与心脏黏液瘤相关。平均确诊年龄为 50 岁，约 70% 发生在女性中。

黏液瘤在形态学上分为息肉样和乳头状。息肉样黏液瘤较大时可出现梗阻症状，听诊偶可闻及肿瘤扑落音。相反，乳头状黏液瘤倾向于引起栓塞。在这两种变异中，也有关于全身症状如疲乏、发热和体重减轻的报道。

超声心动图上心脏黏液瘤通常表现为通过根茎附着在心内膜表面的可移动肿物，通常起源于卵圆孔。实时三维超声心动图可以使用裁剪功能帮助跟踪分析其质量异质性，并使用数字分析明确解剖病变。经食道超声心动图能更好地显示置入部位并识别任何可能延伸到肺静脉或腔静脉的情况。心脏 CT 上，黏液瘤通常表现为腔内低衰减的表面光滑或者微绒毛状的肿物。约 14% 的患者病变可见钙化，并且常与右侧病变有关。通常不存在动脉期对比增强，但在持续时间较长的研究中识别出不均匀增强。影像学重建有助于评估病变活动性和附着性，但通常并不可靠，特别是对于短茎的肿瘤。心脏磁共振上，由于黏液瘤的组成，通常在 T1 和 T2 加权图像上表现为不均匀外观，往往有不同数量的黏液样、出血性、骨化和坏死组织。延迟增强通常为斑片状。如肿物在心脏舒张期通过脱垂的二尖瓣或三尖瓣自由运动，即提示肿物有带蒂的病附着点。

组织学诊断需要切除肿瘤，但主要目的是预防重大并发症。选择手术切除同低手术死亡率与良好的长期预后相关。建议每年进行一次经胸超声心动图随访，至少随访 4 年，因为这类肿瘤有 10%～15% 的复发可能性，而且通常发生在原发肿瘤部位。

4.2 脂肪瘤

脂肪瘤稍少见，常因无症状而偶然被发现。在心脏磁共振上应用额外的脂肪饱和预脉冲可以更好地显示它们。只有在症状严重的情况下才建议手术切除。

脂肪瘤是第二常见的原发性心脏良性肿瘤（8%～12%），最常发生于中老年人。大约 50% 的脂肪瘤起源于心内膜下层，另一半起源于心外膜下层或心肌层，并长入心包囊内。它们通常无症状，但可引起心律失常或瓣膜功能障碍。心外膜下脂肪瘤压迫冠状动脉，可导致缺血性胸痛。

经胸超声心动图上，脂肪瘤往往广泛和固定，无蒂，边界清楚。它们是均匀的，腔内无钙化和高回声，在心包内有低回声。心脏 CT 可显示均匀无强化肿物，脂肪衰减位于心腔、心肌或心包内。心脏磁共振的 T1 加权成像上，脂肪瘤相对于心肌具有特征性的均匀高信号，应用额外的脂肪饱和预脉冲可被显著抑制。T2 成像中，脂肪瘤表现为高信号，在脂肪饱和成像中，脂肪瘤表现为明显的低信号，对比显示中脂肪瘤没有灌注。除非症状严重，否则脂肪瘤不需要手术切除。

4.3 心脏乳头状弹性纤维瘤

心脏乳头状弹性纤维瘤罕见，常见于瓣膜下游，占所有原发性心脏肿瘤的 11.5%。它们在超声心动图上显示得最清晰，可出现栓塞并发症。左侧巨大肿瘤可予手术切除。它由胶原蛋白和弹性纤维组成，具有内皮覆盖层和短结缔组织蒂。它们主要位于主动脉瓣和二尖瓣的心内膜上，其次是三尖瓣和心内膜，占所有瓣膜肿瘤的 75%。与赘生物不同，弹性纤维瘤常见于瓣膜下游（二尖瓣的左心室侧、主动脉瓣的主动脉侧），通常不会引起瓣膜功能障碍。患者通常为中年，存在栓塞并发症，尤其是脑部栓塞并发症，这与肿瘤好发于左侧瓣膜有关。

乳头状弹性纤维瘤的超声心动图特征是体积小、独立运动并附着在心内膜表面。经食道超声心动图上，边界可能表现为轻微点状或闪烁，这是由于肿瘤－血液界面的振动。与经胸超声心动图相比，经食道超声心动图在识别乳头状弹性纤维瘤方面更敏感，因为这些肿瘤的尺寸通常较小，这使经食道超声心动图在栓塞事件评价中的作用得以增强。有时在心电门控心脏 CT 上，它们表现为起源于瓣膜表面的局灶性低衰减肿物。在心脏磁共振的 T1 加权成像中，弹性纤维瘤表现为等信号模式。T2 加权成像中，弹性纤维瘤由于纤维含量较高而表现为低信号，在其他情况下，也可能表现为高信号。

对于左侧较大（≥1 cm）的弹性纤维瘤，在低手术风险或因其他心血管疾病进行心脏手术时，建议予以手术切除，这可以显著降低卒中风险。右侧乳头状弹性纤维瘤通常采用保守治疗，除非其伴有梗阻性血流动力学障碍或栓塞风险（例如心内分流）。如果由于手术风险高或尊重患者意愿而未进行手术，尽管支持性的研究数据有限，但可考虑使用抗血小板药物治疗。

4.4 横纹肌瘤

横纹肌瘤主要见于儿童，不好发于任何特定的心腔。它们可表现为心律失常和心力衰竭症状。横纹肌瘤通常会自行消退，因此，建议连续进行超声心动图随访。

横纹肌瘤是最常见的儿童原发性心脏肿瘤，通常出现在其出生后第 1 年。这些肿瘤在 90% 的患者身上呈多发状态，通常累及心房和心室，在心脏的右侧和左侧均匀分布。横纹肌瘤与结节性硬化症的相关性已得到证实。横纹肌瘤可导致心律失常，表现为心悸和晕厥症状。血流梗阻可能是其导致心力衰竭的病因。

经胸超声心动图上表现为心腔内小的、边界清楚（多发）的结节或有蒂的肿物。偶尔可见心肌包埋，呈分叶状均匀高回声团块，常比周围心肌明亮。心脏 CT 通常会发现壁内病变，呈均匀低衰减和腔内扩张。结节性硬化症的多种表现和其他特征可区分横纹肌瘤和纤维瘤。心脏磁共振的 T1 加权成像、等信号和 T2 加权成像上，与心肌相比，它们倾向于显示高信号。因此，横纹肌瘤没有显示出钆增强延迟。

横纹肌瘤通常会自行消退，因此，连续超声心动图随访关键且必要。手术通常适用于难治性心律失常或心力衰竭患者。

4.5 纤维瘤

纤维瘤多见于婴儿，常位于心室内，可合并多种综合征。在心脏 CT 上最常表现为具有中心钙化的均匀肿物。由于存在心原性猝死的风险，建议进行手术切除。

心脏纤维瘤是婴儿中第二常见的原发性心脏肿瘤。它们由不同大小的成纤维细胞和胶原蛋白纤维组成，具有中心钙化改变的特点。它们通常位于心室肌，左心室游离壁或室间隔常见，与肥厚型心肌病相似。它们也可能与家族性腺瘤性息肉病和 Gorlin 综合征有关。尽管组织学上为良性，但患者可表现为室性心律失常和继发于传导通路障碍的猝死。较大肿瘤也可引起呼吸困难。

经胸超声心动图上，它们通常表现为心肌内边界清楚、无收缩和实性高回声肿物伴中心钙化。大小范围通常为 1 ～ 10 cm。心脏 CT 的典型表现为心肌内均匀低衰减肿物，偶见中心钙化，边界不一，无对比增强。心脏磁共振的 T1 加权成像上，与肌肉相比，纤维瘤表现为等信号。T2 加权图像上，与其他肿瘤不同，它们是均匀和低信号的，通常表现为最小或无钆增强。

由于具有高致死性心律失常和猝死风险，同时这些肿瘤不会自发消退（与横纹肌瘤不同），无论症状如何，均建议手术切除。

4.6 心脏副神经节瘤

心脏副神经节瘤是一种罕见的神经内分泌肿瘤，通常位于左心房。PET 成像呈阳性。建议手术切除，术前需优化药物治疗以防止儿茶酚胺激增。

心脏副神经节瘤是一种非常罕见的肿瘤，起源于大动脉、冠状动脉、主动脉相关的副神经节细胞。最常见于左心房（55%），其次是房间隔（16%）和心脏前表面（10%）。它们既可以是分泌性肿瘤，也可以是非分泌性肿瘤。前者产生内源性儿茶酚胺，导致交感神经过度兴奋，从而导致明显症状（如心悸、脸红和颤抖）。与任何心脏肿瘤一样，患者也可能出现与心室或冠状动脉受压有关的呼吸困难和心绞痛症状。

超声心动图上，副神经节瘤通常表现为具有宽基底的回声肿物。心脏 CT 上，它们在非增强成像上表现为低衰减的不均匀肿物，在增强成像上有明显的增强。心脏磁共振上，它们通常在 T2 加权图像上显示高信号。有可能在 PET 成像上为阳性。明确诊断仍然依靠组织病理学检查。

在分泌型心脏副神经节瘤手术前，必须进行 α- 和 β-受体阻断剂治疗，以避免手术过程中的血流动力学变化。有症状的心脏副神经节瘤最终治疗方法是外科手术。但由于这些肿瘤血管丰富，通常累及冠状动脉，手术切除往往很困难。

4.7 恶性原发性心脏肿瘤

恶性肿瘤极为罕见，仅占原发性心脏肿瘤的 5%～6%。肉瘤最常见（64.8%），其次为淋巴瘤（27%）和间皮瘤（8%）。肿物表现出生长迅速、局部浸润、肿物内存在滋养血管、出血或坏死、累及多于 1 个心腔和心包积液等均提示恶性肿瘤。然而，该类肿瘤尚无敏感又特异的特征。与心脏良性肿瘤一样，临床表现可能各不相同，但通常与肿瘤的位置有关。

一般情况下，诊断为恶性肿瘤的患者的生存期较短，预后差。一项对 747 例恶性原发肿瘤患者进行的回顾性研究显示，诊断后 1 个月生存率为 81.2%，12 个月生存率为 45.3%，60 个月生存率为 11.5%。与未接受手术干预的患者相比，接受手术或手术结合化疗和（或）放疗的患者预后更好，但该研究可能存在选择偏倚。死亡的最大危险因素为高龄、较高比例的合并症和肿瘤转移。

4.8 原发性心脏肉瘤

心脏肉瘤占所有恶性原发性肿瘤的三分之二以上。与心外软组织肉瘤相比，心脏肉瘤多见于 40 多岁的年轻患者，预后更差，5 年生存率为 14%。原发性心脏肉瘤的组织病理学亚型包括血管肉瘤、平滑肌肉瘤、脂肪肉瘤、横纹肌肉瘤、滑膜肉瘤、黏液纤维肉瘤和未分化的多形性肉瘤。血管肉瘤是最常见的分化肉瘤，其次是平滑肌肉瘤。

4.9 血管肉瘤

血管肉瘤是一种侵袭性肉瘤，常起源于右心房，就诊时多已转移。完全手术切除可获得最佳的预后，然而，由于解剖因素和转移扩散，通常难以完全切除。

血管肉瘤是一种具有高度侵袭性的肿瘤，由不规则形状的血管通道组成，内衬未分化上皮细胞，并伴有大面积坏死和出血，多发于男性，在 40 岁达到发病高峰。大约 75% 的病例为右心房起源，通常充满心房，然后侵袭心包、三尖瓣、右心室和右冠状动脉。47%～89% 的患者发生转移，最常见的是肺部转移，但也有骨骼、结肠和大脑转移。患者通常表现为右心衰竭、心包积血引起的呼吸急促和室上性心律失常引起的心悸等症状。

在经胸超声心动图上，血管肉瘤通常表现为右心房内结节状或分叶状肿物，伴心包积液或直接心包扩张。心脏 CT 可以评估肿瘤负荷和血管状况。肿瘤严重出血，由于存在散在的无增强坏死区域，外观通常不均匀。在诊断时多数已经侵犯邻近结构，可观察到心包积液和胸腔积液。当侵犯心包时，由于肿瘤细胞的分布和排列，通常存在片状增厚，这与在横纹肌肉瘤中观察到的结节样外观形成对比。心脏磁共振的 T1 加权像中，它们表现为等密度病变伴多个高强度结节区域，通常被描述为"花椰菜"外观。肿瘤的晚期钆增强特征呈不均匀强化，未强化时可出现大的坏死核心。当侵入心包时，通常被描述为"日光"外观，这是沿肿瘤突出的血管高摄取晚期钆增强所致。

心脏血管肉瘤预后极差，如不进行手术切除，患者平均生存 3.8±2.5 个月。目前尚未明确影响预后的因素。手术切除可获得最佳的长期预后，但通常考虑解剖学上有粘连而被排除。辅助化疗联合手术减瘤可能会带来一定的生存优势。但大多数关于心脏血管肉瘤的文献是基于临床病例或单个机构研究而形成的，因此尚不存在标准化的治疗方法。

4.10 平滑肌肉瘤

平滑肌肉瘤罕见但具有高度侵袭性。通常只有当肿瘤达到一定程度才有症状。完全切除和辅助化疗或放疗可能稍微有助于改善预后。

平滑肌肉瘤占所有心脏肉瘤的 8%～9%，是一种罕见的具有高度侵袭性的心脏肉瘤，文献报道不超过 200 例。这些肿瘤通常见于左心房后方，表现为黏液样外观的无蒂肿物。这种肿瘤在所有其他心腔中也有发现。组织学上，它由致密的束状纺锤形细胞束组成，细胞核钝，有坏死区域，常出现上皮样区域和有丝分裂现象。

平滑肌肉瘤的临床表现取决于肿瘤的位置和大小，但其通常无症状，直至晚期，浸润心肌的肿瘤通常伴有心律失常。其他不太常见的表现包括形成静脉和主动脉内血栓。心脏 CT 上，平滑肌肉瘤表现为不规则分叶状低衰减肿物伴心包积液。通常侵犯二尖瓣和肺静脉，表现为充盈缺损，也可见钙化。

原发性心脏平滑肌肉瘤预后不良，据报道，未经治疗的患者平均生存时间为确诊后 6 个月。尽管远处转移的发生率较高，但手术切除可充分缓解症状并提供姑息治疗。有少数病例进行单纯姑息性化疗或手术后进行姑息性化疗，生存期为 10 ～ 18 个月。

4.11　横纹肌肉瘤

横纹肌肉瘤是最常见的儿科恶性肿瘤，常累及瓣膜。这些肿瘤表现为心脏受累或梗阻相关的症状，一般采用手术、化疗和放疗相结合的方法处理，但是预后不佳。

横纹肌肉瘤是横纹肌的恶性肿瘤，占心脏肉瘤的 4% ～ 7%，是最常见的小儿心脏恶性肿瘤。这些肿瘤起源于心肌，有瓣膜受累的倾向，无房室好发倾向。它们通常体积较大且具有侵袭性，直径＞10 cm，通常为胚胎型，横纹肌母细胞含有丰富的糖原，并表达结缔组织蛋白、肌红蛋白和肌原蛋白。它们通常表现为与心脏受累或梗阻相关的症状。由于在出现临床症状前生长速度较快，还未治疗就通常快速致死。

心脏 CT 可显示心腔内光滑或不规则低衰减肿物。心脏磁共振上，它们在 T1 加权图像上表现为等信号，在 T2 加权图像上表现为高信号，通常表现为均匀增强，某些情况下，由于中央坏死而出现低信号区。CT 和心脏磁共振影像中清楚地描述了心外扩张。横纹肌肉瘤的阻塞性肺动脉转移表现为明显高信号。

横纹肌肉瘤的标准疗法是手术、化疗和放疗的结合，这种方法是在过去几十年中通过一系列大规模试验总结出来的。手术能否完全切除仍然是一个重要的预后因素，然而，由于肿瘤的侵袭性，46% 的患者存在转移。因此，联合疗法最重要的组成部分是全身化疗。长春新碱、放线菌素和环磷酰胺是横纹肌肉瘤的标准治疗方案。手术和化疗后，对显微镜下或肉眼可见疾病残留的患者实施放疗以实现局部控制。但是，尽管接受了治疗，大多数病例中原发性心脏横纹肌肉瘤患者预期生存期仍然不足 1 年。

4.12　骨肉瘤

骨肉瘤极为罕见，主要见于左心房，表现为心律失常和心力衰竭症状。该类肿瘤在 CT 上常表现为低衰减肿物伴致密矿化，应尽可能手术切除治疗。

原发性心脏骨肉瘤极为罕见，占所有心脏肉瘤的 3% ~ 9%。它们由成片的非典型梭形或卵圆形细胞组成，与类骨质、骨或软骨样物质混合。其中主要是成骨细胞，但也具有成软骨或成纤维细胞分化的潜力。

与最常发生于右心房的转移性骨肉瘤不同，大多数原发性心脏骨肉瘤发生于左心房。它们具有高度侵袭性，经常浸润到邻近心肌，导致心律失常和心室功能受损。它们通常可累及心包，引起心包积液。

超声心动图上，心脏骨肉瘤常表现为不对称的内部回声。既往报道心脏骨肉瘤的特征性 CT 表现为具有致密矿化的低衰减肿物。骨肉瘤通常具有致密的钙化并形成结石团块，在早期阶段也可能具有微小的钙化。99 MDP（亚甲基二膦酸盐）单光子发射 CT 由于其在骨骼系统成像方面的独特优势，在检测骨源性骨肉瘤和骨转移方面也很有用。

由于其侵袭性、肿瘤大小、肿瘤部位和附着性的特点，大多数不能完全被切除，导致预后不良。如肿瘤位于左心房、无坏死和完全手术切除，则可获得更高的生存率。

4.13　未分化肉瘤

未分化肉瘤无特异性，侵袭性强，常见于左心房。多数患者表现为肺淤血。即使进行了手术和姑息性化疗，预后仍较差。

未分化肉瘤是指无特定组织学特征、超微结构特征或特定免疫组化结果的肉瘤，占肉瘤的比例<24%。未分化的高度多形性肉瘤患者（以前称为多形性恶性纤维组织细胞瘤）平均年龄 44 岁，对男女均有影响。它们主要发生在左心房，具有典型的侵袭性，弥漫性侵犯心房壁。在充分采样和使用辅助诊断技术的前提下，未分化多形肉瘤的诊断是一种排除性诊断。肿瘤的临床表现多样，最常见的是肺淤血。与血管肉瘤相似，其在心脏磁共振显示为局灶性或浸润性肿物伴出血和坏死。然而，与通常发生在右心房的血管肉瘤不同，未分化肉瘤常发生在左心房（81%）。这是一种极具侵袭性的癌症，预后很差。手术和姑息性化疗是主要的治疗方法。

4.14　原发性心脏淋巴瘤

原发性心脏淋巴瘤主要是侵袭性 B 细胞淋巴瘤，多见于免疫功能低下者。这些肿瘤好发于心脏右侧，可表现为非特异性症状，包括全身症状。治疗采用化疗和免疫治疗。

　　原发性心脏淋巴瘤在免疫功能正常的患者中少见，占原发性心脏肿瘤的 1.3%，而心外淋巴瘤的心脏转移更为常见（约 25% 的淋巴瘤患者累及心脏）。几乎所有的原发性心脏淋巴瘤都是侵袭性 B 细胞淋巴瘤，在艾滋病患者和进行器官移植的患者中，继发于 EB 病毒相关的淋巴增生性疾病的发病率更高，平均确诊年龄为 63 岁。它们最常累及心脏右侧，尤其是右心房，其他心腔亦可受累，经常有多发病灶。

　　原发性心脏淋巴瘤的症状并无特异性。它可以表现为心律失常，包括心脏传导阻滞、晕厥发作，甚至表现为限制型心肌病。全身症状（发热、寒颤、出汗和体重减轻）、胸痛和呼吸困难也很常见。约 20% 的患者可能在出现其他症状前发生急性心力衰竭。

　　超声心动图上，这些肿瘤可表现为均匀的浸润性肿物，导致室壁增厚和限制性功能障碍，亦可表现为侵入心腔的结节性肿物，好发于右侧心腔（尤其是右心房）。房室沟也可受累，包绕右冠状动脉以及心包积液或包膜。

　　心脏 CT 可显示大的局灶性肿物、弥漫性软组织浸润或多个不均匀强化结节，也可出现纵隔淋巴结肿大。在心脏磁共振上，组织在 T1 加权成像上呈等信号，但一些病例报告为低信号病变。T2 加权成像上，由于弥漫性水肿，病灶呈轻度高信号，也可观察到提示中心坏死的散在低信号区域。18F-FDG PET 通过摄取 18F-FDG 的强度提供了病灶内代谢和细胞增殖程度的信息，这与病灶的恶性程度呈正相关关系。化疗完成后再进行 18F-FDG PET，有助于评价最终治疗效果。

　　该病可通过分析心包积液、心内膜心肌活检或手术标本确诊。化疗主要是以蒽环类药物为基础和单克隆抗 CD20 抗体利妥昔单抗。化疗的总缓解率为 79% ～ 87%，但复发率高达 55%，通常发生在心外部位。其他治疗方法还包括自体干细胞移植。典型心脏淋巴瘤通常为侵袭性临床病程。原发性心脏淋巴瘤患者的预后较差，超过 60% 的患者在诊断 2 个月内死亡。预后较差的影响因素是免疫状态、左心室受累、存在心外疾病和心律失常。

4.15　间皮瘤

　　间皮瘤十分罕见，大多数病例起源于心包，常表现为心包积液伴有或不伴有心包填塞，是一种高度侵袭性疾病，预后极差，患者通常只能接受姑息治疗。

间皮瘤是原发性恶性心包肿瘤的主要组成部分，它们起源于心包间皮细胞层。可能与接触石棉相关，但尚未确定其因果关系。心脏间皮瘤罕见，占所有间皮瘤的比例不足 2%。根据定义，心脏间皮瘤必须没有胸膜受累或大部分肿瘤必须在心包腔内。

男性患者在原发性心包间皮瘤患者中占主导地位，平均年龄为 46 岁，主要患病年龄为 50 ～ 70 岁。临床症状和体征与肿瘤负荷密切相关，可包括胸痛、呼吸困难、全身症状（例如体重减轻、发热和盗汗）和心律失常，以及面部或下肢水肿。

典型的超声心动图通常显示心包积液和肿瘤包裹心脏，可能看不到离散的肿物。心脏磁共振和 CT 显示包裹心包腔的多重强化和融合的心包肿物。一站式 PET/CT 成像与功能和解剖成像数据匹配可改善 FDG 摄取增加区域的定位和分期的准确性。这对于监测疾病治疗的疗效和指导后续治疗的方向很有价值。

该病需要进行显微镜评价以确定诊断，可通过心包穿刺术获得细胞学样本，但往往不能明确显示，仅能发现出血和（或）炎症的线索，因此需要进行组织病理学分析。组织样本可以通过开放性活检、心包切除术或肿物切除术获得。组织学上间皮瘤可为上皮性、肉瘤性或双相性。

原发性心包间皮瘤是一种高度侵袭性癌症，由于发病时间较晚、诊断不确定、完全切除困难和治疗反应差，预后不良。心包间皮瘤患者诊断后的中位生存期为 6 个月。目前尚无标准的治疗策略，通常使用手术联合或不联合化疗。关于手术，由于广泛的心肌浸润和邻近结构的侵袭，几乎无法实现完全切除，但在局部肿物完全切除的情况下，有望获得长期生存。姑息性手术和心包切除术是最常用于缓解心包缩窄的方法，而创建心包窗可能有助于灌注化疗的治疗。

5 继发性心脏肿瘤

心脏转移瘤是原发性心脏肿瘤发病量的 20 ～ 40 倍，比原发性心脏肿瘤更常见。尽管大多数患者在临床上无明显表现，但高达 12% 的肿瘤患者在尸检时发现心脏或心包转移。黑色素瘤最容易累及心脏，而胸部癌症（包括乳腺癌、肺癌和食管癌）是最常见的转移至心脏的癌症。恶性肿瘤可通过 4 种途径转移到心脏，包括血源性、淋巴性、经静脉扩散或直接侵袭。此外，肿瘤转移的途径决定了受累靶组织。例如，通过淋巴管扩散的肿物通常播种于心包或心外膜。

对于任何已知患有恶性肿瘤并出现新的心血管症状或体征的患者，都应怀疑或寻找有无心脏受累。心包受累可引起心包积液和心包填塞。心肌转移可导致传导功能障碍，诱发心律失常，并可能对标准抗心律失常药物产生抵抗。肿瘤细胞替代心肌最终可能导致心力衰竭。心腔内肿物阻碍血流并引起瓣膜功能障碍。多发性肿物或结节是转移瘤的典型特征，但有时也表现为弥漫性浸润。

超声心动图应作为初始筛查，以评价是否存在心脏转移性疾病。在心脏磁共振上，大多数继发性心脏恶性肿瘤在 T1 加权像上表现为低信号，T2 加权像上表现为高信号。特殊情况是转移性黑色素瘤，由于黑色素的顺磁性 T1 缩短效应，T1 加权像上表现为高信号。需要强调的是，心脏磁共振显示的心脏转移瘤的存在，即使是孤立的，也提供了与Ⅳ期癌症相似的预后。FDG-PET/CT 成像常用于评价转移病灶。在大多数心外组织中，勾画 FDG 显影焦点相对简单。而在心脏转移瘤方面，这一任务更具挑战性。心肌因其高代谢活性而表现出与肿瘤相似的 FDG 摄取。患者在 FDG-PET 成像前应进行充分的饮食准备。

治疗是针对原发肿瘤的个体化治疗，除下述特定情况外，通常不需要切除：①腔内转移导致显著血流动力学障碍，并进展为心脏失代偿；②孤立性心脏疾病患者原发性肿瘤得到控制且预期预后良好。

6　小结

心脏肿瘤罕见，即使它们是良性的，也可导致严重的并发症，如心腔内梗阻和致命性心律失常。影像学检查在可疑肿瘤的评价中起着核心作用，伴随着多模态成像技术的普及，其已经能够更准确地区分心脏肿物，以提供最佳的治疗管理方案。影像学不仅有助于确定可能的病因，还有助于规划进一步的诊断和治疗，无论是药物治疗、手术治疗，还是两者兼而有之。

第 36 章

心血管疾病与癌发生机制生物标志物

在美国，心血管疾病和癌症是导致美国人就医和死亡的主要原因，成为公共卫生事业的沉重负担。虽然以前认为两者是独立的疾病，但是近期人们开始关注这两种威胁健康的重大疾病之间潜在的相互作用。事实上，癌症治疗的潜在心血管毒性众所周知。除了与临床治疗相关的心血管毒性外，人们对心血管疾病和癌症的流行病学和生物学重叠部分更感兴趣，包括与两者的发病率和进展相关的共同危险因素和病理生理过程。

人类肿瘤发生的基本过程由肿瘤的几个基本特征组成，包括持续增殖、细胞死亡抵抗、血管生成、基因组不稳定性和诱导炎症。重要的是这些致癌的生物学过程也是其他疾病病理过程的中心环节，比如心血管疾病。基于心血管疾病和癌症的生物学重叠部分，最近的研究聚焦于两者之间关联的潜在机制，以及血循环标志物如何为两种疾病提供诊断、治疗和预后。本章重点讨论心血管疾病和癌症中几个关键的代表性生物学标志物，包括炎症、细胞增殖、细胞死亡抵抗、神经激素应激、血管生成和基因组不稳定性，并阐述这些生物标志物与各自心血管和癌症疾病预后的关联。尽管这些生物标志物似乎提供了心血管疾病和癌症的预后信息，但未来的研究仍有必要阐明它们的作用机制，并提示它们在临床实践中的潜在效用。

1 炎症反应：hsCRP、IL-6和ST2

免疫失调通常以血液和组织中促炎标志物水平升高为特征，但缺乏明确的诱发因素，这与一些与年龄相关的慢性疾病有关，包括心血管疾病和癌症。炎症通常是生物衰老和存在功能障碍的特征。炎症的增加归因于多种潜在机制，包括免疫细胞的原发性失调、细胞衰老或遗传易感性。此外，肥胖等因素与炎症有关，腹部和内脏脂肪细胞产生促炎因子。

血管炎症是动脉粥样硬化发病和进展的主要因素。尽管因果关系仍有争议，但循环中的促炎因子独立于传统危险因素，包括高敏C反应蛋白（hypersensitive c reactive protein，hsCRP）和白介素（interleukin，IL）-6，其水平的增加与心血管疾病风险相关。此外，hsCRP可用于预测心血管疾病风险，并经常用于扩大心血管风险管理的干预人群范围。例如，瑞舒伐他汀治疗，对于无高脂血症合并hsCRP升高患者，是预防其主要心血管事件、减少其心血管风险的策略。

因此，抗炎治疗干预，特别是靶向治疗CRP/IL-6/IL-1信号轴，可能会改善心血管预后。一项纳入超过10 000例患者的随机试验显示，抗IL-1β单克隆抗体卡那单抗可改善心肌梗死后残余炎症（hsCRP升高）患者主要心血管事件的二级预防效果。一项探索性分析也表明卡那单抗治疗可降低肺癌发病率，表明这种抗炎干预可能使肿瘤患者潜在获益。因此该研究激发大量关于卡那单抗治疗转移性非小细胞肺癌的总体生存率、安全性及潜在获益的试验。通过量化hsCRP观察抑制炎症反应对心血管疾病的临床效果，有助于研发肿瘤的新疗法。

癌症和炎症之间的关系复杂，炎症因子同时起着良性和不良的双重作用，诱导IL-6表达与组织损伤或应激相关。肿瘤微环境中的IL-6表达失调激活等一系列肿瘤特征，促进肿瘤生长，包括组织侵袭和转移、血管生成、DNA损伤修复和抗凋亡作用。肿瘤微环境中的炎症因子可能促进肿瘤生长并形成对癌症治疗的耐药性。

血清或肿瘤组织IL-6水平升高存在于多种疾病的恶性肿瘤中，如乳腺癌、前列腺癌、肾癌和肺癌，促进侵袭性肿瘤生长，对癌症治疗反应减弱，预后差。炎症生物标志物的预后意义已在多种肿瘤情境中得到证实。例如，在转移性结直肠癌患者中，C反应蛋白或IL-6基线水平升高均可导致总体生存率进一步下降。一项纳入超过8000例健康个体参与的前瞻性观察队列研究发现，炎症标志物的升高对新发癌症的诊断有预测价值。同样的研究也表明心力衰竭可能通过激活炎症通路促进肿瘤的发生发展。此外，一项超过 6000 例参与者的国家队列研究显示，IL-6 的升高可独立预测这两种疾病的全因死亡率和癌症相关死亡率。

肿瘤抑制因子 2（tumor suppressor 2，ST2）是 IL-1 超家族的成员之一，IL-33 的受体是主要的促炎细胞因子。肿瘤抑制体 2 的跨膜亚型（ST2L）在心肌细胞、成纤维细胞和多种免疫细胞中均有表达，包括巨噬细胞、T 细胞、嗜碱性粒细胞、嗜酸性粒细胞和肥大细胞。IL-33 与 ST2L 结合引发下游炎症的级联反应。相反，可溶性 ST2 作为诱饵受体阻隔与游离 IL-33 结合，从而促进抗炎作用。

IL-33/ST2 炎症信号似乎在心肌应激中反应性上调，并通过抑制细胞凋亡、心肌肥厚和纤维化促进心脏保护作用，而可溶性 ST2 会阻断这些有益作用。因此，可溶性 ST2 对于心衰患者的阴性预后价值引起了人们极大的兴趣。据报道，可溶性 ST2 在急性和慢性心衰患者中均升高，可溶性 ST2 表达升高与不良的心肌重构、疾病严重程度和不良预后有关。一项包括 4835 例急性心力衰竭住院患者的涵盖 10 项研究的荟萃分析显示，入院时可溶性 ST2 水平可预测全因死亡率和心血管死亡率。出院前可溶性 ST2 水平也可预测全因死亡率、心血管死亡率和心衰再住院率。在慢性心衰、稳定的冠状动脉疾病、心肌梗死和急性主动脉夹层患者中也观察到类似的不良预后。

IL-33/ST2 信号通路也可通过招募影响肿瘤表型的免疫细胞来调节肿瘤微环境，研究已证实该通路参与多种恶性肿瘤的发生进展过程。尽管有报道称其在一些恶性肿瘤中有相反的作用，但更多的是可溶性 ST2 升高与疾病恶化和预后变差有关。例如，对于雌激素受体阳性乳腺癌患者，与健康对照组相比，循环血中可溶性 ST2 水平显著升高，与血管生成标志物和预后因素正相关，如年龄、疾病分期、组织学类型和肿瘤大小。同样，对于接受全身化疗的胰腺癌患者，血浆可溶性 ST2 升高与较差的总体生存率独立相关。肝细胞癌中可溶性 ST2 表达下降与总体生存率的改善相关，独立于已公认的预后变量，支持可溶性 ST2 升高与临床癌症预后呈负相关关系。

2   细胞增殖：重组人半乳凝素-3

半乳凝素代表对 β-半乳糖苷高度亲和的碳水化合物结合蛋白家族，广泛表达于人体组织，包括上皮和内皮细胞、感觉神经元和免疫细胞。虽然半乳凝素主要位于细胞质，但它也可以定位于细胞核、细胞表面或细胞外间隙，并可在循环血清中被检测到。因此，半乳凝素在许多生物学功能中发挥着动态作用，包括增殖、分化、血管生成、细胞粘附和免疫系统调节。特别是，半乳凝素-3 是一种通过旁分泌作用刺激细胞增殖的促细胞分裂素。

半乳凝素-3 通过这些增殖功能，在心血管组织重塑的发病机制中发挥作用，并且是反映心脏纤维化和炎症的代表性生物标志物。因此，半乳凝素-3 在心衰患者中的预后价值得到了最广泛的研究。在大量慢性心力衰竭患者中检测到半乳凝素-3 表达增加，其表达水平随着时间的推移与代表心力衰竭严重程度的多个标记物结果呈正相关关系（高敏肌钙蛋白、NT-proBNP、左心室射血分数、估计的肾小球滤过率和 hsCRP），同时预示心血管预后不良（定义为死亡、猝死与复苏、心衰住院或门诊静脉注射血管活性药物≥4 小时）。同样，一项冠心病伴慢性心衰患者的前瞻性队列研究显示，与射血分数降低的心衰患者相比，半乳凝素-3 升高与死亡率和再住院独立相关，尤其是对于射血分数保留的心衰患者。半乳凝素-3 的预后效用可能不受常见心衰治疗的影响，包括血管紧张素转换酶抑制剂、血管紧张素受体阻滞剂或盐皮质激素受体拮抗剂。然而，单独来看，它最终的预后价值在某种层面上不如其他心血管生物标志物（如 NT-proBNP），半乳凝素-3 的主要作用可能是与其他已知的心力衰竭生物标志物联合使用。例如，半乳凝素-3 合并脑钠肽升高是急性失代偿心衰患者出院后心血管事件的有力预测因素。

由于半乳凝素-3 具有有丝分裂的功能，可促进细胞增殖和分化，因此学界发现了其作为癌症生物标志物的价值。与健康人群相比，癌症患者血清中半乳凝素-3 升高，并在由局部肿瘤进展到转移瘤的过程中进一步升高。然而，半乳凝素-3 在癌组织的表达复杂，可能因恶性肿瘤种类而异，在甲状腺、胃肠、肝胆或胰腺恶性肿瘤中表达升高，而在乳腺和前列腺恶性肿瘤中表达下调。这些发现可能部分解释了在这些不同的恶性肿瘤进展过程中半乳凝素-3 从细胞核到胞质转位的变化情况。

与心血管疾病相似，半乳凝素-3 在癌症患者中具有预后价值。一项包括 36 项研究的荟萃分析评估癌症组织和（或）血清半乳凝素-3 表达与其临床预后的关系，研究显示半乳凝素-3 升高与总体生存期和无病生存期恶化相关。许多研究发现，临床上半乳凝素-3 升高导致癌症预后较差。循环血半乳凝素-3 可能通过促进内皮细胞粘附和逃避免疫监视导致癌症播散转移。半乳凝素-3 也可能通过促进免疫抑制肿瘤微环境和结合 T 细胞受体，减少 T 细胞的激活而促进癌细胞存活。鉴于这些研究中半乳凝素-3 在促进肿瘤生长、转移和免疫抑制方面的作用，早期临床试验正在评估新型半乳凝素-3 抑制剂（例如 GR-MD-02）联合免疫检查点抑制剂治疗晚期癌症，例如 GR-MD-02 + 派姆单抗治疗黑色素瘤、非小细胞肺癌和头颈部鳞状细胞癌患者（NCT02575404），GR-MD-02 和伊匹单抗治疗转移性黑色素瘤患者（NCT02117362）。在这些研究中，了解调节这一通路对心脏重构的潜在影响也是有益的。

3 抵抗细胞死亡：GDF-15 和 cTnT

细胞应激反应是一种普遍的防御机制，是应对生物衰老或疾病破坏内外环境压力的机制，并触发细胞凋亡程序。这些外部压力包括缺氧、炎症、端粒侵蚀或氧化应激。生长分化因子（growth differentiation factor，GDF）-15 是转化生长因子-β 细胞因子超家族的成员，是代表细胞应激基本应答的生物标志物。GDF-15 基因启动子包含 p53 转录因子的 2 个结合位点，p53 转录因子本身可被多种细胞应激机制激活。因此，GDF-15 表达增加与急性或慢性细胞应激源触发 p53 介导的应答有关，这通常是生物衰老和疾病的基础。

鉴于 GDF-15 与细胞应激、衰老和疾病相关，多项研究评估了循环血中 GDF-15 水平在心血管和非心血管疾病中的预后价值。在患有心血管疾病或已知心血管疾病危险因素（定义为性别为男性、吸烟、高血压、糖尿病、低密度脂蛋白胆固醇升高和高密度脂蛋白胆固醇降低）的社区居住患者中，GDF-15 的浓度代表潜在的心血管疾病严重程度，独立于传统检测手段。同样，女性健康研究中的对超过 500 例无心血管病史的妇女进行的前瞻性的巢式病例对照研究显示，随着 GDF-15 表达的增加（＞856 pg/ml），致命或非致命心血管事件风险增加了 2.7 倍。队列研究显示，GDF-15 浓度升高与心力衰竭事件、主要心血管事件和全因死亡率相关。

在 GDF-15 与肿瘤预后之间也发现了类似的预后相关性。一项针对老年人展开的研究显示，GDF-15 的增加与所有癌症的死亡率增加有关。成人纵向研究同样显示，除了与致命或非致命心血管事件相关外，GDF-15 增加可独立预测癌症诊断率或癌症死亡率，并与随访研究中的男性和女性结直肠癌诊断发生率相关。

尽管这些关联表明 GDF-15 具有潜在的心血管和肿瘤预后价值，但该生物标志物缺乏组织或疾病特异性，限制其成为有效的筛查或诊断手段。GDF-15 最终可能在细化患者风险分层、丰富治疗干预的评估手段方面发挥重要的作用，能有效地降低心血管和癌症的发病率和死亡率。

心肌肌钙蛋白（cardiac troponin，cTn）作为心脏损伤和细胞死亡的敏感性和特异性标志物，在评价心脏损伤和功能障碍方面有明确的诊断和预后价值。此外，cTn 作为早期识别癌症治疗相关心脏毒性的补充方法已得到广泛研究。然而，尽管一些研究已经证明了 cTn 水平升高与随后癌症治疗相关心脏毒性发展之间的关系，但仍不清楚常规评估 cTn 是否能改善长期临床结果。此外，肿瘤人群通常伴有其他疾病，cTn 的检测特征仍然不确定。

然而，cTn 对原发系统性淀粉样变或轻链型淀粉样变的肿瘤有明确的预后价值，浆细胞增殖失调导致的免疫球蛋白轻链来源的淀粉样蛋白沉积，可导致多器官功能障碍。特别是大多数轻链型淀粉样变患者存在心肌淀粉样蛋白浸润，临床预后高度依赖于心脏受累程度。此外，轻链沉积物可能有直接的心脏毒性。因此，作为心脏损伤和功能障碍的生物标志物，cTn 水平≥0.025 ng/ml 是轻链型淀粉样变的主要预后标志物，这表明 cTn 是同时反映原发性心脏疾病和肿瘤状态的损伤和预后的现成的生物标志物。

4 神经激素应激：血管活性肽和利尿激素

心血管神经激素，如 NT-proBNP，通常是急性或慢心衰患者的预后生物标志物。然而，在癌症患者中也发现了心血管神经激素水平的升高。这些神经激素可能由肿瘤血管内皮的恶性细胞产生，通常在启动抗癌治疗引起的潜在心脏毒性之前已出现异常升高。例如，一项对转移性肾细胞癌患者的前瞻性研究显示，大约16%的患者 BNP 基线浓度升高（＞100 pg/ml）。然而其功能意义以及对心脏和（或）癌症相关风险的潜在影响尚不清楚。

一项前瞻性跟踪研究旨在评估心血管循环中的神经激素〔包括 NT-proBNP、中间片段心房利钠肽前体（MR-proANP）、肾上腺髓质素前体中段胎（MR-proADM）和 C 末端内皮素-1 前体（CT-proET1）〕的基线水平与随机人群中首次诊断肿瘤患者的全因死亡率之间的关系。被纳入研究的癌症患者中大多数没有心血管疾病病史，经检查没有显著的心电图或超声心动图改变，而且 NT-proBNP ＜ 400 pg/ml。在部分癌症患者中发现 NT-proBNP、MR-proANP、MR-proADM 和 CT-proET1 的浓度升高（高达参考上限的 100 倍），并且表达水平随着病情进展逐步升高。此外，神经激素升高与总生存率下降独立相关。这些神经激素水平的升高也与促炎标志物的升高相关，包括 IL-6 和 hsCRP。

另外，神经紧张素是一种神经激素，并具有广泛的心血管生理作用，包括调节心率和影响心肌与血管功能。神经紧张素与去甲肾上腺素共存于心脏交感神经中，并在空间上与冠状动脉血管并行。神经紧张素及其细胞内受体 sortilin 的失调与冠状动脉疾病和不良心肌重构事件的进展有关。

一项研究显示，神经紧张素的片段前体性质稳定，可称之为神经紧张素前体，它与心血管事件和心血管死亡率相关。血浆 log-神经紧张素前体浓度可预测心血管疾病的发生率。血清 sortilin 水平也与主要的心脑血管不良事件和腹主动脉钙化的风险增高有关。

神经紧张素及其受体在许多癌症患者中表达上调，包括乳腺癌、卵巢癌、前列腺癌、结肠直肠癌和胰腺癌。神经紧张素似乎与激素反应性癌症有特殊的关联。前列腺癌中产生去雄激素治疗刺激神经紧张素，乳腺癌中雌激素受体阳性细胞增殖与神经紧张素表达有关（而在三阴性乳腺癌中未观察到类似现象）。神经紧张素前体升高与女性乳腺癌发病率相关。受体拮抗剂（如 SR48692，一种神经紧张素受体 1 拮抗剂）在多项在研项目中显示出对上述一些疾病的应用前景。

这些发现揭示了肿瘤人群心血管神经激素生物标志物的潜在交互作用和功能意义。血管活性肽在心血管疾病的发生和进展中发挥着重要作用，因此可通过心血管药物进行有效控制并调控某些肿瘤疾病。研究表明，多种心血管神经激素与肿瘤进展有关。因此，在肿瘤人群中神经激素升高与较差的预后相关，可能是肿瘤增殖效应或肿瘤潜在影响心血管功能。

5　血管生成：sFlt-1 和 PlGF

血管病变是心血管疾病和癌症的研究热点，因为心血管系统和不断增长的肿瘤都需要调节和维持血液供应。胎盘生长因子（placenta growth factor，PlGF）属于血管内皮生长因子（vascular endothelial growth factor，VEGF）家族中的一员，在血管生成中起着关键作用，而可溶性 FMS 样酪氨酸激酶 1（soluble FMS like tyrosine kinase-1，sFlt-1）是 Flt-1 剪切变体（也称为血管内皮生长因子受体 1），在循环血液中能够阻隔和抑制胎盘生长因子活性。这些血管生成的生物标志物均与心血管疾病和癌症的临床预后相关。

与对照组相比，急性心肌梗死患者 sFlt-1 浓度增加并且与住院时间相关，sFlt-1 可预测急性重症心衰的发展转归。此外，在可疑急性心肌梗死的患者中，sFlt-1＞84 ng/l 和 PlGF＞20 ng/l 均可预测随访 1 年的死亡率。一项对慢性心力衰竭患者的调查显示，sFlt-1 水平最高四分之一组（＞379 pg/ml）患者发生不良事件的风险增加了 6.17 倍，不良事件包括全因死亡率、心脏移植和置入心室辅助装置。此外，该调查还研究了 PlGF 与 sFlt-1 的比值（PlGF/sFlt-1）。对于稳定型冠状动脉性疾病患者，较高的 PlGF/sFlt-1 比与全因死亡率和心血管事件（心血管死亡、非致死性心肌梗死、非致死性脑梗死、心力衰竭住院和持续血液透析）风险增加相关。

VEGF 家族促进内皮细胞存活，与肿瘤发生、侵袭和转移密切相关。尽管 sFlt-1 本身似乎与肿瘤预后没有直接关联，但 sFlt-1 和 PlGF 的表达失衡与某些癌症的预后有关。此外，临床前期研究表明，抑制 PlGF 表达可减少肿瘤生长和转移，PlGF 参与促进肿瘤免疫逃逸的机制。自 2005 年以来，几种血管内皮生长因子及其受体的靶向药物已普遍用于治疗许多疾病的实体恶性肿瘤，包括肾细胞癌、甲状腺癌和肝细胞癌。尽管这些抗 VEGF 治疗在肿瘤预后方面取得了显著的改善，但它们也与临床上重要的心血管毒性有关，包括高血压和心肌病的发生率增高。然而，VEGF 在定义心血管毒性风险方面的临床重要程度，特别是对于接受这些治疗的癌症患者，仍有待商榷。尽管如此，这些发现支持肿瘤发生和正常心血管功能共同依赖于 VEGF 生物学途径。

6　基因组不稳定性：克隆造血作用

克隆造血用于描述源于单个造血干细胞前体的血细胞大量增殖的现象，是血液系统恶性肿瘤的一个典型特征，也是人类衰老的常见现象。因此老年人出现的克隆造血现象具有未定潜能克隆造血（clonal hematopoiesis of indeterminate potential，CHIP）的特点。通常 CHIP 能驱动人体发生变异产生克隆造血，使血液恶性肿瘤（如 DNMT3A、TET2、ASXL1 和 JAK2）突变基因发生频率至少有 2%，但尚未达到血液系统恶性肿瘤的临床病理诊断标准。事实上，在 15% 的 ＞70 岁人群中和 30% 的 ＞85 岁人群中可能有潜在的 CHIP。CHIP 导致每年发生血液肿瘤的风险为 0.5% ～ 1.0%，所以学界认为 CHIP 是恶性肿瘤的前期状态，与总体生存率下降相关。除了年龄，CHIP 明确的危险因素包括性别为男性、吸烟和端粒酶逆转录酶的种系多态性，端粒酶逆转录酶是编码端粒酶复合体的基因。

值得注意的是，CHIP 除了代表潜在的恶性肿瘤前期病变外，还与心血管风险增加有关，其中包括心肌梗死、卒中和心血管相关死亡率的风险。校正传统危险因素影响后，与无克隆造血的患者相比，CHIP 患者发生心血管疾病的相关风险增加了近一倍。尽管年龄增长与心血管疾病和 CHIP 都相关，但在小于 50 岁的患者中，CHIP 和心血管风险之间仍然存在强相关性，与非 CHIP 携带者相比，CHIP 携带者心血管风险增加了近 4 倍。此外，无论克隆造血最终是否发展为明确的血液恶性肿瘤，CHIP 携带者都可能出现不良心血管预后。此外，尽管大规模克隆增殖增加恶性肿瘤转移的风险，但尚不清楚外周血液循环中突变克隆的负荷是否与心血管风险相关。

目前学界正在积极研究与心血管疾病关联的生物学根基，发现可能是克隆来源的细胞（单核细胞和巨噬细胞）和血管内皮相互作用的病理生理机制，诱导血管炎症和加速动脉粥样硬化发生。在低密度脂蛋白受体缺陷的动脉粥样硬化小鼠模型中，巨噬细胞 TET2 表达下调促进 IL-6 和 IL-1β 炎性因子分泌，导致炎症相关动脉粥样硬化斑块进展。

实际上，目前并没有在所有临床项目中例行检测 CHIP。此外，该检测能否提示 CHIP 携带者需要一个可相对减少心血管疾病风险的治疗策略还未可知。未来的研究需要了解对于携带这种新型心血管生物标志物的患者，降低其心血管疾病风险策略的意义，以及 CHIP 如何影响癌症患者的筛查和治疗决策。

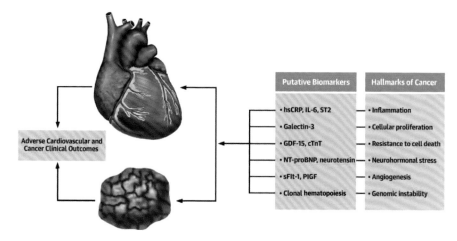

图 36-1　心血管疾病与肿瘤的共同病理生理学机制

7　临床和治疗意义

生物标志物用于心血管和肿瘤医学的诊断和预后，并用于筛选需要干预降低风险或治疗疾病的患者。例如，低密度脂蛋白升高用于甄别哪些患者将从他汀治疗中获益，前列腺特异性抗原水平用于筛查前列腺癌和指导疾病监测时间。展望个体化医疗的时代，新机制中的生物标志物有望用于提示和改善心血管疾病和癌症的预后。了解这些生物标志物的作用不仅可以知道现有治疗方法的应用原理，而且可以发现靶向治疗心血管疾病和癌症的新策略。如前所述，卡那单抗就是这样的例子。

经证实，还有其他常用的心血管药物会影响上述生物标志物，而且有益于心血管和肿瘤预后。他汀类药物的经典作用是降脂和减少心脏事件，同时在癌症治疗中也发挥作用。他汀通过修饰细胞信号通路，促进细胞凋亡和减少癌细胞增殖。此外，他汀类药物能降低 hsCRP 水平，可以抑制血管生成。一项荟萃分析显示，他汀治疗似乎优于单一肝癌治疗，在乳腺癌治疗中，他汀类药物与降低死亡率和复发率相关。

尽管众多生物标志物显示出与癌症和心血管疾病临床预后显著的预后相关性，但未来的研究仍需要阐明它们的作用机制以及它们在风险预测、筛查和治疗监测方面的潜在临床效用。随着心脏病学和肿瘤学领域的发展，生物标志物有望用于指导横向治疗策略，新药开发将能够用于多种适应证，并改善心血管和肿瘤预后。

8　小结

心血管疾病和癌症是美国最普遍和最致命的疾病，虽然通常被视为不同的疾病过程，但最近的研究发现，这些领域之间存在显著的重叠现象。特别是许多"癌症的特征"，包括细胞死亡抵抗性、炎症、细胞增殖、血管生成和基因组不稳定性，表明癌症与心血管疾病有共同的病理生理过程。研究心血管疾病和癌症相关的生物标志物机制能更好地理解这些共有通路，并为这些疾病的风险预测、筛查、治疗监测和新药研发提供重要机会。事实上，评价标准的心血管生活方式干预（如 NCT02750826）和药物作为潜在的预防或治疗癌症的策略，已经取得了进步。随着研究在心血管肿瘤学领域的扩展，其将关注包括共同流行病学与心血管疾病和癌症的潜在机制。毫无疑问，研究共同的生物标志物将在提升基础认知和临床转化方面发挥关键作用。用于诊断、预后和预测的生物标志物的作用，以及可以有效治疗癌症并降低心脏毒性风险的新疗法亟需阐明。

第 37 章

冠状动脉 CT 的临床应用和进展

近 10 年使用冠状动脉计算机断层血管造影（coronary computed tomographic angiography，CCTA）评估冠状动脉疾病（coronary artery disease，CAD）的模式发生了巨大转变。越来越多的证据支持 CCTA 可应用于该疾病发展的各个阶段，包括从处于 CAD 亚临床阶段的诊断到急性胸痛的评估。此外，CCTA 可进行无创量化斑块负荷的检测和高危斑块的识别，有助于疾病的诊断、预后和治疗，尤其适用于评估免疫驱动机制相关的心血管疾病。CCTA 的新兴应用侧重于血流动力学指数的检测和斑块特征的描述，有助于提供个性化的风险评估，改进疾病检测并进一步指导治疗。

1 动脉粥样硬化：从斑块病理学到 CCTA

CCTA 是一种有效的影像学检查方法，越来越多地成为诊断 CAD 的一线检查，对患者的预后具有重要意义。此外，CCTA 可成像显示动脉粥样硬化从斑块形成到斑块进展、斑块破裂的各个阶段。源自 CCTA 的创新工具可以帮助了解动脉粥样硬化斑块的发展，有助于 CAD 患者的风险分层和医疗决策。CCTA 的进展使辐射暴露最小化，能有效显示冠状动脉特征，动态观察个体动脉粥样硬化的进展。因此，CCTA 为进行包括免疫学、病理学、放射学和心脏病学在内的多学科研究提供了一个中心平台，以加深学界对 CAD 的理解，改进患者的治疗策略。

本章重点讨论目前对 CCTA 动脉粥样硬化斑块病理学的理解及其在临床实践的转化，进一步介绍 CCTA 如何用于鉴别冠状动脉斑块的成分和形态学以及心血管事件预后的预测，阐述与成像采集、图像分析和表征以及流体力学计算相关的新兴 CCTA 技术。

在探讨 CCTA 之前，必须清楚 CAD 的病理基础，这也决定了 CCTA 成像的特征。动脉粥样硬化是一种多因素全身性疾病，最常见于血管分支处和缓慢进展的低剪切应力区域。动脉粥样硬化早期为非动脉粥样硬化性内膜病变，包括内膜增厚和内皮下脂肪沉积，这些病变逐渐进展至病理性内膜增厚、纤维斑块、薄帽纤维斑块。随着病变进展，斑块变得易损及易破裂。这些病变可导致冠状动脉急性血栓形成，其中最常见的原因是斑块破裂，但其也可由斑块侵蚀和斑块裂隙引起。此外，随着动脉粥样硬化病变的进展，新生血管出现，组织病理学检查显示滋养血管以及巨噬细胞和 T 淋巴细胞浸润增加，同时血管狭窄和坏死核心面积增加，表明免疫细胞在斑块进展中起关键作用。

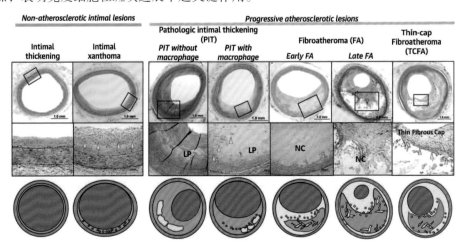

图 37-1　人类冠状动脉粥样硬化的演变

与斑块侵蚀和稳定型 CAD 相比，斑块内出血是斑块破裂中最常见的斑块病变，并且斑块内出血含有大量的胆固醇碎片、巨噬细胞和不断扩大的坏死核心，可能增加斑块的易损性。但是，易损病变往往会随着时间的推移而演变，也可转变为相对稳定病变。不稳定病变组织病理学的表现包括斑块内出血、新生血管、斑块反复愈合和破裂，这可以解释某些病变快速进展为斑块破裂，从而诱发急性冠状动脉综合征（acute coronary syndrome，ACS）。

CAD 中的钙化与斑块进展相关，可通过 CCTA 和无对比剂的 CT 以钙化评分的形式显示。可以从动脉粥样硬化病变的组织病理学上看到钙化的冠状动脉斑块，从早期的内膜微钙化开始，发展为纤维性斑块中的点状和小片状钙化，然后发展为片状钙化和钙化结节。CCTA 上显示的不同的钙化形态与组织学相关性较好，并可能在判断易破裂斑块的预后和风险分层中发挥作用。例如，CCTA 上的点状钙化与组织病理学上的点状和小片状钙化相对应，其与弥漫钙化或片状钙化等致密钙化相比，会导致斑块破裂的风险增大。此外，最近的一项病例对照研究发现，CCTA 可监测 >1000 HU 的致密斑块，也称为 "1K" 斑块，与未来 ACS 的风险较低相关，提示测量 1K 斑块可能优化风险分层。

除了 CCTA，冠状动脉粥样硬化的组织病理学特征还可以使用其他成像技术表示，包括血管内超声（intravascular ultrasound，IVUS）、光学相干体层成像（optical coherence tomography，OCT）和近红外光谱（near infrared spectroscopy，NIRS）。例如，IVUS 和 NIRS 的定量分析已用于识别斑块特征，例如富含脂质的坏死核心。这种斑块的 "虚拟组织学" 特征也应用于 CCTA，并与组织病理学和 IVUS 结果进行了验证。然而，与 OCT 和 IVUS 相比，CCTA 有限的空间和时间分辨率一直以来都限制了其区分斑块亚型和检测斑块破裂的能力。此外，钙化可能在 CCTA 引起假性放大效应，例如钙化隆起和部分容积伪影可导致 CCTA 对狭窄程度的高估。多种报告显示了不同的结果，与 IVUS 相比，CCTA 可能低估或高估管腔面积。

新兴技术有望弥补 CCTA 既往测定斑块特征的一些局限性，通过对患者特定影像的恢复、减少钙晕以及机器智能等办法来加强对斑块组织学特征的检测能力，达到可媲美基于导管的相关检测方法的程度。

2　CCTA 在临床实践中的应用

近年来，临床应用 CCTA 日益增多，部分是源于越来越多的循证医学证据的支持，并且与功能检测相比，CCTA 成本类似或更低。目前欧洲已将 CCTA 纳入胸痛患者和 CAD 患者的一线检查方式。

CCTA 的应用涉及几个方面，从急诊时对疑似 ACS 的评估，到心脏手术前的计划，再到缺血功能评估的随访，以及之前少数导管介入的病例。CCTA 也应用于肝移植前的冠状动脉评估。尽管多项研究表明 CCTA 往往高估阻塞性 CAD，但仍建议其用于评估所有胸痛稳定的患者。CCTA 具有很高的阴性预测值（＞95%），这一特点极大地推动了 CCTA 的临床应用，尤其适用于低到中等 CAD 风险的患者。

与传统的功能学试验相比，CCTA 能更好地预测阻塞性 CAD，也是阻塞性 CAD 的不良预测因素。一项研究在稳定性胸痛患者中前瞻性地比较了 CCTA 与几种功能评估，包括单光子发射 CT（single-photon emission computed tomography，SPECT）、正电子发射断层扫描（positron emission computed tomography，PET）、超声心动图和心脏磁共振，结果显示 CCTA 是检测 CAD 的最准确的无创成像方式。两项随机对照试验都证明，在稳定性胸痛患者中 CCTA 分别与功能学试验和标准治疗相比均具有更好的预后价值和心血管事件预测价值。此外，5 年随访表明，CCTA 优先策略较标准治疗在不增加有创检查的情况下显著减少心肌梗死和 CAD 死亡的发生率，但是与功能评估相比，CCTA 优先策略并没有改善临床结果。试验显示，CCTA 的提示预后优势在对 2 型糖尿病患者的亚组分析中更加明显，在这类人群中可作为首选诊断方法，但亦需要更多的前瞻性试验来验证。最后，一项荟萃分析显示，与常规治疗相比，CCTA 优先策略使心肌梗死相对减少了31%。除了诊断的有效性，在对可疑 CAD 进行选择性有创检查之前结合 CCTA 分析的方法也显著降低了诊断成本，同时减少对冠状动脉造影的需要。

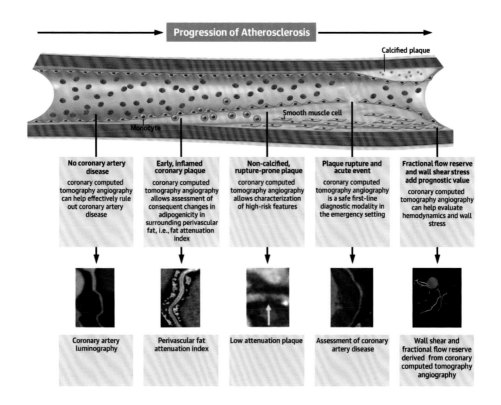

图 37-2　CCTA 在冠状动脉疾病诊断的应用

　　CCTA 检查在急诊科中发挥着至关重要的作用，在美国每年约有 700 万人次因胸痛而就诊，占所有就诊人次的 5.4%。虽然大多数就诊患者的胸痛原因最后是非心原性的，但急性心肌梗死的漏诊导致死亡率显著增高，并且在急诊医疗诉讼费用中占了相当大的比例（20%）。多项在急诊科开展的多中心临床研究表明，对于表现为急性胸痛的中低危患者，CCTA 是一种安全、快速和有效的排除 CAD 的工具，可以缩短诊断时间和住院时间。初步研究表明，CCTA 或心脏磁共振在非 ST 段抬高心肌梗死患者中作为有创冠状动脉造影前的第一步是安全的，与常规治疗相比，CCTA 的住院率、主要不良心脏事件和并发症发生率相似，但还需更多更大规模的研究来评估其价值。目前针对中低风险患者的评估方法可能会遗漏罪犯血管病变，而 CCTA 可以提高罪犯血管的识别率，提高治疗效果和降低医疗费用。

　　与非增强 CT 扫描获得的冠状动脉钙化评分（coronary artery calcium score，CACS）相比，CCTA 在临床上具有显著的优势，其提示动脉粥样硬化的存在，是未来发生冠状动脉事件的确定预测指标。CCTA 价格低廉，重复性好，能够检测出

CAD 高危或低危患者。与冠状动脉造影相比，CCTA 还可以识别冠状动脉狭窄的严重程度，以及斑块的成分和形态，包括钙化斑块和非钙化斑块。这一点特别有价值，因为与钙化斑块相比，非钙化斑块与增加全因死亡率有关。此外，CCTA 可以捕捉到 CAD 治疗过程中的斑块变化，因此有可能用于临床上识别治疗的反应。

然而，CCTA 在临床上的应用存在个体差异。首先，对于有高度钙化、病态肥胖、置入多个或小直径支架、心率过快或非窦性心律的患者，成像质量可能受限。其次，CCTA 需要静脉使用含碘造影剂，具有潜在的肾毒性，并且仍难以避免过度使用 CCTA。对于预测患病概率高的 CAD 人群，CCTA 使用应该受限，因为对于此类患者，有创的冠状动脉造影术可能更合适。

3　CCTA 评估高危斑块和随时间变化的斑块特征

除了考虑冠状动脉狭窄的严重程度外，冠状动脉斑块进展也是未来发生心肌梗死的主要决定因素之一。这种风险有时与易损斑块合并存在，如何准确评估其未来风险则变得更为复杂。CCTA 正好具备这方面的优势，作为一种稳定并且经过验证的研究工具，其不仅可以准确、无创地量化斑块及显示斑块的特征，而且还可用于跟踪斑块特征随时间的变化，评估斑块对治疗的反应，从而有助于预测斑块的快速进展和药物无反应。

利用 CCTA 检测冠状动脉粥样硬化斑块的能力已经积累了大量的临床研究数据，研究结果提示某些斑块形态和特征与不良 CAD 结果有关。这些根据 CCTA 图像人为识别出的高危斑块特征与组织学及 IVUS 识别的高危斑块高度匹配，与未来发生 ACS 相关。这些特征最初基于在组织病理学样本中进行的成分分析，证明了易损性的斑块存在特异的组织结构，即纤维帽薄、巨噬细胞浸润重和坏死核心大。其中后两个特征尤其重要，与低衰减斑块有关，CCTA 可以根据 Hounsfield 单位进行评估。CCTA 上可识别的几个高危特征包括正性重构、低衰减斑块、点状钙化和餐巾环征等与 IVUS 定义的薄纤维帽动脉粥样硬化斑块相对应，预示着更大的斑块破裂风险。

高危斑块在临床上有重要意义，也是易损、易破裂病灶的可靠标记。试验表明，具有一个或多个冠状动脉节段正性重构或低衰减斑块特征的患者 CAD 死亡或患非致命性心肌梗死的风险更高。此外，使用半自动斑块分析软件从 CCTA 量化低衰减斑块负荷是心肌梗死的最强预测因素，更优于 CACS 或管腔狭窄严重程度。尽管这些高危特征与心血管疾病预后密切相关，并具有很高的阴性预测值，但它们受到低阳性预测值的限制。但是，研究发现，与非狭窄和非进展性高危斑块患者相比，当高危斑块合并冠状动脉有意义的狭窄及斑块进展时，其心血管事件发生率更高，因此增加了这些特征的预后价值。此外，CCTA 显示的高危斑块的数量，除了能表示狭窄的严重程度外，还与临床事件有显著的相关性，这些斑块特征包括低衰减斑块、正性重构、餐巾环征和点状钙化。尽管 CCTA 在不同研究之间的高风险特征患病率存在差异，但研究普遍得出小结——高风险斑块的存在与 CAD 患者的风险评估相关。

通过定量 CCTA 结合斑块特征评估高危特征也被用于识别高危患者，特别是高危斑块会随着时间的推移而演变。一项研究将定量的 CCTA 用来比较 234 例接受 CCTA 后发展为 ACS 的患者和配对的对照组患者，结果显示，尽管 ACS 组中直径狭窄百分比是急性心肌梗死的多变量预测因素，但 65% 的患者和 75% 的先兆罪犯病变在 CCTA 检查时最大直径狭窄百分比<50%。虽然 ACS 患者和对照组之间在总斑块体积或直径狭窄百分比方面没有差异，但研究发现斑块成分有显著差异，包括纤维脂肪和坏死核心斑块体积以及 ACS 患者高危斑块特征的增加，说明了 CCTA 斑块成分和形态特征的重要性。

一项大型前瞻性研究证明了使用 CCTA 对 CAD 进行连续量化和表征的作用，该研究利用半自动斑块分析软件评估接受有临床指征的连续 CCTA 的患者冠状动脉粥样硬化随时间的进展。研究显示，他汀类药物的使用能延缓易破裂、非钙化斑块的进展并促进其向钙化斑块转化，从而增加斑块的稳定性。研究中使用机器学习技术评估斑块随时间进展的决定因素，并证明了定量 CCTA 表征在临床上的优越性，其有助于鉴别出有斑块进展风险的患者。定量 CCTA 分析也用来评估最佳药物治疗反应以及秋水仙碱在 ACS 患者中应用的效果，分析证明了随着时间的推移，对斑块特征的有利影响与高强度他汀类药物治疗无关。未来的研究应该进一步评估靶向治疗对冠状动脉斑块成分和形态（包括高危特征）的影响。

4 CCTA 在免疫驱动表型中的作用

炎症在动脉粥样硬化的发生发展中起关键作用，试验进一步证明了这一观点。卡那单抗是一种白细胞介素 1β 抑制剂，与安慰剂相比，在具有残余炎症风险的患者中减少了再发心血管事件，而残余炎症风险主要根据既往心肌梗死病史和高敏 C 反应蛋白水平大于 2 mg/l 来评估。此外，一些慢性炎症如人类免疫缺陷病毒、牛皮癣、类风湿性关节炎和系统性红斑狼疮具有高度的全身性炎症，心血管疾病的患病率亦增加，为研究全身性炎症和免疫激活对 CAD 的影响提供了自然疾病模型。

与非艾滋病患者相比，艾滋病患者心肌梗死的发病率显著增加，特别是在广泛获得抗逆转录病毒治疗延长生存期并将重点转移到慢性病治疗的情况下，研究艾滋病毒相关的心血管病的重要性突显了这一点。在这种情况下，艾滋病病毒携带者的心肌梗死发病率明显高于未感染艾滋病的患者，尤其是在广泛获得抗逆转录病毒治疗导致存活期延长并将重点转移到慢性病治疗的情况下。此外，与艾滋病毒相关的心血管疾病事件数量在过去 20 年中在全球范围内增加了两倍，这是一个重要的公共卫生问题，残留的炎症和免疫功能障碍在 CAD 的进展中起着主要作用。定量 CCTA 分析显示，在相对年轻的人类免疫缺陷病毒患者中，非钙化斑块负荷和高危斑块特征（包括低衰减斑块和正性重构）增加。人类免疫缺陷病毒患者的血管炎症和高危斑块形态在 18-氟脱氧葡萄糖 PET 和 CCTA 图像中被一起评估，这表明动脉炎症与低衰减斑块和正性重构的高风险斑块特征之间存在正相关关系。一项纵向随机对照试验评估了通过定量 CCTA 测量的人类免疫缺陷病毒人群对他汀类药物治疗的反应，该试验表明接受他汀类药物治疗的人类免疫缺陷病毒患者的非钙化斑块体积和高风险斑块特征减少。

同样，银屑病也是一种慢性炎症性疾病，与一般人群相比，银屑病心脏代谢疾病负担增加。定量 CCTA 表明，与 10 岁以上高脂血症患者和健康对照者相比，年轻银屑病患者的非钙化冠状动脉斑块负荷和高风险斑块特征增加。银屑病患者的观察性队列研究中的系列成像允许使用定量 CCTA 监测疾病。例如，研究已经证明，严重银屑病的生物治疗与斑块特征的良好调节相关，包括在 1 年随访中通过 CCTA 减少 6% 的非钙化冠状动脉斑块负荷和坏死核心体积。学界正在设计未来的试验，以评估不同抗炎疗法对这一患者群体 CAD 进展的影响。

最后，与普通人群相比，CCTA 捕捉到其他慢性炎症性疾病（如类风湿性关节炎和系统性红斑狼疮）患者的非钙化冠状动脉斑块负荷的患病率也有所增加。因此，CCTA 有助于确定各种免疫驱动条件下患者的 CAD 特征，并可能有助于识别有心血管疾病风险的患者。

5 新兴的 CCTA 技术

尽管定量 CCTA 和高风险特征得到了广泛应用，但根据影像人为地评估斑块仍存在巨大挑战，包括观察者的可变性、专家意见以及评估这些特征的耗时性。因此，已经出现专门用于提高识别高危斑块自动化程度的软件应用程序，包括冠状动脉 CT 血管造影分数血流储备（FFRCT）、血管周围脂肪衰减指数和血管壁剪切应力等技术，在了解斑块的解剖和生理意义以及改善风险分层方面有良好的应用前景。

CCTA 技术的进步，包括采集质量、空间和时间分辨率、辐射暴露和应用分析软件的改进，以及支持其用于临床和预后判断的数据，使 CCTA 成为冠状动脉成像的领先手段。此外，无创综合血流动力学、三维斑块评估和机器学习算法的应用有望通过改进诊断和预测、治疗反应预测和无创生理评估来优化冠状动脉成像，而且将这些技术整合到 CCTA 的标准报告中可以对患者进行个性化的风险评估，这对一级和二级预防均可产生重大影响。

CCTA 广泛使用的一个主要问题是辐射暴露，因为在流行病学研究中，长期暴露在低水平的辐射中与癌症风险增加有关。此外，2007 年的一项研究表明，与 CCTA 研究的辐射暴露相关的癌症发病率终身风险的增加不可忽视。近年来学界侧重于减少 CCTA 的辐射暴露，最初目标是实现亚毫西弗扫描。减少辐射的策略包括优化用于图像采集的 CT 扫描仪，涉及患者准备、X 射线束峰值管电压、管电流、准直、焦点大小、机架旋转时间、间距和视野/楔形选择之间的复杂相互作用，以及心电图扫描采集模式和图像处理的改进。

图像重建和计算能力的进步也使辐射剂量得以减少，CCTA 已从迭代重建方法发展到使用卷积神经网络和人工智能的下一代技术。研究表明，与 2007 年相比，

CCTA 在全球范围内的辐射暴露减少了近 80%，但是各中心之间的差异仍然很大。CCTA 持续较低的辐射暴露为连续评估 CAD 创造了新的机会，同时将患者的风险降至最低。

除了更好地获取和优化辐射外，学界最近还开发了 CCTA 新的成像生物标记物，如可衡量冠状动脉炎症的可视化和量化评估的血管周围脂肪衰减指数。血管周围脂肪衰减指数可能会进一步帮助识别易损斑块和易患人群，帮助预测未来的心脏病发作事件。这种新的放射转录生物标志物的原理是血管炎症先于动脉粥样硬化发生，并促进动脉粥样硬化的进展，诱导斑块破裂，血管周围脂肪中的脂肪细胞能"感知"血管炎症，并通过抑制脂肪生成的表型变化来作出反应。这些表型变化可以作为血管周围脂肪衰减指数，用 CCTA 捕捉到血管周围空间的三维空间变化以及血管生成和纤维化等结构变化，可以增强心脏风险预测和再分层，作为超出当前技术水平的心脏死亡率增加的衡量指标。血管周围脂肪衰减指数还可以用来跟踪炎症随时间的变化，而不仅依赖于观察冠状动脉斑块的变化。例如，接受生物治疗的牛皮癣患者经过连续 CCTA 监测血管周围脂肪衰减指数，可以观察到冠状动脉炎症在改善，证明了使用这种新的生物标记物跟踪干预反应的可行性。

除了成像生物标记物外，有人提出用于检测早期亚临床 CAD 的有效、个性化诊断工具也可作为预防冠状动脉斑块进展以减少冠状动脉事件的干预措施。新兴技术，如商业应用软件 VascuCAP 可使用组织学验证的、基于临床应用的组织量化来描述动脉粥样硬化特征。与当代的定量 CCTA 方法相比，这项技术可以更早地检测 CAD，利用智能机器进行解读，并提高自动化程度。尽管许多研究都使用了基于软件的方法来定义斑块特征，但相当一部分都受到预先指定的阈值的限制，而这些阈值并未考虑到各种技术限制。然而，VascuCAP 使用的基于模型的量化算法声称可以减少扫描结果间和观察者间的偏倚，并能够详细描述形态学特征，包括正性重构、富含脂质的坏死核心和冠状动脉斑块负荷。自动化软件应用程序提供的形态学评估可能有助于进一步阐明 CAD 的机制，并使基于治疗反应的早期干预或个性化治疗成为可能。

由于 CCTA 本身并不能有效地定义冠状动脉病变的血流动力学意义，CCTA 的新兴应用使对 CCTA 衍生模型中动脉粥样硬化病变的功能意义的无创评估成为可能。尽管 FFR 是评估 CAD 功能学的金标准，它涉及在心导管检查时有创性测量冠状动脉内的压力，但一项大型的回顾性研究发现，接受冠状动脉造影的患者中只有少于 40% 的患者患有解剖学上的梗阻性 CAD。此外，研究发现，血管造影显示解剖阻塞性 CAD 患者中只有 35% 的患者病变检测呈 FFR 阳性。因此，使用无创检查、在插管前识别具有解剖学和功能性意义的 CAD 患者可以极大地减少对有创检查的需要，同时提高其诊断率。

几项研究评估了各种不同的基于 CCTA 平台检测斑块特征的技术，包括心肌灌注和 FFR，与其预测缺血能力之间的相关性。一项研究显示，CCTA 的特征包括狭窄百分比、动脉粥样硬化体积百分比和通过 SPECT 独立预测的可诱导心肌缺血显示的"易损斑块"印象。另一项研究显示，在 254 例患者中通过无钙化斑块体积参数能预测 FFR ≤ 0.80，而与狭窄严重程度无关。一项研究发现高风险斑块特征（例如正性重构和低衰减斑块）和聚集斑块体积与优创 FFR 独立相关。一项单中心事后分析证实 CCTA 发现的正性重构和非钙化动脉粥样硬化斑块体积与 PET 和有创 FFR 检查显示的心肌血流量减少有关。

利用 CCTA 可预测 CAD 的生理学，FFRCT 是一种根据 CCTA 图像构建患者特有的血流模型并用于无创方式计算 FFR 的技术。该技术使用深度学习算法，使用经 OCT 验证的方法从 CCTA 中提取管腔边界，并创建特定的血管生理学模型，通过形式函数原理和计算流体动力学分析，来计算血流解决方案。一项研究表明，FFRCT 的诊断准确率明显高于单独使用 CCTA。此外，比较以有创 FFR 为金标准的各种模式的诊断准确性，发现 FFRCT 比 CCTA、SPECT 和 PET 在每支血管基础上的曲线下面积均要大得多。

与 FFRCT 一样，心肌灌注 CT 成像也可以无创评估 CAD 狭窄的生理学效应。实践证明，与单用 CCTA 或 FFRCT 联合 CCTA 相比，心肌灌注 CT 成像联合 CCTA 检测功能性相关狭窄病变的敏感性、特异性和阳性预测值更高。在有支架植入史和怀疑支架内再狭窄或 CAD 进展的患者中，心肌灌注 CT 成像的诊断准确率高于单独使用 CCTA，表明其在支架术后评估中可行。但是，目前心肌灌注 CT 成像的临床实用性和结果数据暂无相关报道。

几项随访研究表明，FFRCT 在预测 CAD 1 ～ 5 年的预后具有实用价值。此外，业界已经开发出一种源自 FFRCT 的经皮冠状动脉介入计划工具，可以评估血管中单个狭窄病变的 FFR 值，从而能够预测狭窄的血运重建的影响。使用 CCTA 联合 FFRCT 的决策途径可以减少阴性患者进行有创冠状动脉造影检查的情况，有助于预测低风险不良心脏事件。目前正在进行两项关于 FFR 的大型随机对照试验。

应用机器学习算法通过 CT 评估 FFR 可以显著提高计算速度，但是尚未确定其临床实用性和结果，其诊断准确率可与基于工作站的计算流体力学建模方法相媲美。一项注册研究的结果进一步验证了这些深度学习模型的准确性，证明了FFRCT能够校正CCTA的假阳性结果。

然而，评估任何评估值，包括FFRCT和有创FFR，当它们接近一个阈值时，总是会导致报告的准确性降低，也就是众所周知的诊断"灰区"。FFRCT的进一步发展和大规模随机对照试验可能会使其在计划行经皮冠状动脉介入治疗、评估冠状动脉斑块破裂的风险、计算缺血病变影响的心肌区域以及评估弥漫性动脉粥样硬化的功能意义方面的应用更广泛。

血管壁剪切应力是通过有创技术或无创CCTA检查得出的一种计算流体力学指标，有助于评估冠状动脉粥样硬化斑块特性。血管壁剪切应力表示血液作用在冠状血管壁上的切线向摩擦力。血管生物学长期以来通过内皮细胞途径的改变将血管壁剪切应力与冠状动脉粥样硬化联系在一起，证实了低切应力与血管细胞粘附分子之间的关系，血管细胞粘附分子是动脉粥样硬化发病机制中的一个关键因素。

来自CCTA的血管壁剪切应力也有助于识别仅有百分率狭窄以外的高危斑块，并且与冠状动脉斑块负荷的增加独立相关。此外，一项研究综合各种血流动力学指标，包括CCTA计算的血管壁剪切应力和FFRCT的变化和轴向斑块应力，血流动力学指标除了能识别解剖学狭窄的严重程度和CCTA衍生的斑块特征外，还显示出重要的预后价值，提示血管壁剪切应力也可能有助于识别未来导致ACS的病变和具有高风险特征的重要斑块。IVUS衍生的血管壁剪切应力也有类似的发现，可以预测动脉粥样硬化特征的进展和高危特征的发展，包括正性重构。因此，在CCTA分析中结合血管壁剪切应力可能有助于识别高危患者，进而指导CAD的治疗。

6　未来方向和潜在需求

CCTA广泛应用于心血管疾病的治疗和研究中。这项技术是了解动脉粥样硬化以及干预措施对动脉粥样硬化进展影响的主要技术。CCTA涉及面甚广，与其他技术相比，CCTA 可能更适用于描述疾病的特征并进行纵向跟踪。此外，有关总动脉粥样硬化负荷、斑块体积和斑块进展带来的结果还有待更多大型研究去探讨。事实上，通过 CCTA 对早期动脉粥样硬化斑块特征形成的更好认识可能会为减缓疾病进展及高危病变进展提供靶点。这可能有助于在他汀类药物治疗和最大限度的二级预防治疗时代评估更敏感的结果。CCTA 使用的试验终点是一个动态的研究领域，随着更广泛的应用，CCTA 将继续为改善患者预后和认识 CAD 作出贡献。

如果没有有效的改进措施，CCTA 的使用仍然存在很大的限制，其中一些已经在前文提及。与冠状动脉造影等有创方法相比，CCTA 在空间和时间分辨率上仍然有限，对于有广泛钙化的高危患者或置入多个支架的患者仍建议使用冠状动脉造影评估。对于血流动力学意义不确定的病变，其他功能评估方法可能更可取。再者，CCTA 的解释需要训练有素的专家，以确保诊断的准确性，并将观察者偏倚降至最低。此外，CCTA 的许多临床获益，包括从高危斑块的评估到血管周围脂肪衰减指数和血管壁剪切应力等新兴技术的应用，还没有在具有明确结果的随机对照试验中得到验证，这是评估其临床应用效用必需的。

7   小结

CCTA 正逐渐成为 CAD 的一线诊断手段，具有较强的组织病理学基础和良好的阴性预测价值，具有很强的临床适用性。CCTA 量化冠状动脉斑块成分和识别冠状动脉斑块形态（包括高危斑块形态）的能力，有助于为治疗监测提供信息，将来可能成为个性化治疗的基石。减少辐射剂量、提取和计算流体力学等新兴技术增加了 CCTA 的预后价值，提高了其临床实用价值。

第 38 章

磁共振冠状动脉成像的未来

　　心血管疾病是全球发病及死亡的首要病因，仅在美国，预计截至 2035 年，相关的直接及间接医疗支出将高达 1.1 万亿美元。其中，冠状动脉疾病（coronary artery disease，CAD）占比最大（44%）。对 CAD 的早期诊断，有利于对最可能进展为缺血性心脏病的高危患者进一步实施精准危险分层及预防治疗。磁共振冠状动脉成像安全、无创、无电离辐射，并且无需注射碘造影剂，近年来已成为评估冠状动脉狭窄程度的一种替代方法。一项纳入 109 例患者的具有里程碑意义的多中心临床研究"头对头"地比较了磁共振冠状动脉成像与 X 线冠状动脉造影，结果表明，磁共振冠状动脉成像在排除 CAD 诊断时有较大的临床应用价值，其诊断 CAD 的灵敏度、特异性、阳性预测值、阴性预测值和准确度分别为 93%、42%、70%、81% 和 72%。另一项研究共纳入 127 例患者，结果同样显示磁共振冠状动脉成像诊断 CAD 的灵敏度、特异性、阳性和阴性预测值以及准确性分别高达 88%、72%、71%、88% 和 79%。一项纳入 207 例 CAD 患者的研究则进一步证实，心脏磁共振提示的冠状动脉狭窄（直径减少 ≥50%）与心血管不良事件（心原性死亡、心肌梗死和不稳定型心绞痛）和所有心脏事件（包括心脏磁共振后 > 90 天的血运重建）均显著相关。然而，受采集时间长、扫描步骤繁琐、空间分辨率低和运动伪像等所限，磁共振冠状动脉成像目前在临床的应用仍不广泛。

1 既有的冠状动脉成像技术

1.1 有创 X-线冠状动脉造影

定量有创 X-线冠状动脉造影是目前诊断 CAD 的金标准，其空间分辨率高达 0.1 mm，在评价冠状动脉远端解剖方面有着不可比拟的优势。它十分便捷，并且成本效益好，因此在急诊经皮冠状动脉介入治疗（percutaneous coronary intervention，PCI）中有不容置疑的优势。对有症状的稳定 CAD 患者进行有创的冠状动脉生理学和功能学评估（如血流储备分数或瞬时无波形比值）具有十分重要的预后提示意义，冠状动脉功能学评估已成为指导稳定型 CAD 患者血运重建决策的金标准。

然而，X-线冠状动脉造影存在介入并发症（死亡、卒中、心肌和血管损伤、疼痛和出血）、对比剂肾病的短期风险及电离辐射的长期危害，从而限制了其在 CAD 初筛以及稳定 CAD 长期随诊中的应用。另外，X-线冠状动脉造影无法充分识别斑块的特征，这一点在管腔存在正性重构时尤为突出。

1.2 IVUS 和 OCT

血管内超声（intravenous ultrasound，IVUS）和光学相干体层成像（optical coherence tomography，OCT）结合了血管造影与冠状动脉管壁和斑块特性（脂质核心、血栓、出血、纤维组织、钙化、纤维帽）的实时信息。IVUS 和 OCT 在 PCI 领域中具有不可取代的优势（包括管径测量、支架定位、支架置入后优化、介入前后冠状动脉夹层的评估等）。

但是，冠状动脉血管内成像同样存在介入并发症的风险。尽管 OCT 的空间分辨率（高达 0.01 mm）是 IVUS（0.10 ~ 0.15 mm）的 10 倍，但临床实践中很大程度上依赖于碘造影剂，右旋糖酐或生理盐水或可成为可行的替代方法。因此，目前临床指南建议冠状动脉腔内成像仅作为有创 X-线冠状动脉造影的辅助检查。

1.3 冠状动脉 CT 血管造影

冠状动脉 CT 血管造影（coronary computed tomography angiogram，CCTA）的研究进展十分令人瞩目，这很大程度上归因于 X 射线球管的技术进步、更快的球管旋转速度、多个平行探测器的应用及更薄的扫描层厚。与有创冠状动脉造影相比，CCTA 的优势在于空间分辨率高（0.4 mm）、阴性预测值高（90%）、无创、费用低廉、临床实用性极佳，目前临床指南建议 CCTA 可作为症状稳定的低中危 CAD 患者的首选影像学检查手段。进一步的技术革新已经实现了基于 CT 的功能血流储备分数评估和斑块特性评估（包括整体斑块负荷、斑点状钙化、斑块衰减模式和正性重构指数）。

然而，CCTA 在临床应用中仍存在不少局限，例如电离辐射危害，须使用含碘造影剂，冠状动脉钙化的光晕伪影会影响对狭窄病变的准确评估，等等。此外，合并肾损害、顽固性心动过速/心律失常、对碘造影剂过敏、妊娠和无法遵循屏气指导的患者，都不适宜做 CCTA。

2 磁共振冠状动脉成像

鉴于以上技术的局限性，临床亟需一种适用于 CAD 早期诊断与长期随访的新的冠状动脉成像方式。过去 20 年，磁共振冠状动脉成像技术已经有了质的飞跃，它安全、通用、无创、无电离辐射、无需注射碘造影剂，或能成为冠状动脉造影的一种替代方式。心脏磁共振是评价心脏结构、体积、功能、组织表征和心肌灌注的金标准，磁共振冠状动脉成像在临床应用中则相对滞后。与传统 CCTA 相比，磁共振冠状动脉成像存在空间分辨率低，采集时间长，成本高，图像质量容易受心跳、呼吸、患者运动影响等诸多局限，这些因素都导致冠状动脉心脏磁共振成像的灵敏度、特异度不如 CCTA。因此，磁共振冠状动脉成像目前在临床上的应用仅限于对冠状动脉畸形、冠状动脉瘤（如 Kawasaki 病）和近端冠状动脉的评估。

但是，磁共振冠状动脉成像的技术创新（包括图像加速、运动校正、重建框架、简化扫描计划、更高的场强、含钆造影剂和硝酸盐的使用）正在不断攻克这些局限性。此外，心脏磁共振在识别斑块特征方面具备独特的优势，有助于动脉粥样硬化的早期检测及治疗，目前这一研究领域也越来越热门。

2.1 场强、造影剂和硝酸酯类药物的使用

更高的磁场强度（例如3.0 T）下，可应用梯度回波序列来提高信噪比（signal-to-noise ratio，SNR），梯度回波序列不易受到磁场不均匀的影响，需要较小的翻转角度来达到足够的血液对比度。与1.5 T相比，虽然应用造影剂会使采集时间增至9分钟，但它缩短了冠状动脉血池的T1弛豫，有助于改善SNR和图像质量，使空间分辨率提高至0.35 mm。与细胞外药物（如钆贝葡胺）相比，不外渗的心脏磁共振血池药物（如钆磷维塞三钠）具有更大的T1缩短效应，为3.0 T的磁共振冠状动脉成像提供了更好的性能。

硝酸酯类药物是冠状动脉扩张剂，通过舒张血管平滑肌发挥作用，在有创X-线冠状动脉造影和CCTA中多用于改善图像质量及提高诊断性能。然而，硝酸酯类药物在磁共振冠状动脉成像中的应用尚不确切。一项研究共纳入25例接受三维磁共振冠状动脉成像的健康受试者，结果表明，舌下含服硝酸盐显著改善了冠状动脉清晰度、图像质量评分和最大SNR。另一项研究纳入15例接受自由呼吸磁共振冠状动脉成像的健康受试者，结果显示，舌下含服硝酸盐类药物虽令管腔直径明显增大，但在SNR和总体图像质量评分方面没有显著差异。磁共振冠状动脉成像中是否需使用硝酸酯类药物和β-受体阻滞剂，尚有待进一步开展与CCTA的"头对头"研究来证实。

2.2 心脏磁共振运动校正技术

磁共振冠状动脉成像术中需要克服以下主要挑战：①由心脏和呼吸运动导致的图像质量下降；②如何兼顾空间分辨率与图像采集时间；③复杂的扫描计划。

2.3 心脏运动校正

与CCTA一样，使用前瞻性心电图门控在心动周期的静止期（通常在舒张中期至晚期）采集数据，可将心脏收缩和舒张的运动伪影降至最低。但是，鉴于理想

采集窗口的开始和持续时间具有心率依赖性，这种方法并不适用于心律失常或存在心率变异的患者。虽然可以在对心律失常不太敏感的收缩期采集数据，但其静止期相对较短，会导致图像采集时间延长。另一种方法则以类似于 CCTA 的方式连续采集数据，然后回顾性重建多个心脏相位，并选择运动伪影最少的相位，从而在扫描过程中最大限度地减少用户输入。

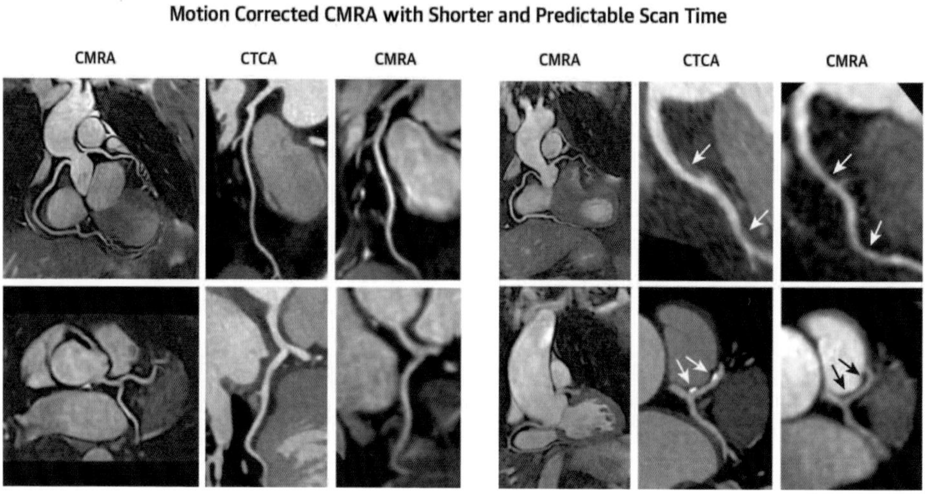

图 38-1　运动校正的 CMRA 扫描时间更短和可预测

2.4　呼吸运动校正

呼吸运动校正的进展将引领磁共振冠状动脉成像技术的复兴。最初的心脏磁共振序列是使用屏气来抑制呼吸运动伪影并改善图像质量的。这些序列利用二维编码，因此对冠状动脉的覆盖有限。得益于图像加速技术的进步，目前在单次屏气期间即能完成对三维磁共振冠状动脉成像的数据采集，但由于存在膈肌位移和患者维持长时间屏气的能力有限，图像质量通常欠佳。因此，目前自由呼吸运动补偿的三维磁共振冠状动脉成像技术愈发受到关注。

2.5　呼吸门控

外部呼吸监测设备，如呼吸波纹管、心电信号的振幅解调和超宽带传感器允许将患者的呼吸相位编码为吸气相和呼气相，均具有较高的准确度和时间分辨率。正常人的呼吸波形中，在呼气末会有一个相对的平台期，这个时候呼吸运动度最小甚至消失，如果图像的采集只在这个平台期进行，就会冻结呼吸运动。然而，该方法无法量化呼吸运动的范围和三维特性（上－下、右－左、前－后及旋转），并且效率极低，由于数据只在呼气末采集，扫描十分耗时且成本昂贵。另一种方法则是将呼吸导航仪与心脏磁共振信号结合来预估心脏的呼吸位移。膈肌 1D 导航仪（d1D NAV）利用肝－膈界面的良好勾画，能够预测门控和（或）校正上下呼吸的平移运动。然而，膈肌位移和心脏之间存在非线性关系，需要使用人群平均比例因子 0.6 进行校正。此外，复杂的膈肌导航计划以及由呼吸门控导致的采集时间延长依旧是其不容忽视的缺陷。

2.6 自导航

为克服技术缺点，磁共振的"自导航"成像技术被进一步引入。这种方式是直接利用采集的心脏磁共振数据来估算心脏的呼吸运动，从而避免使用校正因子，降低了对呼吸门控的需求，实现了 1D 平移呼吸运动的校正。该方法利用在重建过程中呼吸周期的每个点采集的数据，已具备 100% 的呼吸扫描效率。

一项临床验证研究中，78 例因需进一步心脏磁共振检查而转诊的患者，接受了三维 1.5 T 自导航磁共振增强冠状动脉成像检查（各向同性空间分辨率为 1.15 mm），平均扫描时间为 7.4 分钟，结果显示，分别有 92%、84% 和 56% 的病例可显示冠状动脉主干/近端、中段和远端节段，近端节段血管清晰度明显高于远端（p<0.05）。与有创 X-线冠状动脉造影相比，自导航检测单支血管狭窄病变的敏感性和特异性为 65% 和 85%。自导航的缺点是难以将移动组织（例如心脏）与静态组织（例如胸壁）完全分开，这会降低运动校正的性能。

2.7 基于图像的导航器

基于图像的导航器的原理是，在高分辨率心脏磁共振采集之前，通过在每次心搏时获得二维/三维低空间分辨率图像/体积，将移动组织与静态组织分离。该技术的一个优点是可以在几个方向上估测呼吸运动，以解释心脏的复杂运动。它不需要额外的扫描计划，因为它与高分辨率三维冠状动脉心脏磁共振扫描序列具有相同的视野和方向。此外，基于图像的导航器可以预测，并且可以实现 100% 的呼吸扫描效率以及更快的扫描速度。

一项纳入 29 例先天性心脏病患者的研究在三维磁共振冠状动脉成像扫描序列中将基于图像的导航器与呼吸波纹管相结合，与 d1D NAV 相比，基于图像的导航器的扫描时间显著缩短，血管清晰度、描绘和视觉评分也显著改善。

进一步的临床验证研究采用三维基于图像的导航器冠状动脉心脏磁共振扫描序列评估了 31 例 CAD 疑似患者，在近端、中间和远端冠状动脉节段均具备极好的诊断图像质量（分别为 98%、94% 和 91%）。与有创 X-线冠状动脉造影相比，该方法的灵敏度、特异性和阴性预测值在患者分别为：86%、83% 和 95%；在某支血管分别为 80%、92% 和 97%；在某个动脉节段分别为 73%、95% 和 98%。

2.8 磁共振冠状动脉成像中的加速和重建技术

尽管心脏磁共振技术已取得上述进展，即便呼吸扫描效率已达 100%，但具备 1 mm 各向同性分辨率的全采样全心三维磁共振冠状动脉成像的采集时间可能长达 30 分钟，这使得它很难在临床实践中推广。因此，进一步的图像加速技术应运而生。目前已推出了欠采样重建技术，该技术需采集的数据比 Nyquist 定理少，并使用假设和先验信息来恢复未采集的数据，在保持图像质量的同时达到加速扫描的目的。心脏磁共振使用的欠采样重建技术包括部分 Fourier、平行成像和压缩传感。部分 Fourier 利用了 k 空间数据的对称性，只有一部分（通常 >60%）的数据是利用零差重建技术重建的全图像来获取的。平行成像利用相控阵射频线圈固有的空间信息，提供额外的空间信息，可用于恢复未采集的数据，减少图像采集时间。压缩感知利用了待重建图像在给定域中具有稀疏表示的假设，结合了伪随机欠采样和非线性重建，能够实现高度加速的采集。

2.9 新型三维磁共振冠状动脉成像序列和重建

目前已提出数种三维高分辨率全心磁共振冠状动脉成像序列。一种新的 1.5 T 非增强冠状动脉成像方法将 3D 径向轨迹 k 空间欠采样数据采集与 d1D NAV 相结合，将采集的数据分配到"呼吸箱"（呼吸周期中的特定时相）中，然后使用配准算法估计每个箱子和参考呼气末箱子之间的运动，再将所有呼吸箱的图像运动校正至共同呼吸位置，取平均值以生成呼吸运动校正图像。此方法的图像质量可以与 d1D NAV 呼吸门控相媲美。它的缺点包括由膈肌导航仪定位所致的扫描计划延长、径向采样的 SNR 降低和使用压缩感知导致的重建时间延长。

为了缩短扫描时间，该方法进一步衍生出"自导航"成像技术，它与 d1D NAV 门控和 d1D NAV 合并模型具备类似的图像质量。为了提高 SNR 和缩短径向采样的重建时间，学界提出了一种用于三维磁共振冠状动脉成像的全采样金阶笛卡尔轨迹。该方法与二维图像导航器结合，将采集的三维数据分配给不同的呼吸箱，估测心脏的逐搏二维平移呼吸运动。使用这些二进制数据，通过合并逐搏二维平移数据和二进制 - 二进制的三维非刚性运动校正，以此来估测三维非刚性呼吸运动，最终重建运动校正图像。有人基于高度欠采样的心脏磁共振重建框架，将 2D 平移呼吸运动校正与高度欠采样的笛卡尔轨迹相结合，并提出了一种新型的基于补丁的三维低秩重建，启用亚毫米（0.9 mm）各向同性空间分辨率自由呼吸全心三维冠状动脉心脏磁共振成像，采集时间为 5 ～ 7 分钟，重建时间约为 3 分钟。整体图像质量至少等同于全采样序列，优于平行成像和压缩感知重建方法。这种方法已经扩展到包括二进制 - 二进制非刚性呼吸运动校正，并且已经在 CAD 疑似患者中与 CCTA 进行了"头对头"比较，有望成为检测和排除显著的冠状动脉狭窄的新的检查手段。

学界同时也引入呼吸分辨重建框架来解释心脏复杂的非刚性 3D 运动。将 XD-GRASP（extradimensional Golden-angle RAdial Sparse Parallel MRI）与螺旋叶轴三维径向轨迹结合能够用以呼吸分辨三维磁共振冠状动脉成像。已有研究在健康受试者和患者中对该方法进行了评价，与 1D 呼吸自导航重建相比，该方法在血管长度和清晰度方面均有显著改善。该方法还扩展到重建心脏相位（5D 全心），即所谓的"自由运行"采集。与笛卡尔采样相比，这种方法的缺点包括重建时间更长和 SNR 更低。

为了实现运动分辨卡迪尔磁共振冠状动脉成像，XD-ORCCA 应运而生（优化呼吸分辨的卡迪尔磁共振冠状动脉成像），其利用 2D iNAV 校正室内呼吸运动（上下和左右），并通过将所有箱与呼气末箱对齐来增加稀疏性。独立于呼吸模式，XD-ORCCA 与 XD-GRASP 相比，前者能显著改善冠状动脉血管显影长度和清晰度。

2.10 心脏磁共振冠状动脉斑块成像技术

磁共振冠状动脉成像可以通过斑块（斑块内出血、血栓、脂质核心、薄帽纤维粥样硬化、钙化、巨噬细胞和胆固醇簇）的 T1 缩短效应来识别冠状动脉高危斑块。独立于冠状动脉狭窄程度，心脏磁共振对于识别高危斑块具有重要的预后意义。与磁共振冠状动脉成像一样，囿于呼吸运动伪影、扫描时间延长、扫描时长较难预估等局限性，冠状动脉心脏磁共振斑块成像技术在临床应用中十分有限。为了克服其中的一些限制性，一个新框架结合了先进的运动校正技术，能够在多对比的"亮血"和"黑血"冠状动脉造影的同时显示冠状动脉斑块的高密度影。然而，由于呼吸运动参数在"亮血"和"黑血"数据集部分共享，冠状动脉斑块的配准错误很难避免。为了克服这一问题，学界引入了三维全心非对比增强"亮血"和"黑血"相位 SensiTive（BOOST）反转恢复序列，用于同步冠状动脉造影和血栓 / 斑块内出血的可视化。这是通过交替采集 2 个不同的"亮血"数据集来实现的，然后在相位敏感反转恢复（PSIR）样重建中组合，以获得第三个"黑血"数据集。2 个不同加权的"亮血"数据集能够进行冠状动脉造影，并允许独立预测呼吸运动，从而进一步降低配准为错误伪影的概率，使配准的"黑血"PSIR 数据集得以实现血栓 / 斑块内出血的可视化。

2.11　心脏磁共振心肌活性检测与心脏磁共振功能学评估

除左主干重度狭窄外，其余病变均应在冠状动脉功能学指导下制定血运重建策略。心脏磁共振可以评估每个心肌节段内心肌透壁梗死的范围，让临床医生能够更准确地筛选出最适合进行冠状动脉血运重建治疗的患者。此外，大型多中心临床研究已经证明，与核素灌注成像和血流储备分数相较，心脏磁共振也能够可靠且准确地评估心肌缺血。一旦将冠状动脉功能学评价与冠状动脉的病理解剖相结合，心脏磁共振将成为评价 CAD 的最全面的一站式成像模式。

3　小结与展望

尽管磁共振冠状动脉成像技术取得的进展令人瞩目，但目前这些技术进步大多只用于学术研究。磁共振冠状动脉成像目前仍无法与有创 X-线冠状动脉造影和

CCTA 相媲美，尚需进一步采用与 CCTA 相一致的 β-受体阻滞剂和硝酸酯类药物进行多中心的临床验证试验和预后试验，并且还需进一步简化扫描方案。

　　然而，上述技术如结合更大的磁场强度（3.0 T 及以上）和更智能（配备更多传感器和人工智能）的心脏磁共振扫描技术，磁共振冠状动脉成像的临床适用性将大大提高，或能在图像质量上赶超 CCTA，并且其有着 CCTA 不可比拟的优势，如无需注射具有肾毒性的造影剂、无电离辐射等。单次扫描下同时实现多对比冠状动脉造影和斑块特征的精准识别，会给心脏磁共振动脉粥样硬化成像提供更多的预后价值。若能将心肌灌注和心肌疤痕成像与磁共振冠状动脉成像的信息相结合，心脏磁共振则有望成为评价 CAD 的最全面的无创的"一站式"成像模式。

第 39 章

无创成像评估动脉粥样硬化斑块

动脉粥样硬化是引起缺血性心脑血管疾病最重要的病理生理过程,是全身性、多灶性的过程,贯穿于人类生命的始终,并且在出现显性疾病和症状之前有一较长的静止期,静止期的长短因斑块的形态和特征而异。冠状动脉中的阻塞性粥样硬化病变多为稳定斑块,容易导致心肌缺血和心绞痛的发生。不稳定的斑块容易被侵蚀或自发破溃,临床进程较为隐匿,但会导致血栓性血管闭塞和急性脑卒中或心肌梗死。

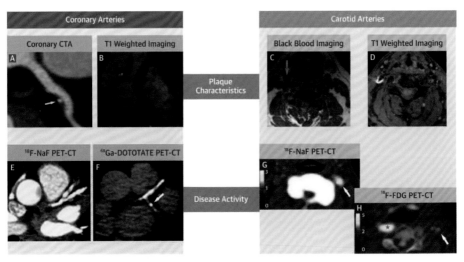

图 39-1 动脉粥样硬化斑块特征和疾病活动性的多模态评估

现代成像技术能对颈动脉和冠状动脉中的粥样硬化斑块进行无创成像,从而实现对斑块成分和疾病活动性的无创评估。虽然目前仍然缺乏足够的随机对照试验数据用以证实此类成像技术能够改善临床终点，但此类技术对于颈动脉和冠状动脉粥样硬化性疾病的长期监测仍有其潜在价值。

1 当前的成像技术

近几十年，动脉粥样硬化相关的成像技术都集中于检测血管管腔的狭窄阻塞性病变以及伴随而来的临床并发症。对于颈动脉，血管内超声、计算机体层扫描血管造影（computed tomographic angiography，CTA）或磁共振血管成像（magnetic resonance angiography，MRA）评估的管腔狭窄程度通常用于制定血运重建策略。然而，大部分的脑血管事件却发生于非阻塞性颈动脉斑块的患者群体中。因此，严重狭窄病变只能用于远期脑血管事件的风险预警，尤其是在无症状的个体中。对于冠状动脉，CTA 可以通过计算机断层扫描（computed tomography，CT）和血流储备分数提供的功能学参数来协助评估管腔的狭窄程度，而负荷心肌灌注显像和负荷超声心动图则仅能检测阻塞性斑块对心肌的影响。尽管稳定型心绞痛和心肌缺血症状与严重的冠状动脉狭窄相关，但大部分的心肌梗死却发生于既往造影提示为非阻塞性斑块的部位。研究显示，尽管经皮冠状动脉介入治疗能够有效缓解缺血症状，但却未能降低心肌梗死的发病风险，提示阻塞性狭窄、心肌缺血和不良预后之间并不是简单的因果关系。因此，针对动脉粥样硬化性疾病各阶段的替代成像技术的研究正在兴起。

一种策略是量化分析总的动脉粥样硬化斑块负荷，基本原理是斑块数量越多则斑块发生破裂的风险越高，最终导致临床事件的可能性越大。理论上，任何用于动脉粥样硬化斑块负荷的成像技术都能进行详细的预后分析。对于颈动脉，超声衍生的斑块负荷评估能够优化心血管风险评分提供的风险预测。对于冠状动脉，CT 钙化积分能够量化分析宏观钙质沉积，有望成为总的冠状动脉粥样硬化负荷的替代指标。这项技术能够有效增加心血管风险评分的临床预测价值。已有多项研究证实钙化积分与主要心血管不良事件（包括全因死亡率、心血管事件和非致命性心肌梗死）之间的相关性。一项纳入 25 253 例患者和平均随访 6.8 年的观察性研究表明，临床生存率与冠状动脉钙化的严重程度呈正相关关系，冠状动脉钙化评分

0分、400～699分、1000分对应的生存率分别为99.4%、94.7%和87.8%。针对冠状动脉钙化评分0分群体的心血管事件发生率的相关研究正在进行中。荟萃分析71 595例无症状患者冠状动脉钙化评分与心血管不良事件的相互关系发现，非冠状动脉钙化组心血管事件发生率为0.47%，冠状动脉钙化组为4.14%。同时，胸部CT影像上偶然发现的冠状动脉钙化也越来越多地用于改善患者的风险预测，指导预防性的治疗决策。

冠状动脉钙化评分能在相对较低的辐射剂量下（1mSv）提供有关动脉粥样硬化斑块负荷的指标，但其针对的主要是钙化斑块，而钙化斑块本身并不会造成临床事件，因而其临床应用受到了极大的限制。因而有人提出，动脉粥样硬化成像和风险评估不应只考虑斑块负荷，也应考虑斑块类型。广义上，斑块类型的影像评估分为斑块成分的解剖评估和疾病活动性的分子诊断，两者都试图区分稳定和不稳定的动脉粥样硬化病变。

2 稳定和不稳定斑块的比较

为了更好地进行斑块成分和疾病活动性的成像，首先需要了解动脉粥样硬化性疾病的病理生理过程。动脉粥样硬化是累及动脉内膜的炎性过程，涉及脂质沉积、泡沫细胞形成和血管平滑肌细胞迁移等。由此产生的斑块导致管腔进行性狭窄、组织缺血和稳定型心绞痛（稳定性疾病），一旦斑块破裂则导致血栓形成、血管闭塞和心肌梗死、脑梗死（不稳定性疾病）。实际上，斑块破裂是动脉粥样硬化病变引发临床事件的主要原因，占急性心肌梗死的60%～70%和缺血性脑卒中的90%。

具有高破裂风险的不稳定斑块，又称"易损斑块"，具有与稳定性病变不同的病理学特征。稳定斑块的特点是厚纤维帽、巨钙化和大量纤维组织，易损斑块的特点是大的坏死核心、薄纤维帽（<65 mm）、炎症活动（主要表现为巨噬细胞浸润）、血管新生、斑块出血和微钙化。有趣的是虽然罪犯斑块多为大体积斑块，但由于正性重构，管腔狭窄程度却常小于75%。上述不良斑块特征常见于成像良好的薄纤维帽斑块，每个斑块特征都有可能成为潜在的研究切入点。

3 稳定和不稳定斑块成像的基本原理

最先用于识别易损、不稳定斑块的是有创成像技术，主要包括血管内超声（intravenous ultrasound，IVUS）、光学相干体层成像（optical coherence tomography），OCT 以及最新的近红外光谱分析（near infrared spectroscopy，NIRS），能够提供极佳的空间分辨率和精细的形态学评估，这是无创成像技术所无法实现的。虚拟组织学（virtual histology，VH）IVUS（VH-IVUS）具有识别不良斑块并进行预后评估的特性。一项前瞻性研究纳入 697 例接受经皮冠状动脉血运重建治疗的急性冠状动脉综合征患者，并进行三支血管的 VH-IVUS 评估，共检出高危斑块（VH-IVUS 定义的薄纤维帽斑块）596 个。然而，3 年随访仅观察到 21 例心肌梗死，提示绝大部分易损斑块在亚临床状态下自愈或破裂，并未引起严重的临床事件。那么，识别易损斑块的意义又何在呢？因此，应用无创技术对冠状动脉或颈动脉进行成像，对于患者更具实际意义。单就斑块本身而言，较少引起临床事件，但不良的斑块特征或许预示着更高的不良预后风险。对此可能的解释是，随着时间的推移，有不良斑块的患者会在多个血管床的不同部位形成更多的此类病变，即使绝大部分的斑块都痊愈了，但只要有一个不稳定的斑块发生破裂，就会增加临床事件的发生概率。

4 颈动脉

尽管有很大一部分脑血管事件归因于心原性脑栓塞和小血管缺血等，其潜在的病理机制和危险因素却与冠状动脉疾病类似。由于颈动脉的位置相对表浅，管径相对较粗以及位置相对固定，颈动脉成像的难度与冠状动脉成像相比要更低。因此，绝大部分最新的斑块成像技术都首先应用于颈动脉，此外还能做颈动脉内膜切除术进行组织学验证。迄今，超声、CT、磁共振和正电子发射断层扫描（positron emission tomography，PET）都已用于研究颈动脉斑块的成分和疾病活动性，其中又以磁共振和 PET 技术最有希望。

4.1　斑块成分

　　临床上，超声虽然广泛用于评估颈动脉狭窄，但评估斑块成分的能力有限。超声能够区分不同类型的斑块，其中不均质回声斑块代表不稳定病变，强回声斑块代表钙化稳定性病变，但这种区别尚无明确的临床意义。颈动脉 CTA 能够提供高分辨的解剖图像，有助于明确常规超声难以判断的狭窄程度。绝大多数冠状动脉不良斑块的 CT 特征也同样适用于颈动脉。但是，这种技术存在电离辐射并且需要碘对比剂，灵敏度和特异度均劣于磁共振血管成像。

　　磁共振技术对软组织具有对比度高的优点，理论上非常适合动脉粥样硬化斑块的定性分析。颈动脉斑块磁共振成像使用快速高分辨磁共振"黑血"序列，能够充分抑制血流信号并获取高空间分辨率，进而提供相邻血管和斑块成分的精细图像。除了能够测量颈动脉斑块的厚度、体积和面积外，多光谱磁共振成像技术还能区分颈动脉斑块不同的组织类型，量化分析脂肪含量，以及识别破裂的纤维帽。此外，钆对比剂延迟强化扫描能够进一步增强磁共振识别脂质核心和纤维帽的能力。同时，T1 加权成像技术有望用于腔内血栓和斑块内出血的识别。高铁血红蛋白作为血红蛋白的降解产物，能够缩短 T1 弛豫时间，进而放大新鲜血栓或出血部位的不稳定斑块的 T1 加权像信号。最后，应用超微的超顺磁性氧化铁颗粒（ultra superparamagnetic iron oxide particles，USPIOP），磁共振还能定位动脉粥样硬化斑块中的炎症反应。静脉注射的 USPIOP 经清道夫受体巨噬细胞所摄取，USPIOP 强大的 T2 加权效应使活化巨噬细胞浸润区域的信号减低。与非罪犯斑块和正常血管相比，卒中后罪犯斑块和无症状狭窄部位的 USPIOP 摄取增加。然而，USPIOP 的确切作用还需要大型临床研究来证实。

　　越来越多的数据表明，磁共振发现的颈动脉不良斑块与更高的心血管事件发生率相关。研究发现，在狭窄程度为 50%～70% 的无症状患者中，薄纤维帽或纤维帽破裂、斑块内出血、大的脂质核心与脑血管事件相关，这一发现也得到 9 项临床研究的回顾性分析证实。该研究同样发现，颈动脉斑块的不良特征与冠状动脉引起的心血管事件相关，这提示动脉粥样硬化是全身系统性的过程。

4.2　疾病活动性

　　多功能扫描仪能够融合 PET 显像和 CT 或磁共振获取的解剖学信息对疾病活

动性进行无创评估。PET 显像所用的放射性示踪剂经静脉注射后在病变活跃的部位聚集，其发射的正电子与人体内自由电子碰撞后产生光子，被 PET 扫描仪捕捉定位，并与人体的解剖图像融合。理论上，只要能找到相应的放射性示踪剂，这种方法可以检测任何活跃的病理过程。以往实践中获批用于人体的示踪剂较少，但这一情况正在迅速改善，已有多种针对心血管疾病的新型示踪剂被研发出来。

18F-脱氧葡萄糖（18F-flurodeoxyglucose，18F-FDG）是最常用的放射性示踪剂，用于标记糖酵解代谢活跃的细胞，包括活化的炎症细胞，后者通过表达高水平的葡萄糖转运蛋白从而迅速积累 18F-FDG。18F-FDG 作为血管炎症的替代底物，其在颈动脉斑块中的摄取指数与巨噬细胞浸润密切相关。利用 18F-氟咪唑 PET 成像定量分析动脉粥样硬化斑块的缺氧情况，结果表明有症状的颈动脉斑块较无症状的斑块更为缺氧，并且缺氧能够增加氟脱氧葡萄糖的摄取。脑血管事件后的颈动脉罪犯斑块对 18F-FDG 的摄取增加。颈动脉斑块 18F-FDG 的摄取指数与远期心血管风险相关。一项针对 309 例疑诊肿瘤并接受 18F-FDG PET-CT 检查的患者进行的回顾性研究发现，升主动脉摄取指数是独立于 Framingham 危险评分的 CAD 预测指标。18F-FDG 摄取指数也用于观察抗动脉粥样硬化药物与血管炎症的关系。一项荟萃分析纳入 7 项研究共 287 例患者，应用 18F-FDG PET-CT 显像技术测量组织与本底比值，结果显示他汀类药物能够显著减少动脉管壁炎症。18F-FDG 在评估动脉粥样硬化斑块炎症、区分稳定和不稳定斑块、预测心血管预后以及监测治疗反应方面的作用，仍需前瞻性多中心临床研究来证实。

虽然 18F-FDG 价格低廉、应用方便，但它只是葡萄糖的类似物，并不是炎症反应的特异性底物。因此，人们对炎症特异性更高的示踪剂，如 DOTATATE（一种 DOTA 偶联肽）和 18-kDa 转位蛋白的兴趣与日俱增。DOTATATE 以生长抑素受体亚型-2 为靶点，后者广泛分布于促炎 M1 型巨噬细胞表面。研究发现，颈动脉斑块对 64Cu-DOTATATE 的摄取增加，并与组织表面巨噬细胞的负荷相关。罪犯颈动脉斑块对 68Ga-DOTATATE 的摄取增加，后者对炎症活动的显像似乎优于 18F-FDG。

18-kDa 转位蛋白，正式名称为外周型苯二氮卓类受体，最早发现于线粒体外膜，广泛分布于脑组织巨噬细胞和小胶质细胞表面。针对该转运蛋白的数种 PET 示踪剂已被用作炎症特异性示踪剂，其中包括原型 11C-PK11195，后者在卒中后颈动脉罪犯斑块的摄取增加，提示其与局部组织炎症细胞负荷相关，但与血管的狭窄程度无关。然而，该种示踪剂的特异性差，半衰期短（20 分钟），并且要求回旋加速器现场制备，极大地限制了临床应用。第二代 18-kDa 转位蛋白示踪剂同样令人失望，其在 rs6971 基因多态性患者中的结合形式差异较大。第三代 18-kDa 转位蛋白示踪剂仍处于试验阶段，其对 18-kDa 转位蛋白的亲和力似乎更差，但受 rs6971 基因多态性的影响更小。

此外，其他病理过程相关的示踪剂也在不断研发中。18F-氟化钠（18F-NaF）是一种价格低廉且可大量获取的 PET 示踪剂，能够优先结合新近形成的微钙化区域。因此其主要针对的是钙化病变的早期不稳定阶段，其获取的微钙化活动信息能与 CT 获取的巨钙化活动信息相互补充。18F-NaF PET 现已用于血管钙化活动的研究，包括主动脉狭窄、腹主动脉瘤、颈动脉和冠状动脉粥样硬化。组织学证实，颈动脉摄取 18F-NaF 后，具有多种不同不良特征的斑块对其摄取增加，与 18F-FDG 相比，18F-NaF 对卒中后罪犯斑块的识别能力更强。18F-NaF 与颈动脉粥样硬化的大型临床研究正在进行中。

5 冠状动脉

缺血性心脏病的临床重点在于一级和二级预防，但难点在于如何精准地识别那些可能获益的患者群体。与颈动脉类似，针对冠状动脉的研究重点是应用先进的成像技术来区分稳定的粥样硬化病变和不稳定的斑块破裂或侵蚀病变。然而，这些方法在管径更小、移动度更大的冠状动脉中的应用更具挑战性。近年来，CTA 技术的进步逐渐克服了上述困难，正越来越多地应用于疑似 CAD 患者的临床评估，并且得到了两个大型随机对照试验的数据支撑。一项研究中 CTA 技术的应用提高了临床诊断的准确性，改变了临床管理的模式，减少了 5 年内致死或非致死性心肌梗死的发生率。另一项研究招募了一批低风险人群进行较短时间的随访，25 个月内复合主要终点事件（死亡、心肌梗死、因不稳定心绞痛住院或主要手术并发症）并未显示差异，但是 12 个月时 CTA 组死亡或非致死性心肌梗死的发生风险低于对照组（负荷显像）。荟萃分析显示，CTA 技术的应用减少了心肌梗死的发生率，但在死亡率上并没有差异。需要注意，临床研究中有近一半的心肌梗死发生于非阻塞性疾病的患者中。CTA 技术的临床价值更多地体现在对阻塞和非阻塞性斑块的识别，以及对斑块负荷的全面评估上。在广泛应用 CTA 技术的背景下，后续研究的重点是评价 CTA 技术对于斑块类型的识别能否进一步改善对患者病情的评估。

5.1　斑块成分

CT 能够根据斑块的衰减值（单位：mSiV）将其分为非钙化、部分钙化和钙化斑块。一项针对 CAD 疑似患者的研究表明，非钙化斑块患者 3 年内的主要心血管不良事件发生率高于钙化斑块患者。研究发现，罪犯病变的非钙化斑块体积较对照组增加 92%。CT 还能提供更为详细的信息，协助识别不良斑块的特殊征象，包括正性重构、点状钙化（早期巨钙化标记而非微钙化标记）、餐巾环征（特征性的 CT 病变征象，低密度影周围环绕着轮辋状高密度影）以及 CT 值＜30 Hu 的低密度斑块（提示巨大的坏死脂质核心）。上述不良斑块特征已得到腔内影像学的证实，并且在心肌梗死的患者中更易观察到，提示未来更高的心血管事件发生率。一项研究包括 3158 例疑诊或确诊 CAD 而接受 CTA 检查的患者，在 294 例患者中发现了正性重构或 CT 值＜30 Hu 的低密度斑块，其中 16% 的患者最终发生了急性冠状动脉综合征，而没有不良斑块的患者发生率为 1.4%。同样，一项针对 245 例 CTA 证实的非阻塞性冠状动脉疾病患者进行的前瞻性研究发现，在校正临床变量后，至少有两项不良斑块特征与心脏性猝死和（或）急性冠状动脉综合征相关。

对不良斑块特征和预后之间的关系进行的二次分析显示，即使校正危险因素和狭窄程度，不良斑块特征也与主要心脏不良事件的风险增加有关，尤其是对于年轻的女性非阻塞性疾病患者。后者发现不良斑块特征（正性重构或低密度斑块）的临床事件发生率增加 3 倍。阻塞性疾病和不良斑块特征具有协同作用，临床事件发生率较正常的冠状动脉患者增加 10 倍。然而，校正钙化积分后，不良斑块特征和阻塞性疾病的预测作用并不显著，前者是致死或非致死性心肌梗死唯一的独立预测因素。当前有关高危斑块识别的研究表明，除了钙化积分，还没有其他指标能够用于总体斑块负荷的评估。

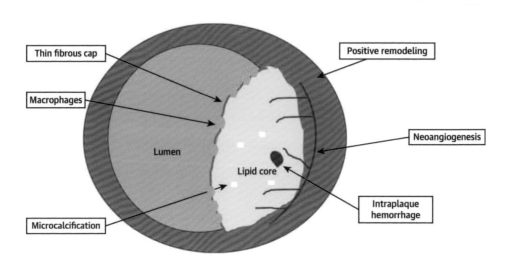

图 39-2　动脉粥样硬化罪犯斑块的病理特征

CT 测量心外膜脂肪组织是评估冠状动脉粥样硬化不稳定斑块的最新方法。心外膜脂肪组织是堆积在心脏表面的脂肪组织，与邻近的冠状动脉粥样硬化病变之间存在着密切的关系。心外膜脂肪组织对冠状动脉粥样硬化斑块的旁分泌效应已提出多年，通过激活局部炎症和促进血管新生来调节潜在的动脉粥样硬化进程。近期研究表明，与钙化斑块相比，非钙化斑块患者的心外膜脂肪组织体积更大，未来心血管事件的发生率更高。受益于空间和时间分辨率的改进，当前的 CT 成像技术已能检测这种相互作用关系。其基本原理是冠状动脉粥样硬化斑块内部的炎症反应改变了邻近心外膜脂肪组织的成分，这种改变可以通过 CT 衰减系数的变化来进行评估。一项回顾性多中心研究中验证了这项技术能够筛选出死亡风险增加的患者。该技术有望成为一种有效的检测手段，用于回顾性分析常规 CT 图像上的炎症情况，但是需要进一步的工作来了解冠状动脉系统中炎症测量的最佳位置、冠状动脉支架对 CT 衰减系数的影响，以及能否用于心肌梗死和死亡的预测。

磁共振血管成像技术的进展不如 CT，临床应用并不广泛。磁共振能够显示冠状动脉粥样硬化斑块并检测不良特征如正性重构等，但在很大程度上局限于单个冠状动脉区域，限制了其临床应用价值。T1 加权成像检测斑块出血和腔内血栓能用于整个冠状动脉系统，最新研究证实了心肌梗死后罪犯斑块中的信号增强现象，提示未来发生心血管事件的风险增加。这项技术有待进一步研究。

5.2　疾病活动性

借助现代化的 PET-CT 显像技术，在保证精准配对、改进血池和运动校正的前提下，对冠状动脉进行疾病活动性的评估已经成为可能。然而，对冠状动脉进行 18F-FDG 显像存在诸多挑战，因为心肌的高代谢活动会遮蔽三分之一患者的冠状动脉斑块信号，即使进行饮食限制还是如此。这也使学界的研究兴趣逐渐转移到寻找更加特异的示踪剂上，其中也包括 68Ga-DOTATATE，后者定位于心肌梗死后冠状动脉的罪犯斑块。

18F-NaF 的特点是心肌摄取极低（较血池减少三分之一以上），因而非常适合冠状动脉信号的检测。现已在 CT、VH-IVUS 和光学相干体层成像（OCT）上观察到冠状动脉斑块对 18F-NaF 的摄取增加，在心肌梗死后患者的罪犯斑块中，也同样观察到 18F-NaF 的摄取增加。相关研究正在评估 18F-NaF 在冠状动脉中的分布以及其在风险预测中的作用（NCT02278211）。

6　未来方向

随着成像技术的进步，对动脉粥样硬化斑块成分和疾病活动性进行成像现已成为可能，同时其还能用于区分颈动脉和冠状动脉中稳定和不稳定的疾病模式。虽然这些技术中的数种已经得到了很好的应用，但除了更标准的成像方法之外，它们的增量临床价值远还没有体现出来。为此，需要进行大规模的前瞻性研究，在不增加时间和物力成本的前提下，论证更为简易的斑块负荷测量方法的附加价值。

在现有的斑块成分检测技术中，CTA 似乎是最有潜力的，因为其能够进行最先进的斑块特征分析，并且这项技术正在发挥越来越大的临床作用。更先进的分子成像技术，如 PET，在斑块的病理认识方面潜力巨大，尤其是在新型示踪剂的应用下，能够进一步定位巨噬细胞、微钙化、血管新生和血栓形成等。随着技术的不断进步，这些 PET 技术未来极有可能在临床上发挥作用，进而优化危险分层，并用于指导晚期疾病患者进行昂贵的或有创的治疗。当然，这些技术也需要有实质性的获益，以能与分子成像产生的辐射暴露和额外费用相匹配。

7 小结

无创心血管成像技术能够评估主动脉、颈动脉和冠状动脉的斑块成分和动脉粥样硬化疾病的活动性，并能区分稳定和不稳定的疾病状态。虽然提出了重要的病理生理学理论，但仍需要进一步的研究来证实此类技术是否提供了标准评估之外更进一步的临床信息。

第 40 章

心跳骤停复苏应用经食道聚焦心脏超声检查

使用床旁聚焦心脏超声检查（旨在提供即时和可操作信息的诊断方式）是急诊和重症监护超声检查不可或缺的组成部分，代表了急诊医学和重症监护培训的核心能力。与常规心脏超声检查相比，重点检查提供了一个目标导向的框架，可为许多急诊医疗工作中各种疾病和综合征的治疗提供支持。实时心脏超声检查在急症环境中不断发展的作用的一个例子，便是其在心脏骤停抢救中的应用。观察性研究显示，心脏骤停复苏期间的经胸聚焦心脏超声可帮助识别预后不良的患者，准确识别出可逆性疾病，并指导复苏。国际心肺复苏指南已明确建议使用经胸聚焦心脏超声作为诊断工具，帮助识别可治疗的疾病，并提供预后信息。经胸聚焦心脏超声对于识别梗阻性疾病至关重要，包括张力性气胸、心包填塞、深静脉血栓形成伴右心室扩张（提示肺栓塞）以及充盈状态（提示低血容量是心脏骤停的潜在原因）。尽管有这些强有力的依据和受益证据支持，但在心脏骤停期间使用经胸聚焦心脏超声的一个重要限制是难以获得足够的心脏声窗。若干因素，如胸外按压期间可用于检查的时间有限，可能会降低复苏期间经胸聚焦心脏超声的使用频次和质量。经食道聚焦心脏超声是经胸聚焦心脏超声的替代方法，可克服这些局限性，是非常适合提高心肺复苏质量的成像模式。除了与经胸聚焦心脏超声类似的诊断和预后作用外，经食道聚焦心脏超声还提供了独特的成像优势。经食道聚焦心脏超声改善复苏预后的潜力在于，其尽可能减少胸外按压中断，提供关于胸外按压位置和质量的实时反馈、正确的心律判读，以及促进体外生命支持的启动。

1 提高复苏质量

目前的心肺复苏指南强调了高质量胸外按压和尽可能减少按压中断对于改善存活率和神经系统转归的重要性。经胸聚焦心脏超声对于重症患者可提供有价值的信息，但对于心脏骤停患者，依赖于皮肤表面的成像方式则构成了限制。外部因素（如除颤电极板、持续胸外按压、自动按压装置或正压通气）以及患者因素（如肥胖、胃部充气和皮下气肿）带来的病理生理性干扰，则增加了获取可解释图像的难度。尽管如此，在许多心脏骤停病例中，经胸聚焦心脏超声仍可作为一种诊断方式。但观察性数据显示使用经胸聚焦心脏超声时胸外按压中断时间较长，表明其可能会干扰复苏期间的胸外按压。此外，心肺复苏过程中，经食道聚焦心脏超声实现了心脏的连续可视化，相当于心脏解剖监护，而不干扰胸外按压及其他复苏措施。

经食道聚焦心脏超声可靠的成像可更容易地确定心脏骤停的可治疗原因，如心包填塞、心内血栓、心室细颤，并描述心脏活动的类型的特征，如心脏静止或假性电机械分离。对 25 例复苏患者的回顾性分析比较了经食道聚焦心脏超声、经胸聚焦心脏超声和徒手脉搏检查三种方式带来的在心肺复苏记录上的按压中断时间，针对 139 次心肺复苏中断的研究结果表明，经食道聚焦心脏超声带来的心肺复苏中断时间短于经胸聚焦心脏超声。尽管接受经食道聚焦心脏超声患者数目较少，经食道聚焦心脏超声操作者的专业知识可能存在潜在的偏倚，但这些数据表明，与经胸聚焦心脏超声相比，经食道聚焦心脏超声可为心肺复苏提供更好的连续性。

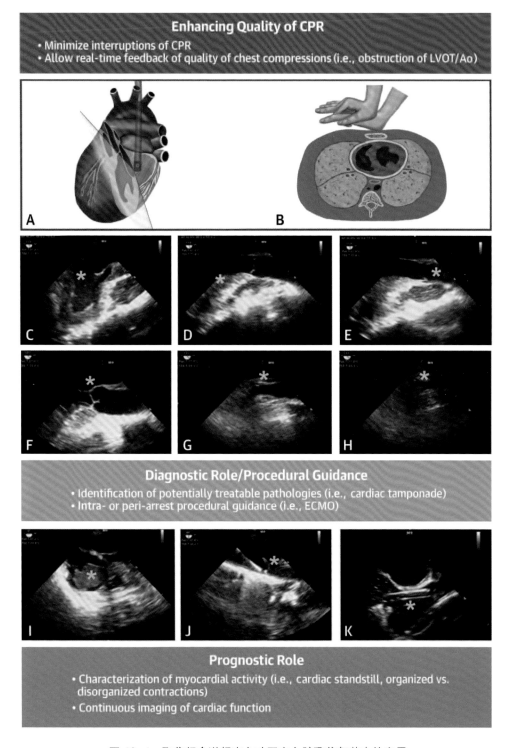

图 40-1　聚焦经食道超声心动图在心脏骤停复苏中的应用

除了对心肺复苏的累积总量有正性影响外，经食道聚焦心脏超声还具有提高复苏质量的独特潜力。由于传感器的留置性质，可观察和操作相对于心脏结构的胸外按压的实时、精确位置，以优化循环流量。虽然目前建议在心肺复苏期间进行胸外按压的位置是"患者的胸部正中"，但基于胸部计算机断层扫描和心脏磁共振成像的人体放射学研究发现，左心室并不总是位于胸骨中心下方，而对于50%～80%的患者，左室流出道、主动脉瓣或主动脉根则位于该位置。一项纳入34例心脏骤停患者的前瞻性观察研究显示，应用经食道聚焦心脏超声证实，最大压迫区域位于59%的患者的主动脉处和41%的患者的左室流出道处，在所有患者中均观察到左室流出道或主动脉存在显著狭窄。与这些结果一致，最近一项对院外心脏骤停患者的前瞻性研究显示，53%的患者大压迫区域位于左室流出道或主动脉根上方。这些发现表明，一些心脏骤停患者所接受的按压，可能并未达到可供最佳冠状动脉和脑灌注的目标，而通过经食道聚焦心脏超声，可为个性化的方法提供可能性。

一项前瞻性随机试验评价了胸外按压左心室和主动脉根部时血流动力学指标和自主循环恢复的差异。建立猪的室颤模型，停搏期间内使用经食道聚焦心脏超声来记录最大压迫区域。该研究证实，与按压主动脉根部相比，直接按压左心室可改善血流动力学，提高自主循环恢复率和60分钟存活率。临床研究同样给出了一致的小结。一项回顾性研究纳入了19例符合体外生命支持指征的难治性院外心脏骤停患者，心肺复苏期间经食道聚焦心脏超声识别的左室流出道开放与成功复苏相关。这是首次在人体中进行的研究，表明在心脏骤停期间通过经食道聚焦心脏超声获得的信息可能具有对复苏预后的预判价值。尽管这一证据表明经食道聚焦心脏超声有可能改善复苏预后，但仍存在几个重要问题。尚不清楚这些结果是由相关的病理生理学变化抑或是表面解剖标志欠准确所致。对于不同患者，最有效的胸外按压的最佳位置可能不同，这一点尽管很明显，但时间和胸外按压方法（即手动或机械）等因素的影响，以及生理决定因素，包括与心肺复苏期间通气方法相关的容量状态和心肺相互作用，尚未确定。所有这些因素似乎对停搏期间经食道聚焦心脏超声上观察到的结果仍存在一定影响。

已经明确，经胸聚焦心脏超声可以准确诊断重症患者中危及生命的潜在疾病。这些发现可能包括心包填塞、提示肺栓塞的右心室劳损、血容量不足、室性心律失常和主动脉急症。多项研究表明，经胸聚焦心脏超声的这些结果可指导治疗，并可能带来生存率的改变。2015 年美国指南认识到在心脏骤停中进行超声的益处，并建议"可以考虑诊断心脏骤停的可治疗原因并指导治疗决策"。同样，美国心脏超声检查学会的一则声明建议在不可电击的心脏骤停中使用聚焦心脏超声检查指导诊断、预后和手术。

尽管经胸聚焦心脏超声可在心脏骤停中提供这些诊断受益，但在许多情况下并非可行。如前所述，许多因素使持续性获得可解释的浅表心脏超声检查像变得并非易事。正因如此，人们越来越多地在心脏骤停中寻求可靠的经食道聚焦心脏超声声窗。在麻醉学和心脏病学已发表的数据中，经食道聚焦心脏超声是心脏骤停的有用工具。最近，随着床旁超声使用的增加，经食道聚焦心脏超声正在急诊科和重症监护病房等重症监护场景中实施。作为床旁超声的新用途，急诊医生接受简短的结构化模拟培训后，即可获取经食道聚焦心脏超声图像。2016 年报告了在急诊室成功实施经食道聚焦心脏超声的程序。该回顾性观察研究发现经食道聚焦心脏超声可行、安全并且具有临床意义。78% 的检查可对疾病诊治起到诊断作用，通常可以排除心脏骤停的病因。基于经食道聚焦心脏超声诊断的分析得出小结，其中 55.6% 的检查在经胸聚焦心脏超声上不易显示。另一项研究显示，床旁经食道聚焦心脏超声对重症监护病房环境中的诊断和血流动力学管理决策具有相当大的影响。对这些经食道聚焦心脏超声的准确性进行评价，发现其与心脏科医师所实施的全面的心脏超声检查相当。针对急诊室心脏骤停实施经食道聚焦心脏超声的情况，另一项前瞻性观察研究发现，在复苏早期进行经食道聚焦心脏超声是可行的。经食道聚焦心脏超声是一种有价值的诊断工具，在 97% 的病例中具有治疗或预后评估作用。诊断包括心室细颤、右室扩张和心腔内血栓。除在心脏骤停期间诊断疾病外，经食道聚焦心脏超声还可用于术中引导，包括置入静脉临时起搏器和体外生命支持置管。

经食道聚焦心脏超声在心脏骤停中的床旁应用指南支持在诊断能力中使用经食道聚焦心脏超声。同样，美国急诊医师学会的政策声明将心脏活动识别、心律识别、左右心室功能评价和心包积液 / 填塞识别列为重点经食道聚焦心脏超声检查的目标。几项研究已证实了围手术期场景下，经食道聚焦心脏超声对于急性循环衰竭和心脏骤停的诊断作用。

2　经食道聚焦心脏超声评估与心脏骤停预后

尽管心脏骤停的早期管理可侧重于识别和逆转疑似病因，但对存活可能性和良好神经学转归进行预测同样重要。研究显示，心脏骤停原因可逆（如心包填塞）的患者预后最佳，而心肌静止的患者生存机会最低。

一项大型多中心前瞻性研究显示，患者到达急诊科时心脏超声检查提示心肌静止可预测不良预后，而存在心肌活动者更有可能成功复苏。在这些重症监护患者中，20.1% 的患者在接受经食道聚焦心脏超声检查时处于心脏骤停，总死亡率为43%。经食道聚焦心脏超声给 81% 的病例带来了治疗策略的改变，其中有 3.7% 的患者终止复苏。此外，在第一个 24 小时内进行经胸聚焦心脏超声的患者，近半数经食道聚焦心脏超声的适应证为"经胸聚焦心脏超声结果不明确"，说明在该人群中经胸聚焦心脏超声在技术上受到限制存在于更早的时间点。总之，该观察性数据显示，基于经食道聚焦心脏超声结果的管理决策可提供有价值的预后信息。

最后，经食道聚焦心脏超声可以明确某些结构性疾病，如主动脉根部夹层伴心包受累、主动脉破裂或心腔破裂作为心脏骤停的病因，可能提示生存概率极差，并导致复苏努力的降级。

3　经食道聚焦心脏超声评估的安全性和有效性

临床已经评估了经食道聚焦心脏超声的安全性，包括围手术期、门诊和重症监护环境。经食道聚焦心脏超声是在常规气道保护（气管插管或气管切开）的重症患者中进行的复苏辅助操作。因此，其可避免手术的呼吸系统后果，包括吸入和镇静。此外，深度麻醉和（或）神经肌肉阻滞在非心脏骤停患者中较为常用，可抵消胸腔内压的波动，这可能具有额外的安全性优势。尚未直接研究经食道聚焦心脏超声的安全性，只能通过以移动经食道聚焦心脏超声检查为主的较大队列中所观察到的严重并发症来推断。总之，重要并发症如严重口咽创伤、食管穿孔和严重出血等相当罕见，发生率为 0.01% ～ 0.08%。除了镇静和气道差异，经食道聚焦心脏超声检查的场景也会改变风险的感知方式。

鉴于这种复苏的紧急性质，临床医生通常没有关于患者病史的信息，包括禁忌证的可能性（即食管狭窄）。然而，获得争分夺秒救生信息的机会，正如在这些复苏环境中经常发生的情况，对风险认知有强大的影响。研究认为，这是一个风险充分得到控制而利益加权的操作，因此通常不需要获得患者同意。

尽管经食道聚焦心脏超声在心脏骤停中具有直观有利的风险 - 获益比，但医师应了解并仔细考虑在该人群中实施经食道聚焦心脏超声潜在的负面影响。任何医学进步的取得，当其实践超出当地医疗水准时，提供者必然会承担风险。在任何情况下，未经医院领导层和所有相关专业的多学科协作批准，不应在心脏骤停中进行经食道聚焦心脏超声。鉴于这项操作近期才开展，因而仍有一些问题有待确定。如紧急情况下或在电除颤和胸外按压过程中，尚不明确使用经食道聚焦心脏超声是否会增加传感器损坏的风险。据悉，经食道聚焦心脏超声换能器能够承受这些力而不遭损坏，但应参考制造商的质保和建议。最后，经食道聚焦心脏超声在心脏骤停的情况下存在公认的局限性，例如一些与心脏骤停病理生理学特点、胸外按压以及常用正性肌力药物相关的表现。熟悉经胸聚焦心脏超声上的这些表现，并具有预定的经食道聚焦心脏超声方案则可避免误诊。

随着经食道聚焦心脏超声在许多学科中逐步应用，对培训和能力要求的理解也在提高。几个急症护理领域，包括麻醉、急诊医学和重症监护，已经评估了聚焦床旁超声实践，包括使用经食道聚焦心脏超声的可行性、培训和教育。这些努力表明，之前有能力完成经胸聚焦心脏超声的医生同样有能力转换为使用经食道聚焦心脏超声，并且能够快速获得解释经食道聚焦心脏超声图像所必需的认知和操作技能。

对于急诊医生，使用高保真模拟器的小组连续讲授了旨在模拟二维经胸聚焦心脏超声范围的视图方案，该方案作为诊疗标准已获认可。对于重症监护环境中的检查，则更具有复杂性，包括额外视窗以及血流动力学定量测量，操作者在获得能力之前，平均需要操作 31 次来学习。通过模拟预训练干预的方式重复上述研究表明，平均所需的检查次数减少至 14 次。这些结果显示，当使用经食道聚焦心脏超声模拟器作为训练辅助工具时，可以缩短学习曲线。在更传统的训练模型中同样得到证实，包括心脏麻醉和心脏病学同道。

尽管经食道聚焦心脏超声检查的确切范围和复杂性因专业而异，并需要不同强度的培训，但显然在所有专业的教学设计中都应加入模拟训练。

4 经食道聚焦心脏超声评估实践

心脏骤停是临床医生面临的重要挑战。由于需要在数分钟内进行多次时间依赖性干预，因此将心肺超声安全有效地纳入复苏流程的策略至关重要，尤其是尽量减少胸外按压中断。在大多数围手术期的病例中，经食道聚焦心脏超声由协助的麻醉师或接受过心脏超声检查培训的麻醉师来进行。在急诊或重症监护环境，经食道聚焦心脏超声探头分别由急诊医师或重症监护医师置入和操作，并将这些目标导向检查的结果告知团队及抢救负责人。在所有复苏场景中，经食道聚焦心脏超声在气管插管后实施，可由同一名医生或团队其他成员进行。复苏中心脏骤停期间（即自主循环恢复前）应用经食道聚焦心脏超声的研究显示，患者到达后至首次经食道聚焦心脏超声成像的平均时间为 7 ~ 12 分钟。在所有复苏经食道聚焦心脏超声的研究中，患者均在经食道聚焦心脏超声前接受气管插管。在围手术期研究中，患者在心脏骤停时已经插管。在急诊科，院前急救期间未插管的患者在到达时插管，并在插管后进行经食道聚焦心脏超声。此外，与创伤团队的组织相似，大多数急诊医学团队为每项任务预先设定了角色，包括指定人员进行床旁超声以及经食道聚焦心脏超声。这种角色驱动的编排并非特定于经食道聚焦心脏超声，一支高质量复苏团队若要提供最佳医疗服务，应首选这种方法。换言之，超声仪操作者具体位置受一系列因素影响而不同，包括操作者的数量、特定的角色以及实施复苏的物理空间等。复苏期间用于经食道聚焦心脏超声的超声仪与用于其他常见急诊床旁超声应用的机器相同。鉴于经食道聚焦心脏超声传感器需要特殊储存，不能与机器一起保存，因此要有专门的存储设备，并放置在靠近手术室、重症监护病房和急诊室的地方。

5 提高经食道聚焦心脏超声应用的先决条件

经食道聚焦心脏超声在心脏骤停中的应用仅见于几个小规模的单中心观察性研究。为了进一步推进对这种方式作为心脏骤停期间工具的认知，应对以下几个重要的领域展开研究。

①描述经食道聚焦心脏超声在心脏骤停复苏中的诊断作用的大规模观察性研

究（即多中心研究）。关于心脏骤停期间使用经食道聚焦心脏超声可得出的特定诊断患病率，更大规模的研究将给出重要信息。识别出潜在可治疗的疾病，如心包填塞、肺栓塞、心肌梗死和主动脉夹层，则至关重要。

②评价经食道聚焦心脏超声实时反馈胸外按压对血流动力学影响的临床研究。如上文所述，几项研究显示了标准心肺复苏期间左心室流出道压迫的问题、其血流动力学意义及其对生存转归的潜在影响。旨在评估经食道聚焦心脏超声指导下的心肺复苏优化对血流动力学影响的研究，将在复苏科学领域具有重要意义。这些涉及以患者为中心的预后的研究需要仔细评价潜在的混杂因素，例如医师人数和监测的增加以及对创新研究成功的偏倚。

③旨在开发和验证心脏骤停使用经食道聚焦心脏超声的标准化方案的研究，以可行和高效的一组观点最大限度地提高诊断和预后价值。下一步有用的是多学科专家共识，纳入了经食道聚焦心脏超声在复苏中的最佳可用证据，包括描述结合了可治疗疾病患病率的方案。

④旨在进一步描述急诊护理环境下临床医生在经食道聚焦心脏超声中学习曲线的研究。表征能力、达到在心脏骤停中使用经食道聚焦心脏超声所需的熟练程度及其所需的检查数量，以及基于模拟器的培训和实时扫描（尤其是在心脏骤停的情况下）之间的差异将是进一步扩展这种模式的关键。

⑤建立国家或国际重点经食道聚焦心脏超声登记处。

6 小结

在心脏骤停和近乎停搏状态的患者复苏过程中可以使用经食道聚焦心脏超声，并且在围手术期、重症监护和急诊环境中具有临床意义。尽管经胸超声仍然是心脏骤停的关键工具，可识别张力性气胸、心包填塞、深静脉血栓或血容量不足，但其在心脏骤停期间的使用可能受到外部和患者相关限制因素的限制。经食道聚焦心脏超声可提供连续、高质量的心脏图像，可实时反馈胸外按压效果、可逆性疾病的识别和复苏程序的引导。这些特性使经食道聚焦心脏超声尤其适用于复苏过程，并有可能改善心脏骤停的预后。未来的研究应包括更大规模的研究，评价经食道聚焦心脏超声引导复苏的诊断价值及其血流动力学和临床意义。

第 41 章

肺动脉高压现状和面临的挑战

　　肺动脉高压是一种与多种疾病相关的疾病状态，可影响心血管和呼吸系统在内的多个系统。中低收入地区所面临的临床方面的挑战会影响肺动脉高压的诊治。这些挑战包括缺乏足够资源、拥有丰富专业知识的专家较少、不能保证药物可及、肺移植并非首选等。患者就诊较晚、合并症多（如感染、营养不良和高凝状态等）使中低收入地区肺动脉高压疾病谱进一步复杂化。此外，因为缺乏中低收入地区的临床数据，依据高收入地区临床经验而制定的病因学、诊断学和治疗策略，可能并不适用于中低收入地区。

　　本章首先阐明中低收入地区中肺动脉高压诊断和治疗的具体问题，遵循明确成本—风险—获益效应分析方法，从而制定一份针对中低收入地区、实用的、因地制宜的共识声明，尤其重点关注中低收入地区儿童和青年肺动脉高压人群。本章内容可以作为欧美相关指南的补充说明，可以帮助中低收入地区的医生根据当地实际情况酌情改进其医疗实践。

　　目前中低收入地区的肺动脉高压登记研究中关于不足 18 岁患者的信息极少，因此，本章中针对儿童肺动脉高压的建议来自中低收入地区中成人肺动脉高压患者和高收入地区中儿童肺动脉高压的数据延伸，多为专家共识。中低收入地区中的儿童肺动脉高压和成人肺动脉高压的几种常见病因也在本章讨论范围内。尽管本章内容是在非常有限的数据资料下写出的，但它仍具有重要指导意义。

1 中低收入地区中肺动脉高压和肺动脉高压的定义

目前肺动脉高压的定义为在海平面上、右心导管测得患者静息状态下肺动脉平均压（mPAP）> 20 mmHg。中低收入地区很少凭借右心导管诊断肺动脉高压，经胸超声心动检查往往是此区域诊断筛查的主要方法。通过连续 Doppler 超声（测量三尖瓣返流速度）估计右心室至右心房压力梯度，右心室 - 右心房收缩期梯度 >50 mmHg（三尖瓣返流速度>3.5 m/s）作为定义肺动脉高压的界值。值得注意的是，这些登记研究中经胸超声心动检查可能导致该地区的肺动脉高压患者数量被低估。另外，肺动脉高压的病因纷繁复杂，因患者年龄和地域而异。制定中低收入地区中肺动脉高压患者诊治策略，决定了医疗资源分配和核算医疗成本，患者的关键信息显得尤为重要。

2 中低收入地区中肺动脉高压的流行病学和病因

肺动脉高压的全球患病率和发病率的确切数据很少。估计肺动脉高压的全球患病率每 100 万成人中有 15 ～ 60 人。关于中低收入地区中肺动脉高压的发病率、患病率和具体分类（毛细血管前、毛细血管后和混合型）的数据就更少了。尽管有来自某些中低收入地区的登记注册研究，但大多数为第一大类肺动脉高压（例如肺动脉高压）患者，主要纳入年龄>18 岁的患者，且患者数量有限。尽管 3 项登记研究纳入了各种肺动脉高压患者类型（第 1 到 5 组肺动脉高压），但这些数据不能代表其他中低收入地区中所有不同的肺动脉高压类型。中低收入地区中肺动脉高压的总体负担比高收入地区高数倍，一项登记研究显示，2015 年估计的发病率可能为每 100 万成人中有 48 人。以下情况可能在很大程度上增加了中低收入地区中肺动脉高压的疾病负担：

● 风湿性心脏病仍是大多数中低收入地区肺动脉高压的病因。

● 未纠正的先天性心脏病：在中低收入地区只有少数（<10%）先天性心脏病分流病变患儿接受了及时干预治疗（手术或经皮器械封堵）。

●由左心疾病引起的肺动脉高压（第二大类肺动脉高压）多由冠心病和未被诊治的高血压所致。

●肺部疾病相关肺动脉高压：尤其是间质性或实质性肺病，与中低收入地区中结核病的高患病率有关。实质性肺病大多是由吸烟、空气污染物和烹饪／加热过程中产生的烟雾（无烟囱）引起的。

●血吸虫病仍在世界多个地区流行，特别是在南美洲、加勒比、撒哈拉以南非洲和南亚。据估计，全球有500万至2000万人出现由血吸虫（寄生虫）病感染引起肺动脉高压的临床表现。

●流行区的人类免疫缺陷病毒感染。

●因为中低收入地区的人群基数大，所以特发性肺动脉高压和肺动脉高压分类中其他类型肺动脉高压的疾病负担也很大。

高收入地区和中低收入地区之间肺动脉高压的疾病谱差异显而易见，例如特发性肺动脉高压是欧洲注册登记研究中最大的肺动脉高压亚组；而肺动脉高压-LHD（第二大类肺动脉高压）则是中低收入地区－肺动脉高压注册中最常见的原因。而第一大类肺动脉高压患者（此处为肺动脉高压）中，未纠正的先天性心脏病占多数，并极大地增加中低收入地区中肺动脉高压的疾病负担。

3　中低收入地区中肺动脉高压患者的临床表现和诊断

与高收入地区肺动脉高压患者相比，中低收入地区中肺动脉高压患者治疗率低，就诊晚，功能恶化更严重。拉丁美洲登记研究中也观察到了类似的功能损害，这也解释了中低收入地区中肺动脉高压患者死亡率极高的原因。事实上，中低收入地区中左向右分流先心病患者往往就诊较晚，故常伴严重的肺血管阻力增加。部分先心病肺动脉高压患者尽管年龄较大，但或许仍可手术，需要进行仔细的系统评估以确定是否仍具备手术机会。

3.1 检查、诊断肺动脉高压

如前所述，经胸超声心动图是中低收入地区诊断肺动脉高压的主要诊断方式，而非作为金标准的右心导管检查。使用基于连续 Doppler，包括三尖瓣返流速度，作为肺动脉高压中右心室收缩压的测量仍可能漏诊肺动脉高压。使用标准化方案对右心室进行详细的、多参数评估可增加超声心动图评估肺动脉高压的准确性。如果心脏超声检查提示肺动脉高压存在高度可能性，针对该地区肺动脉高压疾病谱的规范的诊断流程可以协助确定肺动脉高压的可能性病因。

3.2 中低收入地区中疑似肺动脉高压的诊断检查

对中低收入地区中肺动脉高压患者的系统筛查有助于以相对经济的方式确定病因。

①详细病史和体格检查：有助于确定病因和评价患者的临床状态。详细的家族史是诊断家族性或遗传性肺动脉高压的必要条件。

②胸部 X 线检查：确定潜在的肺部疾病或间接因素，如脊柱畸形。左心疾病的症状体征可能提示第二大类肺动脉高压。

③指脉氧血氧测量和动脉血气分析：可提供关于实质性 / 间质性肺疾病（弥散障碍）以及先心病分流方向及手术可能性的相关信息。建议在右上肢和下肢进行指脉血氧饱和度筛查，以识别肺动脉瓣后心内分流（即动脉导管未闭或主 – 肺动脉窗）。

④肺功能检查：可能有助于确定气道病变，如哮喘或间质性肺病等。

⑤实验室检查：条件允许时应进行自身免疫性疾病的筛查。在 HIV 流行区筛查和诊断 HIV 是必不可少的。

⑥腹部超声：有助于识别门脉性肺动脉高压的疾病或其他罕见病诊断，如 Abernethy 畸形。

⑦胸部计算机断层扫描和核素肺灌注扫描：有助于识别慢性血栓栓塞性肺动脉高压。胸部计算机断层扫描对于排除疑似肺动脉高压中的肺实质性 / 间质性疾病非常重要。

⑧心导管检查和急性肺血管反应试验：一些中低收入地区的医疗机构已配备心导管检查设备，吸入一氧化氮进行急性肺血管反应试验在多数情况下不可用。

基础研究表明，吸入伊洛前列素（通过雾化器在 15 分钟内吸入 5 μg）和静脉注射西地那非也可用于急性肺血管反应试验，且成本较低。吸氧试验不能代替急性肺血管反应试验。然而，当怀疑肺部疾病和弥散障碍是肺动脉高压的主要原因并试图确定 PAP 升高与氧的依赖关系时，吸氧试验可能有用。

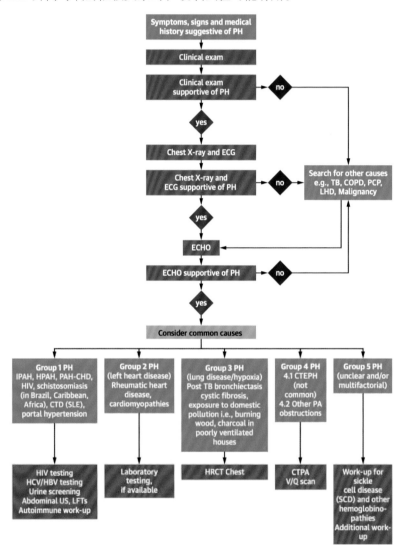

图 41-1　肺动脉高压的诊断流程

3.3 功能评估及肺动脉高压危险分层

确诊肺动脉高压后，可根据病史（世界卫生组织功能分级）确定患者的功能状态（运动能力）和肺动脉高压风险分层，进行 6 分钟步行试验（> 6 岁患者），进行超声心动图右心室功能评估以及确定基于心导管的血流动力学参数。EPPVDN 为肺动脉高压儿童开发了一种新的风险评分，需要在未来的前瞻性研究中进行验证。

3.3.1 中低收入地区肺动脉高压治疗策略

由于中低收入地区存在一些特殊因素，例如难以获得医疗服务、无法开展某些治疗以及医疗费用匮乏等问题，在中低收入地区中统筹治疗管理和改善肺动脉高压患者最终预后均是极富挑战性的。中低收入地区的医疗人员必须因地制宜地制定适合本国 / 本地区情况的肺动脉高压管理方案，否则很难保证患者依从性，最终治疗管理方案也将无效。

3.3.2 肺动脉高压靶向药物治疗

靶向药物治疗获批用于肺动脉高压（第一大类肺动脉高压），一些肺动脉高压靶向药物也获批用于慢性血栓栓塞性肺动脉高压（第四大类肺动脉高压）。在其他肺动脉高压类型中使用肺动脉高压靶向药物（例如混合性毛细血管后肺动脉高压）应由肺血管专科医生决定。血管扩张剂可能会引起肺水肿，导致临床状态恶化，尤其是射血分数保留的心力衰竭和由其他原因导致的左心房压力增高的第二类肺动脉高压。肺动脉高压药物的给药途径、使用频率、费用和可及性是决定患者治疗依从性的主要因素，尤其是在中低收入地区。一些中低收入地区生产并提供了几种肺动脉高压药物，例如在印度和中国的一些中低收入地区。尽管价格已经大幅降低，但对于普通患者来说，这些药物仍然非常昂贵。在印度，西地那非每月治疗费用为 30 美元，而双联治疗（他达拉非 + 安立生坦）为每月 100 美元。由于印度大部分人没有保险，并且每月生活费在 60 美元或以下，因此保证患者良好依从是非常具有挑战性的。这种情况同样见于其他中低收入地区，如巴基斯坦、印度尼西亚、孟加拉国、阿富汗和其他国家。描述了中低收入地区中肺动脉高压的分类、不同药物和特殊情况。在中低收入地区，医生需要提前与患者家属讨论改善患者生活质量的目标，就昂贵的药物治疗作出理性决策。

3.3.3　妊娠和避孕

妊娠时，肺动脉高压与母体和胎儿死亡有关，因此，相关的妊娠咨询非常重要，尤其是在中低收入地区。中低收入地区可能不容易获得安全的避孕措施（如药物涂层宫内节育环、皮下或肌内黄体酮植入／注射）。标准口服雌激素避孕药与增加血栓形成风险相关。在妊娠事件中，如果孕妇想继续妊娠，建议在高危产科进行密切随访，尤其是在分娩时和产后 2 周内，此时死亡风险最高，通常由血栓栓塞并发症或心力衰竭导致。

3.4　中低收入地区中治疗的特殊问题

3.4.1　与血吸虫相关的肺动脉高压

血吸虫病是与肺动脉高压相关的最常见的寄生虫病。血吸虫病导致肺动脉高压的病因往往是多样的，包括寄生虫肺动脉栓塞、肺血管病变和与肝脾疾病相关的门静脉高压，可通过腹部超声诊断。在血吸虫病流行区，当患者出现心血管症状和肺动脉高压体征时，应高度怀疑血吸虫病诱导的肺动脉高压。当前血吸虫病控制手段主要是向高危人群提供吡喹酮。世界卫生组织指南建议，当学龄儿童的患病率达到一定阈值时，应每年治疗一次血吸虫病或土源性蠕虫病。目前尚无诊断血吸虫病诱导的肺动脉高压的特异性试验。血吸虫病感染和肺动脉高压患者可能从肺动脉高压靶向治疗（主要是西地那非）中获益。活动性血吸虫病患者需要立即使用驱虫药治疗，如吡喹酮。

3.4.2　与镰状细胞疾病相关的肺动脉高压

一项对非洲肺动脉高压患者进行的系统回顾显示，镰状细胞病中肺动脉高压的患病率为 36.9%，患者就诊时的平均年龄为 28.6 ± 5.8 岁。镰状细胞病引起的肺动脉高压也是多因素的，可有所有五大类肺动脉高压（主要是一至三大类）的各种表现。由于心输出量长期升高、左室舒张功能障碍或冠状动脉缺血，镰状细胞病－肺动脉高压可表现为左心疾病－肺动脉高压。此外，镰状细胞病患者可能发生实质性肺病，也可发生慢性血栓栓塞性肺动脉高压。尽管大多数镰状细胞病患者的肺动脉压力仅中度升高，但肺动脉高压削弱患者的运动耐量。与没有肺动脉高压的患者相比，镰状细胞病合并肺动脉高压患者的死亡风险显著增加。在镰状细胞病相关肺动脉高压患者中，肺动脉高压靶向药物（尤其是西地那非）治疗存在争议，因其可能导致镰状细胞病相关血管闭塞危象。对于大多数患有肺动脉高压（通过心导管术证实）的镰状细胞病患者，不建议给予任何肺动脉高压靶向治疗。此外，根据 2014 年美国指南的建议，标准羟基脲是对于镰状细胞病高死亡风险患者的一线治疗方案（三尖瓣返流速度 2.5 m/s，血清 N 末端利钠肽前体 160 pg/mL，或根据心导管术测的肺动脉平均压 25 mmHg 确诊有肺动脉高压）。最近，有报道称在毛细血管前肺动脉高压合并镰状细胞病患者中使用慢性血液置换治疗取得了有前景的结果。

3.4.3 地中海贫血相关肺动脉高压

中间型 β-地中海贫血（TI）患者中肺动脉高压的患病率相当高（4.2%），超过了重型 β-地中海贫血（TM）患者（1.1%）。相反，在 α-地中海贫血（Bart 或血红蛋白 H 病）患者中很少发现肺动脉高压。值得注意的是，地中海贫血是多因素所致的肺动脉高压，如慢性溶血可导致 NO 生物利用受损、心肌铁质沉着引起的限制性心肌病及肝铁质沉积相关肝硬化或病毒性肝炎、肺铁质沉着症、输血相关 HIV 感染、脾切除术后循环红细胞的变化，高凝状态导致血栓栓塞发作的风险升高（1% ～ 4%）。因此，对任何类型地中海贫血相关的疑似肺动脉高压患者，需要进行全面而仔细的筛查。由于地中海贫血患者的肺动脉高压症状可能类似于贫血相关症状，因此需要仔细鉴别。长期输血联合适当的铁螯合剂策略可预防并改善这些患者的肺动脉高压。经证实，b-TI 中的羟基脲治疗和 TM 患者中的 L-肉碱可改善肺动脉高压。地中海贫血患者使用肺动脉高压靶向药物的数据有限。已在 b-TM 患者中使用了西地那非治疗，在 b-TI 患者中使用了他达拉非，在 b-TI 患者中使用了波生坦（由于其肝毒性，应谨慎使用波生坦并密切监测）。关于这些患者使用前列环素类似物的数据有限。

3.4.4 HIV 感染相关肺动脉高压

HIV 感染患者的肺动脉高压发病率高于一般人群，发生肺动脉高压的风险增加 2500 倍。一项荟萃分析显示，125 382 例成人 HIV 感染中，肺动脉高压的患病率为 11.5%（5.5% ～ 19.2%）。然而，一项 220 例非洲肺动脉高压患者的前瞻性队列登记研究显示，在＜10% 的肺动脉高压病例中发现 HIV/ 急性免疫缺陷综合征。与无肺动脉高压的 HIV 阳性个体相比，HIV 合并肺动脉高压患者的生存率降低了一半。通过心脏超声检查怀疑 HIV-肺动脉高压患者可能从肺动脉高压靶向治疗（尤其是波生坦）中获益。高活性抗逆转录病毒治疗对 HIV 相关肺动脉高压的患病率和预后的作用仍存在争议。

3.4.5 高海拔相关的肺动脉高压

根据定义，慢性低压缺氧条件下发生的肺动脉高压具有地域性。玻利维亚的拉巴斯海拔为 3350 m，一项队列研究显示，1217 名<3 个月的婴儿有 206（17%）例存在肺动脉高压。根据拉巴斯的经验，建议使用 5 型磷酸二酯酶抑制剂（口服西地那非 1 mg/kg 体重，每 6 小时一次）治疗这些心脏超声显示伴有肺动脉高压的新生儿和婴儿。患有与高海拔特别相关的肺动脉高压的老年患者需要转诊到海拔较低的地区，在那里肺动脉压力通常会下降到正常水平。大多数情况下，这种临床情况不需要药物治疗。不鼓励预防性使用肺血管扩张剂预防高海拔诱导的肺动脉高压，因为一些研究已证实其危害。高海拔地区先心病疾病谱不同，例如动脉导管未闭、房间隔缺损、三尖瓣闭锁、Ebstein 畸形异常较低海拔地区多见。生活在高海拔地区的儿童动脉导管未闭的发病率较低海拔地区儿童高 10 倍。与居住在海平面的有相似疾的病患者相比，高海拔地区先天性心脏病病变的表现和临床表现也不同。例如，左向右分流（动脉导管未闭和室间隔缺损）进展到不可手术状态相对较慢，所以患儿即便到儿童期后也应评估手术可行性。

3.4.6 低氧血症和 Eisenmenger 综合征

Eisenmenger 综合征存在于未经纠正的分流性先心病，其特征为发绀、杵状指和反向分流（右向左）。治疗目标是改善生活质量和处理艾森门格综合征的并发症。在 Eisenmenger 综合征合并神经系统症状（小卒中）的患者，严重高粘血症（红细胞压积 70%）可考虑施行静脉切开放血治疗，但必须避免频繁静脉切开放血，以防导致铁缺乏。常规静脉切开术与卒中风险增加相关，还会导致相对贫血和运动耐量降低。

3.4.7 房间隔造口术或反向降主动脉 – 左肺动脉吻合术作为姑息或桥接治疗

房间隔造口术或反向降主动脉 – 左肺动脉吻合术可作为姑息或桥接肺移植治疗以改善生活质量，或作为终末期治疗。这两种手术均存在极大风险，需要高水平的专业知识和技术。中低收入地区中极少数有经验的中心尝试此类介入治疗（主

要是反向降主动脉 - 左肺动脉吻合术：手术或导管介入），并仅在特定病例中实施。提高这些手术的技巧有益，尤其是在无法进行静脉内肺动脉高压靶向药物治疗或肺移植的国家。对于晚期肺血管疾病 / 肺动脉高压患者，进行房间隔造口术或反向降主动脉 - 左肺动脉吻合术后需要联合肺动脉高压靶向药物治疗。中低收入地区中肺动脉高压诊断和治疗的专家建议，大多数根据之前发表的欧美指南和共识外推得出，关于中低收入地区的修改只有极少的数据支持，主要是专家意见。重点是肺动脉高压的诊断和管理，需要特别指出，肺动脉高压具有高患病率以及多种不同病因，主要有左心疾病（即风湿性心脏病）、获得性肺病（即结核病）、感染（如 HIV 和血吸虫病）和未纠正的先心病。肺动脉高压处理中最重要的挑战是无法获得肺动脉高压靶向药物。

4 小结

肺动脉高压是一种进展性、致死性疾病，在中低收入地区比在高收入地区地区更常见。中低收入地区的肺动脉高压常被漏诊，因为普通心内科医生需要同时负责儿童和成人肺动脉高压患者的诊治，难以提供专业而规范的诊治建议。实际上，纵观全球，肺动脉高压并非罕见病，尤其是把风湿性心脏病、先天性心脏病、镰状细胞病、地中海贫血、HIV 或血吸虫病相关肺动脉高压纳入考察疾病谱，肺动脉高压显然已经成为全球主要医疗负担。关于中低收入地区 - 肺动脉高压的流行病学、病因学、疾病管理和（或）预后的数据匮乏，但目前正从 6 个中低收入地区患者登记研究中逐步收集。需要对现行指南进行必要修订以适应中低收入地区的具体实际情况，解决中低收入地区所面临的具体挑战。本共识提供了一种实用的方法学，采取相对经济的评价手段，并与医生、患者及其家属之间展开了切合实际的讨论。在医疗资源有限的前提下，国家和政府倡导支持的医疗计划的登记研究和其他合作研究的开展，对中低收入地区的年轻肺动脉高压患者至关重要。

第 42 章

慢性血栓栓塞性肺动脉高压

慢性血栓栓塞性肺动脉高压属于第四大类肺动脉高压（肺动脉高压），是目前唯一可能通过肺动脉内膜剥脱术治愈的肺动脉高压。

慢性血栓栓塞性疾病作为一种独立的疾病可以追溯到 20 世纪早期。随着疾病诊断手段以及心导管检查、肺动脉造影和体外循环等技术的发展，慢性血栓栓塞性肺动脉高压的治疗取得了革命性的进展。1960—1983 年全球只有 85 例患者接受了慢性血栓栓塞性疾病的外科手术治疗，围术期死亡率为 22%。1990 年 Kenneth M. Moser 医生给 150 例慢性血栓栓塞性肺动脉高压患者进行肺动脉内膜剥脱术治疗，取得了良好的手术效果，开创了慢性血栓栓塞性肺动脉高压现代手术治疗的先河。

在现代标准化外科术式指导下，包括胸骨切开入路、建立体外循环、进行深度低温操作和心脏停跳等，肺动脉内膜剥脱术的围术期死亡率已下降到 8.7%。目前，加州大学圣地亚哥分校已经进行了超过 4200 例肺动脉内膜剥脱术手术，并在世界各地建立了肺动脉内膜剥脱术专业医疗中心，目前肺动脉内膜剥脱术的院内死亡率<5%，1 年存活率>90%。此外，靶向药物治疗和肺动脉球囊成形术在存在肺动脉内膜剥脱术手术禁忌证的慢性血栓栓塞性肺动脉高压患者中也取得了相当大的治疗进展。肺动脉内膜剥脱术手术禁忌证包括血栓位置在血管远端、血流动力学较重、存在严重并发症以及患者拒绝等。

虽然目前仍未完全阐明慢性血栓栓塞性肺动脉高压的发病机制、最佳治疗策略等问题，但在过去的几十年里该领域已经取得很多突破性进展。比如已经识别了疾病的某些高危因素、提高了对疾病的认知、大幅降低肺动脉内膜剥脱术围术期死亡率，针对无法进行肺动脉内膜剥脱术的患者以及肺动脉内膜剥脱术后残余肺动脉高压的患者，已经研发出药物及开展介入治疗等。

1 病理生理学和发病机制

慢性血栓栓塞性肺动脉高压是由单次或多次肺栓塞进展而来的。静脉血栓栓子多来自下肢深静脉，但也可来自其他任何部位，如长期留置导管、起搏器导线或心内分流等部位产生的静脉血栓。大多数急性肺栓塞随着栓子完全或部分溶解，患者的肺循环血流动力学、肺内氧合和运动耐量将逐渐恢复。急性肺栓塞最终发展为慢性血栓栓塞性肺动脉高压需要经历一系列病理生理过程。首先，未能完全溶解的血栓可导致肺血管完全阻塞，或形成机化血栓导致管腔狭窄，继而导致右心室后负荷增加，使右心室功能下降。如果不及时治疗，患者可能会进展到右心室衰竭甚至死亡。这种血栓溶解异常的病理基础尚不清楚，可能与肺血管阻塞的程度、患者年龄、肺部疾病、抗凝治疗的时程及疗效、无诱因或复发的栓塞事件以及纤溶酶介导的纤溶缺陷等都有关系。

近年来提出慢性血栓栓塞性疾病或慢性血栓栓塞性肺血管疾病的概念，此类患者存在肺内血栓，伴随功能受限以及生活质量下降，但静息状态下肺动脉压力正常。

急性肺栓塞后肺灌注不完全恢复是慢性血栓栓塞性肺动脉高压的始动因素，但其实远端肺血管的病变也会起到推波助澜的作用。病理研究显示，慢性血栓栓塞性肺动脉高压患者肺血管的重构与其他类型肺动脉高压类似。因此，血栓以及随后继发的肺血管病变，都是导致患者肺动脉高压进行性加重、右心室功能恶化和功能状态下降的重要因素。

慢性血栓栓塞性肺动脉高压的发病机制尚未完全明确。血栓的不完全溶解是慢性血栓栓塞性肺动脉高压的主要原因，导致血栓不能完全溶解的原因还包括纤溶受损、纤维蛋白原突变、内皮功能障碍、新生血管生成缺陷、基因表达差异、血小板功能障碍以及炎症等。

与健康对照组相比，慢性血栓栓塞性肺动脉高压患者的纤维蛋白原不易被纤溶酶溶解。慢性血栓栓塞性肺动脉高压患者的纤维蛋白原异常发生率较高，这也可能是慢性血栓栓塞性肺动脉高压患者血栓溶解不完全和纤溶障碍的原因之一。此外，在血管内皮生长因子受体缺失的小鼠模型中，发现内皮细胞相关的新生血管生成缺损会导致血栓不能完全溶解。在慢性血栓栓塞性肺动脉高压患者中也发现了类似的病理改变，提示这是导致慢性血栓栓塞性肺动脉高压的另一种机制。虽然已经发现慢性血栓栓塞性肺动脉高压患者较正常人肺动脉内皮细胞的基因表达有差异，但针对慢性血栓栓塞性肺动脉高压遗传背景的研究仍较少。

2　流行病学和风险因素

慢性血栓栓塞性肺动脉高压发病率统计来自随访中急性肺栓塞患者中持续存在肺灌注缺损并出现肺动脉高压者。发病率的高低取决于临床研究的设计、患者所在地区以及研究所使用的慢性血栓栓塞性肺动脉高压诊断手段和定义。除此以外，部分慢性血栓栓塞性肺动脉高压患者表现为慢性血栓基础上急性再发，甚至有些表现为其他常见疾病的急性加重，所以准确预测慢性血栓栓塞性肺动脉高压发病率存在挑战。

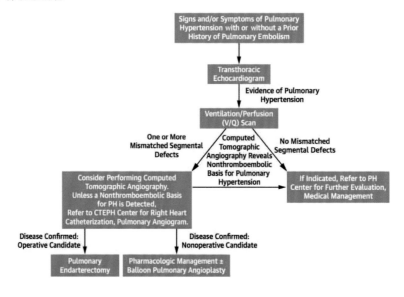

图 42-1　慢性血栓栓塞性肺动脉高压的诊断流程

肺栓塞患者早期均需要接受充分抗凝，充分抗凝后残存肺灌注缺损是诊断慢性血栓栓塞性肺动脉高压的先决条件。抗凝 6 个月后，30% ～ 50% 患者存在肺灌注缺损，缺损范围大的患者更有可能发展成为慢性血栓栓塞性肺动脉高压。存在肺灌注缺损者可以没有任何临床症状，部分表现为轻度活动受限，静息状态下没有肺动脉压力升高，只有约 10% 的患者会出现静息性肺动脉高压。

利用主动监测系统评估急性肺栓塞后慢性血栓栓塞性肺动脉高压发病率的研究显示，诊断肺栓塞 2 年内的慢性血栓栓塞性肺动脉高压发病率为 0.1% ～ 8.8%。一项大型荟萃分析纳入 16 项研究共 4047 例肺栓塞患者，发现慢性血栓栓塞性肺动脉高压发病率为 2.3%。其中 2 项研究对 1186 例患者（连续纳入症状性肺栓塞患者，未设排除标准）进行 2 ～ 3 年随访，发现慢性血栓栓塞性肺动脉高压发病率为 0.56%。4 项研究纳入接受急性肺栓塞初始抗凝治疗至少 3 个月的所有患者（999 例）并对其随访 3 个月至 8 年，发现慢性血栓栓塞性肺动脉高压发生率为 3.2%。12 项研究诊断慢性血栓栓塞性肺动脉高压时未经过右心导管等检查，这些研究中慢性血栓栓塞性肺动脉高压发病率上升至 6.3%。

尽管慢性血栓栓塞性肺动脉高压的发病率差异很大，肺栓塞的真实发生率也不清楚，但据估计，在美国每年大约有 30 万起肺栓塞事件。对急性肺栓塞幸存者的慢性血栓栓塞性肺动脉高压发生率进行最保守估计，每年至少新增约 3000 例慢性血栓栓塞性肺动脉高压患者。这个保守估计还没纳入 25% 既往无肺栓塞的慢性血栓栓塞性肺动脉高压患者。然而，每年接受肺动脉内膜剥脱术、肺动脉球囊成形术手术治疗，以及利奥西呱药物治疗的慢性血栓栓塞性肺动脉高压患者，其总数远远未达到慢性血栓栓塞性肺动脉高压预计发病数，这提示慢性血栓栓塞性肺动脉高压存在严重漏诊。

慢性血栓栓塞性肺动脉高压的危险因素可分为两类：①与栓塞相关的危险因素；②与特发性肺动脉高压患者（Ⅰ类肺动脉高压）相比，慢性血栓栓塞性肺动脉高压患者更常见的危险因素。慢性血栓栓塞性肺动脉高压发展的两个危险因素很重要，包括不明原因的肺栓塞以及从症状出现到确诊的间隔大于 2 周以上。急性肺栓塞发病时右心室功能下降与慢性血栓栓塞性肺动脉高压发病有关。在诊断肺栓塞时经胸超声心动图估测的右心室收缩压＞50 mmHg 的患者，在未来 12 个月确断肺动脉高压的概率较右心室收缩压＜50 mmHg 者高 3.3 倍。虽然不明原因的栓塞、诊断延误和初始右心室功能障碍是导致慢性血栓栓塞性肺动脉高压的重要因素，但其预测价值不高。

与 I 类肺动脉高压相比，慢性血栓栓塞性肺动脉高压患者有些特殊的临床特点。虽然一些遗传性易栓症（如 V 因子 Leiden 突变和凝血酶原 G20210A 基因突变）会增加急性静脉血栓栓塞的风险，但易栓症在慢性血栓栓塞性肺动脉高压患者中并不多见。慢性血栓栓塞性肺动脉高压唯一一种高凝状态是存在抗磷脂抗体或狼疮抗凝物。心内分流感染病史和既往脾切除术与慢性血栓栓塞性肺动脉高压的发病相关，并与严重炎症反应和静脉血栓栓塞风险增加相关。与 I 类肺动脉高压相比，慢性血栓栓塞性肺动脉高压患者更常合并恶性肿瘤，这与癌症的高凝状态以及长期留置中心置管有关。最后，与急性肺栓塞和 I 类肺动脉高压患者相比，慢性血栓栓塞性肺动脉高压患者甲状腺功能减退的患病率增加，但尚不清楚其具体机制。

3　慢性血栓栓塞性肺动脉高压患者的评估

慢性血栓栓塞性肺动脉高压是由于慢性血栓栓子阻塞肺动脉，出现的毛细血管前性肺动脉高压，需要满足平均肺动脉压力 >20 mmHg 和肺血管阻 >3 Wood 单位并且肺小动脉楔压 <15 mmHg。疑诊慢性血栓栓塞性肺动脉高压是启动评估的关键。前瞻性登记注册研究显示，从症状出现到确诊的中位时间为 14.1 个月，提示诊断延迟对疾病预后有不良影响。诊断延迟很可能加速了慢性血栓栓塞性肺动脉高压进展为继发性肺血管病的进程。肺动脉内膜剥脱术只能缓解手术可及部位引起的肺动脉高压，由远端肺血管病所致的肺血管阻力升高而继发的肺动脉高压是无法通过外科干预来纠正的。约 25% 的患者既往并无急性栓塞病史。

与其他类型的肺动脉高压一样，慢性血栓栓塞性肺动脉高压患者常见的主诉症状是进行性运动下降和（或）劳力性呼吸困难，这与心排血量的受限以及死腔通气量增加有关。随着疾病的进展和右心室功能的恶化，患者也可出现下肢浮肿、腹胀、纳差、胸痛或胸闷、伴或不伴晕厥的运动性头晕；也可能发生咯血，这可能与支气管动脉侧支循环有关。

慢性血栓栓塞性肺动脉高压早期可以没有任何体检异常，部分患者仅出现肺动脉瓣听诊区第二心音加重。30% 的患者可闻及肺血流杂音。随着病情进展，可闻及三尖瓣反流杂音、右心室抬举感或奔马律、第二心音固定分裂、颈静脉压升高、肝颈静脉反流、腹水、肝肿大和外周水肿等。

评估疑似慢性血栓栓塞性肺动脉高压患者的主要目标是确定患者的心功能状态和肺动脉高压程度，并进行肺血管狭窄的鉴别诊断，包括肺动脉肉瘤或其他血管内肿瘤、肺血管炎或先天性狭窄、Ⅰ类肺动脉高压或肺病相关的原位血栓形成，或由纤维性纵隔炎、淋巴结肿大或肿瘤引起的肺动脉腔外受压等。

实验室检查在疾病早期可能帮助有限，但可提供部分与疾病预后相关的有用信息。心电图既不敏感也不特异，疾病晚期可出现右心负荷增高表现。早期胸片可正常，但可显示中心肺动脉和右心室增大或双肺纹理不对称等。肺功能检测对鉴别肺实质性疾病最有帮助，部分慢性血栓栓塞性肺动脉高压患者肺功能表现为轻度限制性通气功能障碍或一氧化碳肺弥散能力轻度、中度下降。

经胸超声心动图可发现肺动脉高压的存在并为右心室结构和功能的评估提供参考。它还可以提供关于左心室大小和功能、瓣膜情况和有无心内分流等有价值的信息。尽管不建议对所有肺栓塞患者进行肺动脉高压常规筛查，但有持续症状者应考虑进一步筛查。

核素通气/灌注显像在评估疑似慢性血栓栓塞性肺动脉高压患者中发挥核心作用。慢性血栓栓塞性疾病患者中，至少有1个肺段有肺段性或较大的不匹配灌注缺损，多个节段同时发生更常见。需要强调的是，在远端存在丰富侧枝循环的情况下，肺灌注显像可能会低估肺血管阻塞的程度。如果存在远端肺血管病变，肺灌注显像可正常，也可表现为非肺段性灌注缺损。但有报告显示，肺静脉闭塞病也可出现肺段性灌注缺损。

最近的研究表明，计算机断层扫描的肺血管显像（computed tomography pulmonary angiography，CTPA）对慢性血栓栓塞性肺动脉高压具有良好的诊断价值。CTPA可显示慢性血栓栓塞性肺动脉高压特征性影像学表现，如慢性腔内血栓形态，不同肺段、亚段血管大小，"玛赛克征"以及支气管–肺动脉侧支循环等。需要注意，CTPA扫描的阅片难度较高，对放射科医生有较高要求。最近的一项研究表明，放射科医生也经常漏诊慢性血栓栓塞性肺动脉高压，导致CTPA的敏感性偏低。即使阅片正确，CTPA结果阴性也不能排除慢性血栓栓塞性肺动脉高压。因此，通气/灌注扫描仍然是首选的影像学检查筛查手段。

其他成像方式，如磁共振肺血管造影成像、双能锥形束CT等，对肺血管结构的展示也具有应用前景。

慢性血栓栓塞性肺动脉高压确诊和评估手术适应证的最后一步是进行右心导管检查和肺血管造影，全面了解患者的血流动力学状态，并结合肺血管影像学进行综合评估。对于静息时中度肺动脉高压或慢性血栓栓塞性疾病/慢性血栓栓塞性肺血管疾病的患者，不管有无进行呼气气体分析，运动血流动力学均可提供活动时死腔通气或肺动脉压增加的证据。血流动力学提供了客观的证据来解释患者的临床症状，并可以反映慢性血栓栓塞性肺动脉高压的疾病严重程度。

与急性肺栓塞不同，慢性血栓栓塞性疾病患者肺动脉造影往往见不到明确的管腔内充盈缺损，相反，慢性血栓栓塞性疾病患者肺动脉造影影像呈现出血栓机化和再通的复杂模式。慢性血栓栓塞性肺动脉高压的血管造影特征性表现为管壁不规则、血管束状狭窄、腔内网格状影、血管狭窄变细、囊状病变及血管完全闭塞等。这些特征性影像学改变对识别病变部位和指导治疗策略有着重要意义。建议慢性血栓栓塞性肺动脉高压患者到有经验的心脏中心接受右心导管检查，同期进行肺动脉造影以获得血流动力学及影像学的全面数据，避免反复进行有创性操作。

总之，任何不明原因的呼吸困难患者都应考虑慢性血栓栓塞性肺动脉高压的可能，无论既往有无急性栓塞史，无论是否曾进行相关评估。超声心动图可以无创地评估左右心室功能、肺动脉压力、右心房压力和三尖瓣反流的严重程度。通气/灌注扫描中提示单个肺段节或较大的通气灌注血流不匹配提示慢性血栓栓塞性肺动脉高压可能，而扫描正常即可排除慢性血栓栓塞性肺动脉高压。CT可以提供其他信息以助于其他鉴别诊断。一旦明确诊断慢性血栓栓塞性肺动脉高压，应转诊到经验丰富的且有施行肺动脉内膜剥脱术治疗经验并可提供其他治疗策略选择的医疗中心，让慢性血栓栓塞性肺动脉高压患者接受规范的诊疗。

4 外科手术的选择和处理

长期以来，学界一直认为慢性血栓栓塞性肺动脉高压是一种外科疾病，经验丰富的外科中心施行肺动脉内膜剥脱术可以使部分慢性血栓栓塞性肺动脉高压患者得到根治，围术期死亡率小于5%。指南建议，对可耐受外科手术的所有慢性血栓栓塞性肺动脉高压患者，都建议进行肺动脉内膜剥脱术手术治疗。

　　学界需要由经验丰富的多学科团队共同参与评估施行肺动脉内膜剥脱术的可行性。术前评估包括两个层面：①技术可操作性评估；②对手术的潜在风险和益处的评估。技术可操作性取决于慢性血栓栓塞性疾病的病变解剖位置和外科医生的手术经验。术中根据阻塞血栓的部位对病变进行分型，这也决定了手术的难易程度。Ⅰ型病变主要累及肺动脉主干，Ⅱ型病变累及肺段及其分支，Ⅲ型病变累及亚段及其分支，Ⅳ型病变则累及亚段以下的外围型肺动脉。随着影像学的发展和外科医生手术经验的积累，越来越多的Ⅲ型和Ⅳ型病变都可成功进行肺动脉内膜剥脱术治疗。

　　如果确定慢性血栓栓塞性疾病在技术上可行，下一步要评估血流动力学和患者症状改善的潜在可能。早年间，症状性肺动脉高压是肺动脉内膜剥脱术的唯一指征。最近开始尝试对慢性血栓栓塞性疾病或慢性血栓栓塞性肺血管疾病患者也施行肺动脉内膜剥脱术。尽管是静息时无肺动脉高压患者，运动过程中可能由于死腔通气增加或肺血流动力学反应异常而出现功能受限，这部分患者也可能从肺动脉内膜剥脱术中获益。

　　最后还需要对拟行手术的患者进行围术期风险评估。肺动脉内膜剥脱术的绝对禁忌证不多，手术再灌注区存在严重肺实质病变属于绝对禁忌。除终末期或临终关怀患者外，其他合并症并非肺动脉内膜剥脱术的绝对禁忌证。需要权衡患者围术期和远期的风险与肺动脉内膜剥脱术术后症状改善的获益，并与患者进行充分沟通。肺动脉内膜剥脱术手术后预后不佳的危险因素包括无深静脉血栓或肺栓塞史（虽然不是绝对禁忌证）、世界卫生组织功能分级Ⅳ级、右心功能衰竭、肺血管阻力 >1200（dyns·s）$/cm^5$（15 Wood 单位）、与肺血管阻力不匹配的血栓栓塞影像学结果、无下肺栓塞性病变以及显著的肺部疾患或左心疾病等。

　　与肺动脉壁紧密粘附的血栓的成功切除，要求经验丰富的外科医生能分清剥离的平面，并能完整地将肺动脉内膜剥脱出来，尤其是在肺段和亚肺段水平。该手术在深低温、心脏停跳下进行。支气管动脉代偿增加是慢性血栓栓塞性肺动脉高压的特征性改变，所以肺动脉内膜剥脱术需要在循环完全停止时进行，避免血液通过侧支循环从体循环回流到肺动脉而影响手术视野。如有必要，可同时进行房间隔缺损封堵、冠状动脉旁路移植术和瓣膜手术。

　　除了心脏手术相关的常见并发症外，肺动脉内膜剥脱术手术后低氧血症也很常见，这可能是由于血流从先前通畅的血管一过性再分布到内膜切除的区域，导致窃血现象继而增加通气/灌注不匹配。更严重的低氧血症可能发生了再灌注性肺水肿，通常在手术后 72 小时内发生，主要累及血管再通的区域。再灌注性肺水肿的治疗包括利尿减少肺水，避免高心排，加强呼吸和循环支持。吸入一氧化氮或前列环素可改善通气／灌注不匹配，当常规治疗无效时可能需要更积极的体外生命支持。

外科手术剥离取出肺动脉内血栓后，肺血流可以重新恢复。大多数患者的血流动力学在术后即刻就可得到显著改善。手术后残余肺动脉高压仍然是术后复发和死亡的重要原因，尤其是对于那些血栓未能彻底剥离或远端小血管病变导致肺血管阻力大于 500（dyns·s）/cm^5（6.25 Wood 单位）的患者，术前需要进行更为细致的评估，并由经验丰富的外科团队进行综合管理。一项单中心研究显示肺动脉内膜剥脱术术后残余肺动脉高压的死亡率为 10.3%，而无残余肺动脉高压患者的死亡率为 0.9%，欧洲登记的报告中残余肺动脉高压患者的早期死亡率更高（16.7%）。

施行肺动脉内膜剥脱术后，轻度残余肺动脉高压不少见，但大多数患者症状可显著改善，不影响中期生存。早期临床上对如何界定肺动脉内膜剥脱术术后严重残余肺动脉高压尚不明确。一项研究旨在观察肺动脉内膜剥脱术术后的即刻血流动力学与术后 3～6 个月的血流动力学的关系，研究发现两者仅中度相关。其中肺动脉内膜剥脱术术后 51% 的患者肺动脉平均压（mPAP）＞25 mmHg，但多数患者可长期维持良好的功能状态。然而，术后随访 mPAP＞38 mmHg 和肺血管阻力 ＞425（dyns·s）/cm^5（5.3 Wood 单位）的患者的长期生存率较差。这项研究极大程度上有助于界定肺动脉内膜剥脱术后需要密切随访甚至进一步干预的人群。

来自经验丰富的中心的多项研究已经证实了肺动脉内膜剥脱术手术的长期获益，患者的血流动力学、运动耐量和功能状态都可以得到持续改善。考虑到手术的复杂性和疾病未经干预的不良预后，肺动脉内膜剥脱术的 30 天死亡率已降至与施行外科冠状动脉旁路移植术相当的水平。加州大学圣地亚哥分校的研究显示其住院死亡率为 2.2%，5 年长期存活率为 82%，10 年存活率为 75%。英国和其他国家的研究中心也报告了类似的短期和长期存活率。

5 内科治疗

确诊慢性血栓栓塞性肺动脉高压后，患者应接受规范的肺动脉高压诊疗，包括利尿降低容量负荷、氧疗改善低氧血症，以及终身抗凝治疗以避免复发性栓塞及原位血栓形成等。最佳抗凝方案尚未确定。对于伴有抗磷脂综合征的患者，维生素 K 拮抗剂治疗似乎比新型口服抗凝药利伐沙班更安全。一些回顾性研究表明，与维生素 K 拮抗剂相比，肺动脉内膜剥脱术后使用新型口服抗凝药的静脉血栓栓塞复发率更高（4.62%/ 人年比 0.76%/ 人年），但两者生存率差异不显著。随着新型口服抗凝药可治疗急性血栓栓塞性疾病的证据越来越多，有必要对慢性血栓栓塞性肺动脉高压患者行肺动脉内膜剥脱术术前及术后最佳抗凝方案进行更进一步的前瞻性研究。抗血小板和溶栓治疗没有治疗慢性血栓栓塞性肺动脉高压的适应证，而术前是否需要植入下腔静脉滤器也未见报道。目前大多数中心不在肺动脉内膜剥脱术术前常规植入下腔静脉滤器，因为国际注册数据表明下腔静脉滤器对长期生存没有影响。

医疗中心开始对慢性血栓栓塞性肺动脉高压患者进行动脉型肺动脉高压靶向治疗，这是因为研究表明微血管病变有可能进展成为慢性血栓栓塞性肺动脉高压。由于不能进入专业的肺动脉血栓内膜剥脱中心进行手术，不少慢性血栓栓塞性肺动脉高压患者被强制选择药物治疗。早期针对不能施行肺动脉内膜剥脱术手术的慢性血栓栓塞性肺动脉高压患者的临床试验将 57 例不能接受手术的慢性血栓栓塞性肺动脉高压患者分成雾化吸入伊洛前列素组和对照组。尽管治疗组达到了主要终点，但慢性血栓栓塞性肺动脉高压组患者的改善幅度低于肺动脉高压组。另外两项服用西地那非的早期临床试验提示，西地那非可显著改善慢性血栓栓塞性肺动脉高压患者血流动力学指标并改善患者活动耐量。

一项研究双内皮素受体拮抗剂波生坦治疗慢性血栓栓塞性肺动脉高压的随机对照试验，纳入了 157 例无法手术的慢性血栓栓塞性肺动脉高压患者或肺动脉内膜剥脱术后存在残余肺动脉高压的患者，患者随机接受波生坦或安慰剂治疗 16 周，主要终点是肺血管阻力和 6 分钟步行距离较基线的变化。与安慰剂组相比，波生坦治疗组的肺血管阻力较基线水平有所降低，但 6 分钟步行距离无显著变化。

一项研究纳入 261 例无法接受手术的慢性血栓栓塞性肺动脉高压患者或肺动脉内膜剥脱术后至少 6 个月仍存在残余肺动脉高压的患者，随机分为两组，分别接受可溶性鸟苷酸环化酶刺激剂利奥西呱或安慰剂治疗。结果显示利奥西呱组较对照组的 6 分钟步行距离增加 46 米，并且研究达到了次要终点，包括肺血管阻力、NT-proBNP 和功能改善。这个研究结果让利奥西呱成为第一个被批准用于治疗无法手术的慢性血栓栓塞性肺动脉高压的药物。

随后还有 3 个随机临床试验评估了无法接受手术的慢性血栓栓塞性肺动脉高压患者接受肺动脉高压靶向治疗。一项试验针对不可手术的慢性血栓栓塞性肺动脉高压患者进行二期临床研究，研究将 80 例患者随机分为接受马西替坦与安慰剂治疗两组。患者有磷酸二酯酶-5 抑制剂或吸入 / 口服前列腺素治疗的背景，研究以肺血管阻力改变作为主要终点，以治疗 14 周后 6 分钟步行距离为次要终点。研究结果显示，马西替坦组肺血管阻力降低 16%，较安慰剂组更显著，在第 24 周马西替坦组 6 分钟步行距离增加了 34 米。第二项试验在混合慢性血栓栓塞性肺动脉高压人群（包括拒绝肺内膜切除术患者）中，比较了低剂量［3 ng/（kg·min）］和高剂量［30 ng/（kg·min）］皮下注射曲前列尼的疗效。到 24 周时，主要终点结果显示高剂量组 6 分钟步行距离增加了 40 米。第三项试验观察了 33 例不能手术的慢性血栓栓塞性肺动脉高压患者使用安立生坦片和安慰剂的效果，虽然该研究因入组无效而被提前终止，但仍然能看到安立生坦改善了 6 分钟步行距离、肺血管阻力和 NT-proBNP 的趋势。

总之，虽然目前只有利奥西呱被批准用于不能接受手术的慢性血栓栓塞性肺动脉高压患者或肺动脉内膜剥脱术术后残余肺动脉高压患者，但针对肺动脉高压病理生理机制关键靶点的药物治疗都是可行的。目前没有证据支持对接受肺动脉内膜剥脱术治疗的慢性血栓栓塞性肺动脉高压患者在术前使用利奥西呱或其他肺动脉高压靶向药物有效。所有慢性血栓栓塞性肺动脉高压患者都应转至有经验的医疗中心进行系统评估，适合肺动脉内膜剥脱术的患者则应尽早进行手术治疗，其他患者则应考虑其他适合的治疗策略。慢性血栓栓塞性肺动脉高压中肺动脉高压靶向药物治疗仍有很多问题亟待解决：①针对不同途径的联合靶向药物的治疗前景；②给药时机及其与肺动脉球囊成形术的关系；③与肺动脉内膜剥脱术相比，多模式治疗，即药物治疗和（或）肺动脉球囊成形术，对高危手术患者的获益和风险比较。

6　肺动脉球囊成形术

肺动脉内膜剥脱术是公认的可手术的慢性血栓栓塞性肺动脉高压患者的治疗首选，然而由于不同中心的经验不同，被判定为不适合行肺动脉内膜剥脱术的患者比例不同，最高达 40%。对于不适合接受肺动脉内膜剥脱术治疗的慢性血栓栓塞性肺动脉高压患者及肺动脉内膜剥脱术术后有残余肺动脉高压的患者，肺动脉球囊成形术已成为慢性血栓栓塞性肺动脉高压治疗重要选择之一。肺动脉球囊成形术是一种经皮介入的微创手术，它可以机械切断陈旧血栓、扩张肺动脉并恢复血流。肺动脉球囊成形术可持续改善患者的血流动力学、症状、运动耐量和右心室功能。术前应评估肺动脉球囊成形术适应证，并在经验丰富的大型慢性血栓栓塞性肺动脉高压中心进行手术。肺动脉球囊成形术适应证的依据包括技术上不能手术、肺动脉内膜剥脱术风险与受益比过大或肺动脉内膜剥脱术后有持续性或复发性肺动脉高压的风险。

肺动脉球囊成形术是一项局麻操作，患者可以自主呼吸，利用短鞘通过股静脉（首选）或颈内静脉入路，随后穿过短鞘将长鞘置入并定位在靶血管。术前结合肺灌注显像、CTPA 和术中进行的选择性肺动脉造影确定需要治疗的靶血管。首先处理下肺的肺段，同时对其他肺段酌情处理以获得最大的手术效益。肺动脉球囊成形术期间给予普通肝素抗凝，ACT 维持在 200～250 秒。一般需要分次、逐步对所有肺段进行肺动脉球囊成形术治疗，通常为 4～6 次，使肺血管在充足的时间内重构，达到最佳的血流动力学效果。肺动脉球囊成形术已证实可改善肺血流动力学、患者运动耐量、功能状态、生活质量和需氧量。日本多中心登记注册研究显示，患者 mPAP 从 $43.2\%\pm11.0\%$mmHg 下降至 $24.3\%\pm6.4\%$mmHg，6 分钟步行距离从 318.1 ± 122.1 米提高到 401.3 ± 104.8 米，BNP 从 239.5 ± 334.2 pg/ml 降至 43.3 ± 76.4 pg/ml，肺动脉球囊成形术极大程度地减少了肺动脉高压靶向药物的使用以及氧疗。早期对日本肺动脉球囊成形术经验诟病原因是对部分符合肺动脉内膜剥脱术指征的慢性血栓栓塞性肺动脉高压患者施行了肺动脉球囊成形术。实际上如果适合手术治疗的话，肺动脉内膜剥脱术仍应作为首选。尽管在患者选择方面存在差异，来自欧洲的经验丰富的慢性血栓栓塞性肺动脉高压中心已经展现出令人兴奋的治疗效果。德国中心肺动脉球囊成形术术后 mPAP 下降了 18%，肺血管阻力下降了 26%，6 分钟步行距离增加了 33 米。法国肺动脉球囊成形术中心也报告了类似的效果，肺动脉球囊成形术术后患者 mPAP 降低了 30%，肺血管阻力降低了 40%。

随着经验的不断积累，肺动脉球囊成形术相关的并发症发生率已显著降低。2001 年发表的第一个肺动脉球囊成形术相关研究显示，61% 的患者出现再灌注水肿，17% 的患者需要机械通气，手术相关死亡率达到 5.6%。随着手术策略的改进，肺动脉球囊成形术并发症发生率也逐步降低。日本多中心注册研究中纳入7个中心的308例患者，患者在2004年至2013年间共接受了1408次肺动脉球囊成形术手术。结果显示，36%的患者出现了术后并发症，包括血管损伤占17.8%、咯血占14%、肺动脉穿孔占2.9%以及30天发生与手术相关的死亡占2.6%。目前日本、欧洲和美国的中心报告的并发症发生率甚至更低，非严重并发症为9%～12%，与手术相关的死亡率低于3%。肺动脉球囊成形术术中常见并发症，往往与导丝穿孔、球囊扩张和高压造影剂注射造成的血管损伤有关。术后较少见的并发症，包括再灌注肺水肿、继发于导丝穿孔引起的血胸以及穿刺并发症。

尽管现有数据表明肺动脉球囊成形术术后疗效不错，但其长期随访结果不如肺动脉内膜剥脱术。一项单中心日本研究报告发现，超过3.5年的随访中肺动脉球囊成形术术后mPAP和肺血管阻力的改善可以长期维持，3年和5年生存率分别为98%和95.5%。日本多中心注册研究也报告了类似的3年存活率。正在进行的针对国际和国家/地区的肺动脉球囊成形术登记将在未来几年提供更多的长期随访数据。

7 小结

慢性血栓栓塞性肺动脉高压是目前唯一有可能通过手术根治的一类肺动脉高压。学界回顾了目前对这一疾病的病理生理学和发病机制的认知，探讨了它的流行病学和危险因素，详细阐述了慢性血栓栓塞性肺动脉高压的系统评估策略。肺动脉内膜剥脱术仍然是首选，那些不适合行肺动脉内膜剥脱术患者，或者肺动脉内膜剥脱术术后残余肺动脉高压的慢性血栓栓塞性肺动脉高压患者，可考虑肺动脉高压靶向药物治疗和肺动脉球囊成形术治疗。诚然，该领域目前仍有很多问题亟需解决。随着肺动脉内膜剥脱术经验的积累、结合靶向药物治疗和肺动脉球囊成形术在内的多模式治疗时代的到来，还需要更多基础研究和转化医学研究以更好地了解慢性血栓栓塞性肺动脉高压的发病机制，同时还需要更多的临床研究来提高对慢性血栓栓塞性肺动脉高压的认识和优化治疗策略。

第 43 章

中高危肺栓塞的治疗策略

临床表现的多变性、有限的随机对照试验数据以及层出不穷的治疗新技术选择使肺栓塞成为临床最具挑战性的心血管疾病之一。美国肺栓塞的发病率估计为121/100 000 人。影像学在诊断上的灵敏度越来越高，人口老龄化、静脉血栓栓塞的危险因素如肥胖和癌症发生率的增加，使肺栓塞发病率亦随之上升。尽管病死率似乎正在下降，但美国的肺栓塞相关死亡率仍然很高，估计每 10 万人中就有19.4 ～ 32.3 死亡。所有肺栓塞患者的院内死亡率接近 7%，血流动力学不稳定患者的院内死亡率为 33%。大部分肺栓塞患者的死因是进行性右心力衰竭，表现为右心室功能障碍（中危肺栓塞）或血流动力学不稳定（高危肺栓塞）。

1 病理生理学

1.1 血流动力学

急性肺栓塞通过直接物理梗阻、低氧性血管收缩和缩血管物质的释放，导致肺血管阻力和右心室后负荷突然增加。后负荷急剧增加导致右心室扩张和运动功能减退、三尖瓣反流，并最终导致右心室衰竭。右心室衰竭可使患者突然出现急性失代偿，伴低血压、心原性休克和心脏骤停。

右心室压力负荷增加也可能导致室间隔偏向左心室，从而限制左心室舒张。左心室充盈异常在超声心动图上可显示为在跨二尖瓣 Doppler 频谱中，表示左心房收缩的 A 波，在舒张期反常地大于表示左室被动充盈的 E 波。右心室压力超负荷通过增加心肌耗氧量增加心肌应力，从而同时导致心肌缺血加重及氧供减少。

1.2　气体交换

肺通气 - 灌注不匹配、总死腔通气增加以及右向左分流等，都可以影响急性肺栓塞患者的气体交换。最常见的两种气体交换异常是低氧血症和肺泡 - 动脉氧分压差增加。部分急性肺栓塞患者可出现过度通气，导致低碳酸血症和呼吸性碱中毒。由于分钟通气受损以及解剖和生理死腔增加，所以高碳酸血症往往伴随高危肺栓塞的发生。

2　远期预后

2.1　慢性血栓栓塞性肺动脉高压

慢性血栓栓塞性肺动脉高压以持续性肺动脉阻塞、肺血管收缩和继发性小血管病变为特征，2% ～ 4% 的患者会在肺栓塞后发生慢性呼吸困难和功能受限。肺动脉内膜剥脱术是慢性血栓栓塞性肺动脉高压最有效的治疗方法。对于无法耐受肺动脉内膜剥脱术和（或）术后存在残余肺动脉高压的慢性血栓栓塞性肺动脉高压患者，肺血管扩张剂（如利奥西呱）可改善患者的症状和活动能力。随着临床经验的不断积累，肺动脉球囊成形术为不适于施行肺动脉内膜剥脱术的患者提供了其他治疗选择。目前尚未证实全身溶栓可预防慢性血栓栓塞性肺动脉高压。由于对于慢性血栓栓塞性肺动脉高压疾病的评估纷繁复杂，其治疗策略也不断有新进展，慢性血栓栓塞性肺动脉高压患者应转诊至经验成熟的心脏专科医疗中心接受规范诊治。

2.2　肺栓塞后综合征

肺栓塞后综合征的特征为患者出现持续性胸痛、呼吸困难、功能受限等，以及在无肺动脉高压的情况下出现活动耐量下降，发生率远比慢性血栓栓塞性肺动脉高压高。导致这种肺栓塞后持续心肺功能受限的机制尚不清楚。升级治疗如全身溶栓或导管介入治疗等对肺栓塞后综合征发生率的影响目前仍未明确。然而，长期随访中全身溶栓并不能减少中危肺栓塞患者的症状负担或避免其功能受限。

3　肺栓塞综合征及其风险分层

3.1　肺栓塞综合征的疾病谱

尽管大多数肺栓塞患者的血压正常，右心室功能无受限，心脏生物标志物正常，但一部分亚组患者仍存在不良预后的危险因素。高危（也称为大面积肺栓塞）肺栓塞患者表现为晕厥、体循环低血压、心原性休克或心脏骤停。灾难性或"超大面积"肺栓塞患者发生难治性休克或需要持续心肺复苏，并可能需要机械循环支持，如体外膜肺氧合。中危（也称为次大面积肺栓塞）肺栓塞患者包括各种表现的人群，但其特征均为初始血流动力学正常伴右心室功能障碍。中危肺栓塞患者的诊治更具有挑战性，因为部分患者尽管已及时给予抗凝治疗，但仍可能在毫无预警的情况下出现体循环低血压、发生心原性休克和猝死。中危肺栓塞患者表现出的右心室功能障碍程度和预后存在相当大的差异，故需进一步作亚组的细分。虽然都有心脏生物标志物升高的表现，但同时合并影像学证实右心室功能障碍的中高危患者，比无右心室功能障碍的中低危患者，更易出现病情恶化。

3.2 风险分层

用于预测不良预后风险和治疗决策的床旁评分系统，如肺栓塞严重程度指数评分和简化肺栓塞严重程度指数评分，是根据临床参数对肺栓塞患者进行分层的有效工具。高肺栓塞严重程度指数评分和简化肺栓塞严重程度指数评分均预示患者的 30 天死亡率增加。

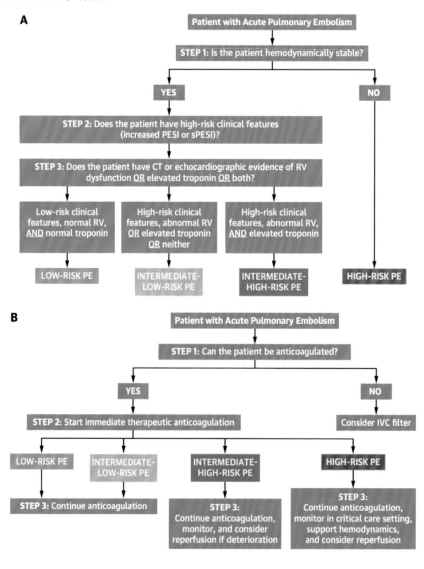

图 43-1　急性肺动脉栓塞的风险分层与处理

心脏生物标志物升高，尤其是心肌肌钙蛋白和利钠肽，分别与右心室压力超负荷以及右心室微梗死和剪切应力增加相关。心肌肌钙蛋白和利钠肽升高与急性肺栓塞患者的短期死亡率和不良预后增加相关。对于血压正常患者，心脏生物标志物可用于区分中危和低危肺栓塞患者。

利用对比增强胸部CT，通过与原测量值比较以检测右心室扩大已经成为一种方便有效的风险分层工具。基于CT图像，右心室扩大的定义为右心室直径与左心室直径的比值 > 0.90，学界认为这是30天肺栓塞死亡率的独立预测因素。超声心动图可全面准确评估右心室功能障碍，同时也可评估被诊断为肺栓塞的患者的肺动脉高压情况。超声心动图检查发现右心室功能障碍，提示患者属于中危肺栓塞，并提示患者出现体循环低血压、心原性休克和死亡的风险显著升高。急性肺栓塞伴右心室衰竭、心脏生物标志物升高、疑似肺动脉高压或临床症状恶化的患者，均应进行超声心动图检查。

风险分层的流程应根据临床预后指标、心脏生物标志物和超声心动图或造影增强胸部CT检测到的右心室功能障碍证据作综合考虑。由于高危肺栓塞患者单纯接受抗凝治疗的死亡率较高，因此应予以考虑进一步的再灌注治疗。部分中高危肺栓塞患者尽管已接受抗凝治疗，但临床上仍出现恶化或症状不能缓解，在个体化考量的基础下，可考虑对中高危肺栓塞患者进行补救性再灌注治疗。

4 多学科救治团队的作用

目前仍缺乏针对肺栓塞的各项高级疗法及快速发展的器械治疗技术高质量的比较研究数据，而针对中危或高危肺栓塞患者治疗建议的循证医学证据各异，甚至有时存在互相矛盾的情况，多学科救治团队遂应运而生。参照心肌梗死、卒中和急性主动脉综合征的"心脏团队"模式，该快速应对团队包括心血管内科、呼吸科、血液科、放射科、心脏外科等科室专家和介入专家在内的多学科专家，为肺栓塞患者提供个体化治疗。多学科综合治疗团队的概念被广泛接纳，主要源于可减少不同医疗中心之间和卫生保健体系内对于肺栓塞治疗的不一致性，从而使容易发生不良事件的患者能早日得到进一步治疗，更适当地使用介入治疗，改善临床转归，并减少住院时间和医疗费用。尽管这种多学科方法在国际上迅速推广，但关于其实际影响的研究结果仍有限。2019年欧洲指南鼓励采用多学科救治团队的方式诊治中高危肺栓塞患者。

5　中高危肺栓塞的抗凝治疗

无论患者是否接受升级治疗，及时抗凝治疗是中高危肺栓塞患者的治疗基础。急性肺栓塞即刻抗凝的治疗策略包括静脉注射普通肝素、低分子量肝素或磺达肝癸钠并序贯转换为直接口服抗凝药或维生素K拮抗剂，或直接口服适合患者的直接口服抗凝药治疗，如阿哌沙班或利伐沙班。由于普通肝素可以随时停药并快速逆转，因此普通肝素是溶栓治疗、导管介入治疗或肺栓塞外科手术患者的首选抗凝药物。但是，由于普通肝素抗凝不足可能构成风险事件，学界越来越倾向于在容易发生不良事件的肺栓塞患者中使用低分子量肝素进行抗凝。直接口服抗凝药在治疗急性肺栓塞的抗凝治疗方面取得了相当大的进步，疗效与维生素K拮抗剂相当，其出血并发症显著减少且在使用上更为方便。循证临床实践指南建议把直接口服抗凝药作为急性肺栓塞患者口服抗凝的一线治疗手段。

6　中高危肺栓塞的升级治疗

急性肺栓塞的升级治疗包括全身溶栓、导管介入治疗、外科肺动脉取栓术和机械循环支持。选择哪一种特定的升级治疗方法取决于患者肺栓塞所致不良事件和严重出血的风险，最重要的是颅内出血。

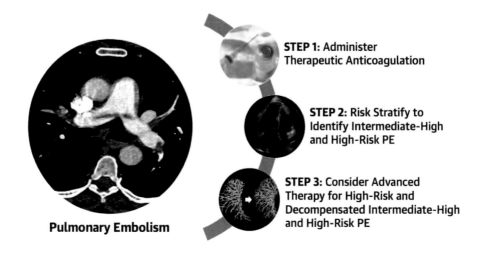

图 43-2　中高危肺动脉栓塞的升级处理

6.1　全身溶栓

中危肺栓塞患者给予溶栓治疗的依据是要避免可预见的血流动力学失代偿及进行性右心力衰竭，甚至死亡。对于高危肺栓塞患者，全身溶栓能快速逆转血流动力学损害、右心室功能障碍和气体交换异常。对于中高危肺栓塞患者，全身溶栓是一种挽救生命的治疗。一项规模最大的全身溶栓随机对照试验共纳入 1006 例中危肺栓塞患者，评价随机接受替奈普酶溶栓后使用肝素抗凝以及单纯使用肝素抗凝治疗的两组患者 7 天内的全因死亡率或血流动力学失代偿的发生率。全身溶栓治疗降低了主要终点的发生率，主要的获益源于 7 天内血流动力学失偿发生率的减少。但与此同时，溶栓治疗的获益以增加严重出血风险为代价。接受替奈普酶治疗的患者中约有 2% 发生颅内出血。

美国食品药品监督管理局已批准将 100 mg 组织型纤溶酶原激活剂（t-PA）通过外周静脉持续输注 2 小时用于急性肺栓塞的溶栓治疗。对于所有考虑给予溶栓治疗的患者均应仔细评估患者是否存在禁忌证。对颅内出血风险的担忧（临床试验报告以外，为 3% ～ 5%）削弱了临床医生给予足量溶栓药物治疗的积极性，并促使其进一步开发出血风险更低的溶栓替代疗法。

其中一种替代策略为半剂量的全身溶栓治疗。该策略的提倡是基于有限的国际和单中心经验。然而，一项比较 3768 例接受半量 50 mg 与全剂量 100 mg 替奈普酶治疗的肺栓塞患者预后的研究显示，接受半量溶栓治疗的患者中有更大比例需后续接受升级治疗，包括二次溶栓和导管导向介入治疗。此外，两组的住院死亡率、颅内出血、胃肠道出血和急性失血性贫血的发生率相似。

6.2　导管治疗

急性肺栓塞的导管治疗包括药物机械治疗、导管定向溶栓和机械取栓术。经导管联合局部溶栓及机械取栓术的潜在优势在于，通过协同作用提高局部的溶栓药物浓度及机械破坏增加血栓暴露的表面积，从而强化血栓的溶解效果。由于使用溶栓药物的总剂量减低但局部药物浓度提高，导管定向的治疗具有减少出血并发症的优势。但目前各种各样以导管技术为基础的治疗，其有效性和安全性的证据仍不尽相同，尤其缺乏以临床转归为终点的随机对照试验结果。

急性肺栓塞经皮介入治疗技术联合超声易化导管溶栓的研究最多。欧洲一项包括 59 例中危肺栓塞患者的随机对照试验显示，无论是从基线水平还是治疗 24 小时之后的角度出发，低剂量经导管超声易化溶栓（t-PA 总量 20 mg）联合抗凝治疗与单纯抗凝相比，联合治疗可更大程度上降低替代终点（右心室 – 左心室比值）。美国一项多中心研究共纳入 150 例肺栓塞患者，其中高危 31 例、中危 119 例。平均右心室 – 左心室比值下降 25%，平均肺动脉收缩压下降 30%，从术前至术后 48 小时平均的差异为 –14.4 mmHg，改良 Miller 血管造影阻塞指数均值降低 30%。10% 的患者发生严重出血，没有患者发生颅内出血。2014 年 5 月 21 日，美国批准使用 EkoSonic 血管内系统进行超声易化的导管溶栓治疗。在随后的剂量范围试验中，对 101 例中危肺栓塞患者评估了 4 种剂量递增的给药方案（8 min/2 h、8 min/4 h、12 min/6 h 和 24 min/6 h），均为超声易化导管溶栓治疗。根据 CT 计算从基线到治疗 48 小时后的右心室 – 左心室比值，所有 4 种方案在 12 ~ 24 小时内给药后，右心室功能的改善与 24 mg t-PA 剂量组相当。在 4% 的患者中观察到严重出血，1 例患者接受额外的 50 mg t-PA 静脉给药后发生颅内出血，另一例患者基线时存在全血细胞减少和之前未知的动静脉畸形。1 年随访中，根据系列超声心动图评估结果，这些接受 t-PA 低剂量递增法超声易化导管溶栓的患者，可见右心室持续恢复，且功能状态和生活质量持续改善。一项采用胸部 CT 数据对肺血管系统进行三维重建的新技术研究表明，右心室体积的减小与肺动脉远端而非近端的灌注改善有关。这些数据表明，利用超声易化导管介导溶栓可能通过远端肺动脉再灌注而缓解右心室的压力负荷。

单纯机械性导管取栓术更适用于存在溶栓治疗禁忌证的肺栓塞患者。Flow-Triever 系统是一种大口径器械，通过 3 个自膨胀的镍钛圆盘机械碎裂血栓，然后抽吸捕获血栓。在实际应用中，Flow-Triever 系统更多地用作单纯抽吸导管。美国一项纳入 106 例中危肺栓塞患者的单组多中心研究显示，使用 Flow-Triever 系统进行取栓术可使 CT 测量的右心室－左心室比值降低 25%，平均改良 Miller 指数降低 10%。研究中，4 例患者在术后 48 小时内发生 6 起严重不良事件，包括 1 例严重出血事件。2018 年 5 月，Flow-Triever 器械获得美国批准用于治疗肺栓塞。Indigo 血栓切除系统是一种小口径抽吸导管，无需给予溶栓药物。一项包括 119 例中危肺栓塞患者的单组研究显示，使用 Indigo 器械治疗可使 CT 测量的平均右心室－左心室比值减小 27%，与研究中 2 例患者中发生的 3 起主要不良事件相关。AngioVac 系统是一种静脉－静脉旁路系统，包括 22-F 血栓抽吸导管。目前使用 AngioVac 系统治疗肺栓塞的证据仍然有限。

其他基于导管的急性肺栓塞治疗器械正处于不同的开发和研究阶段。直接导管治疗，局部进行溶栓而不伴靶血栓机械破坏目前已取得一定的前瞻性评估，被认为可以考虑应用于高危或中危的肺栓塞患者。但是，医生对新治疗策略的认知差距，例如与单独抗凝治疗相比对临床预后的影响以及导管放置时间、手术时间、操作者学习曲线、手术量和成本的影响等，阻碍了以导管介入治疗整合到肺栓塞整体治疗策略的临床实践。目前缺乏死亡率数据，需要更多随机对照试验来阐明导管介入疗法在中高危和高危肺栓塞患者中的临床获益与风险比值。

目前的循证临床实践指南反映了其在基于导管治疗方面的数据局限性。2019年欧洲指南提出，基于导管的介入治疗可作为外科手术取栓术的替代治疗，用于溶栓失败或存在溶栓禁忌证的高危肺栓塞患者，或作为全身溶栓治疗的替代治疗用于正在接受抗凝治疗但仍出现血流动力学恶化的肺栓塞患者。对于伴有低血压的急性肺栓塞且伴有高出血风险、溶栓失败或在全身溶栓起效前可能会死亡的休克患者，2016 年美国指南建议，如果专业技术和资源可用，导管治疗优于不给予干预。

6.3 外科血栓切除术

对于溶栓失败或存在溶栓禁忌证的中高危或高危肺栓塞患者，应考虑外科肺动脉血栓切除术。抢救性的外科取栓手术在溶栓失败的患者中优于重复给予溶栓药物。其他适应证包括矛盾性栓塞、游动性血栓和需要心肺复苏的循环衰竭或呼吸衰竭。对于血栓较大且位置靠近主干的肺栓塞患者，外科肺动脉取栓术尤为有效。在经验丰富的医疗中心，外科取栓术安全有效。若患者在发生升压药依赖的低血压或心原性休克之前获得转诊，将会获得最佳结果。

7 高危肺栓塞的血流动力学支持

虽然处理血流动力学不稳定的最初策略通常是通过静脉推注液体增加右心室前负荷，但是过度扩容可能造成右心室过度扩张，增加室壁应力，进而促使右心室缺血恶化、收缩性降低和导致室间隔进一步移位从而加重右心室衰竭，进而限制左心室充盈和体循环心输出量。对于没有右心前负荷增加体征（例如中心静脉压＜15 mmHg）的患者，静脉扩容量可行。但中心静脉压＞15 mmHg 的患者应避免静脉容量负荷过重，给予血管加压药和正性肌力药物才是血流动力学支持的最恰当的初始治疗。

高危肺栓塞患者血流动力学支持的最佳药物应通过正性肌力作用以增强右心室功能，同时维持体循环的动脉灌注压。去甲肾上腺素、肾上腺素和多巴胺作为正性肌力药和血管加压药具有双重作用机制，因此可能是高危肺栓塞患者初始支持的首选。部分患者可能需要强心剂如多巴酚丁胺以增加心输出量，但同时这些药物也可能引起体循环低血压。这些情况下，在给予正性肌力药物的同时，可能需要添加血管加压药以支持靶器官灌注。在其他伴有高危肺栓塞和心动过速的患者中，为避免进一步加快心率，血管加压素（如血管加压素或去氧肾上腺素）可能是最合适的选择。尽管肺血管扩张剂在降低肺血管阻力和改善右心室功能方面有理论上的获益，一项在中危栓塞患者中开展的吸入一氧化氮的多中心、随机、安慰剂对照试验显示，其对主要终点（右心室完全恢复和心肌肌钙蛋白正常化）和次要终点（利钠肽正常化和 Borg 呼吸困难评分＜3）均无获益。

体外膜肺氧适合用于重度右心室衰竭和急性肺栓塞致难治性心原性休克患者的血流动力学和通气支持。对美国国家住院患者样本的分析显示，2005—2013 年，高风险肺栓塞患者的体外膜肺氧合利用率呈上升趋势。在此期间，接受体外膜肺氧合的高危肺栓塞患者的院内死亡率仍然高达 61.6%。使用体外膜肺氧合治疗高危肺栓塞致死亡率增加的预测因素包括年龄增加、性别为女性、肥胖、心力衰竭和慢性肺部疾病。虽然传统上，体外膜肺氧合一直用作暂时性措施，直至可以启动下一步的升级治疗（如手术血栓清除术），但最近的数据表明，大多数出现高危肺栓塞并接受体外膜肺氧合支持的患者可在接受单独抗凝治疗后恢复。置入体外膜肺氧合通常是全身溶栓的禁忌证。

8   下腔静脉滤器

对于存在抗凝治疗禁忌的急性肺栓塞患者，或接受了抗凝治疗仍发生复发性肺栓塞的患者，可以考虑置入下腔静脉滤器。另外，特殊情况下，如在接受抗凝治疗但心肺功能储备差，再发肺栓塞可致高死亡率的中危或高危肺栓塞患者中，可以考虑置入下腔静脉滤器。一项试验将 399 例血压正常的急性肺栓塞伴发下肢深静脉血栓形成和存在最少一个可致不良事件的危险因素的患者，随机分为可回收型下腔静脉滤器置入联合抗凝治疗组与单独抗凝治疗组。与单独的抗凝治疗相比，辅助置入可回收型下腔静脉滤器未能降低 3 个月和 6 个月的有症状的复发性肺栓塞发生率或死亡率。基于这些发现，对于可以接受抗凝治疗的中危和高危肺栓塞患者，不应常规置入下腔静脉滤器。一项荟萃分析总结了来自随机对照试验和前瞻性对照观察性研究的数据，下腔静脉滤器可以降低后续肺栓塞的短期风险，但会增加深静脉血栓形成的长期风险，对总死亡率没有影响。

2010 年美国发布了关于下腔静脉滤器使用的建议并更新了指南后，下腔静脉滤器年使用量下降。尽管数据证实了可回收型下腔静脉滤器的安全性和回收的便捷性，但 50% 的滤器没有回收，而是永久留置。器械相关并发症包括支架断裂、滤器移位、支架栓塞、器械倾斜、下腔静脉穿透、周围结构穿孔、肺栓塞、深静脉血栓形成和下腔静脉血栓形成。为避免此类并发症，应在不再需要滤器及在安全开始抗凝治疗时尽快回收下腔静脉滤器。

9 中高危肺栓塞患者升级治疗的未来方向

尽管过去 10 年肺栓塞相关临床研究显著增加，但仍存在一些关键研究需求。为了选择从升级治疗中获益的患者，需要更精确的风险分层工具来预先识别临床恶化风险最高的中危肺栓塞患者。高危肺栓塞的死亡率仍然高得令人难以接受，为高危肺栓塞患者选择最佳的升级治疗策略和为血流动力学支持制定规范的治疗策略仍迫在眉睫。正如药物及器械治疗的要求一样，多学科肺栓塞救治团队在应用推广上仍需更严格的临床评价，以更好地了解其获益和成本。肺栓塞器械治疗已在高速发展中，但仍有待更有力且以临床事件终点作为主导的随机对照研究，以确定其在中高危肺栓塞患者治疗中的地位。

第 44 章

心力衰竭合并肺动脉高压

左心疾病相关肺动脉高压或第 2 类肺动脉高压是由心力衰竭、心脏瓣膜病及部分左心负荷增加的先天性心脏病等左心疾病引起的肺动脉高压。一般，心力衰竭引起的肺动脉高压与左房压升高有关。左房压升高常见于射血分数保留性心力衰竭（heart failure with preserved ejection fraction，HFpEF）和射血分数降低性心力衰竭（heart failure with reduced ejection fraction，HFrEF），多年来对这两类心力衰竭引起肺动脉高压的始动因素、病理生理学机制和临床表型等方面的研究较少。实际上，这两类心力衰竭的病因、相关合并症和心脏重构的方式等都有很大差异。即便两类心力衰竭的血流动力学特征相似，但它们导致肺动脉高压的可能机制存在差异。详细阐明其中的差异，对寻求新的治疗靶点、为患者提供针对第 2 类肺动脉高压的个体化治疗策略具有重要意义。

左心疾病相关性肺动脉高压是肺动脉高压最常见的种类，也称为毛细血管后性肺动脉高压或第 2 类肺动脉高压。左心疾病常见有心力衰竭、心脏瓣膜病及部分导致左心负荷增加的先天性心脏病等。近年来，左心疾病相关肺动脉高压的病理生理、临床进展和治疗策略都得到了长足的发展。过去十年，肺动脉高压和右心室功能不全在 HFpEF 的作用一直是讨论焦点。虽然 HFpEF 的临床表现和事件发生率与 HFrEF 类似，但两者的病因、心脏重构的方式、病理生理机制、合并症以及对治疗的反应等都有很大差异。长期以来，针对 HFrEF 所致肺动脉高压的研究多集中在晚期心力衰竭（如等待左心室辅助装置或心脏移植）的患者。但近年来，肺动脉高压对 HFpEF 患者生存以及临床事件的影响正备受关注。鉴于这两类心力衰竭的高发病率，目前对这两类心力衰竭所致肺动脉高压相对有效、适用的指南建议仍然缺乏，因此对疾病发生发展机制的深入探讨，对疾病的防治具有重要意义。

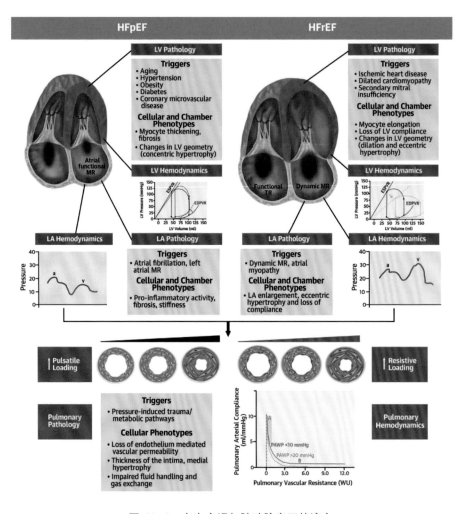

图 44-1　心力衰竭与肺动脉高压的演变

1　第 2 类肺动脉高压的定义、临床特征和流行病学特点

2018 年世界卫生组织会议上将第 2 类肺动脉高压定义为肺动脉平均压（mPAP）＞20 mmHg 和肺动脉楔压（PAWP）＞15 mmHg。孤立性毛细血管后肺动脉高压和混合性肺动脉高压分别是根据肺血管阻力＜3 WU 或≥3 WU 来定义的。

HFpEF 合并肺动脉高压和 HFrEF 合并肺动脉高压的临床疾病谱不同。举例来说，HFpEF 合并肺动脉高压多见于老年女性，常合并代谢综合征、肥胖、冠状动脉微血管病变、心房颤动、慢性肾脏疾病和慢性阻塞性肺疾病等。相反，HFrEF 合并肺动脉高压更多见于中年男性，常合并缺血性心肌病、扩张型心肌病以及继发性二尖瓣返流等。

右心导管检查是诊断肺动脉高压、研究运动状态下的血流动力学、鉴别肺动脉高压类型、评估心脏移植和判断左室辅助装置置入时机的重要检查手段。然而，由于各中心右心导管检查操作规范未统一，血流动力学也受患者疾病状态影响，一些文献还沿用旧的肺动脉高压诊断标准，甚至仅通过超声 Doppler 估测的肺动脉收缩压来诊断肺动脉高压，所以文献中基于右心导管检查诊断的左心疾病相关肺动脉高压发病率的数据常常相去甚远。例如，既往研究发现 HFrEF 合并肺动脉高压发病率为 40% ~ 75%，HFpEF 合并肺动脉高压发病率为 36% ~ 83%。一项试验亚组分析显示，HFpEF 合并肺动脉高压的发病率为 31%。由此可见，这些发病率的参考数值可能会不断变化，往往与研究人群、肺动脉高压始动因素、合并症以及疾病本身的不断变化有关。

同样，不同文献提到的这两类心力衰竭患者混合性毛细血管后性肺高血压的发病率范围也很大，这与所选参考标准有一定关系。使用肺血管阻力≥3 WU 作为参考标准，HFrEF 合并肺动脉高压患者的混合性毛细血管后性肺高血压发病率为 55%。使用肺动脉舒张压梯度>7 mmHg 或肺血管阻力>3 WU 作为参考标准，HFpEF 合并肺动脉高压患者混合性毛细血管后性肺高血压发病率为 8.8% ~ 3.5%。若使用肺动脉舒张压梯度>7 mmHg 作为诊断标准，HFPEF 和 HFrEF 的混合性毛细血管后性肺高血压发病率则分别为 22.6% 和 18.8%。使用相同的肺动脉舒张压梯度界值，HFpEF 合并肺动脉高压的混合性毛细血管后性肺高血压发病率（38%）比 HFrEF 合并肺动脉高压（17%）高。总之，这些研究表明混合性毛细血管后性肺高血压在 HFpEF 中可能更为常见。

2　左心驱动压及血流动力学

HFrEF 和 HFpEF 中，肺动脉高压的主要血流动力学始动因素是左室舒张和充盈受损，导致左房压力升高，后向传递肺静脉、毛细血管网和肺小动脉，最终传导到右心。左房压力升高是左室重构和左房在空间形态和血流动力学上相互作用的最终结果。事实上，HFpEF 和 HFrEF 在左室心肌肥大以及纤维化程度方面有很大区别。

2.1 左室充盈受损和心肌重构

如上所述，HFpEF 患者多合并高血压和肥胖，三分之一有糖尿病，10% ~ 15% 的患者有心肌淀粉样变等浸润性疾病，这些患者常出现心肌肥厚、心肌僵硬度增加的情况。这些合并症可能通过激活氧化应激、促进心肌肥大、促进肌联蛋白的磷酸化、使生长因子 β 信号传导过表达、抑制弹性蛋白酶表达以及损害细胞钙离子稳态等各种途径损伤心肌。临床上需要对患者进行详细筛查以寻找可能的病因，以便对患者进行精确临床表型分型。由此，共同通路假说认为炎症是该通路的核心，其通过促进胶原的合成来改变心肌细胞的生理特性。

相反，在 HFrEF 患者中，左室形态和心肌细胞的代偿往往由室壁张力过度增加所驱动。HFrEF 常见于缺血性心肌病、扩张型心肌病等。其主要病理生理过程为心肌细胞胶原蛋白合成和降解失衡，心肌细胞凋亡并被纤维组织代替。同时，细胞外基质的改变使左室进一步扩大，左室顺应性下降进而导致心室僵硬度增加。左室充盈的异常显著影响着患者的症状和预后。与 HFrEF 不同，HFpEF 患者左室充盈压增加和左室心肌病变出现更早，程度更重。

除此以外，动脉硬化是导致 HFpEF 左室僵硬的另一个重要因素，它与衰老和绝经后雌激素缺乏有关。HFpEF 合并肺动脉高压患者由于动脉硬化，左心室对血管扩张剂的反应性也随之下降。

舒张功能下降在两类心力衰竭患者中都很常见，但是也略有差别。比如 HFrEF 合并肺动脉高压患者常见左室扩大，合并右心室扩大以及心包的存在进一步限制了左室充盈，所以 40% 的 HFrEF 患者可见左室舒张受限。HFpEF 患者的左室扩大可能并不显著，但在运动状态下患者可以出现早期舒张功能下降，这种舒张功能受损同时也是肥胖患者肺动脉楔压升高的主要机制。

2.2　左房的动力学异常及其影响因素

左房动力学受损是引起肺动脉高压的始动环节，因为左房对容量和压力非常敏感，其发生重构也极为迅速。一般，左房重构往往反映了左室充盈压和舒张功能异常，但是心房颤动、高心排和二尖瓣反流等情况除外。

HFrEF 患者的左房扩大多继发于严重二尖瓣反流，后者导致左房扩大和偏心性重构。与此相反，HFpEF 患者的心房扩大进展相对较慢，但僵硬度增加更早，更易于发生心房颤动。以心房颤动为主要表现的 HFpEF 综合征是一类特殊临床表型，患者合并二尖瓣反流、肺血管阻力增高，预后不良。

不论是否存在心房颤动，二尖瓣反流可以解释肺动脉高压的血流动力学机制，注册研究显示，HFpEF 患者二尖瓣反流的发生率与 HFrEF 相似，对预后有类似影响。但 HFpEF 患者出现中度二尖瓣反流发病率较高，HFrEF 患者二尖瓣反流程度更重。与 HFrEF 不同，HFpEF 患者多为功能性二尖瓣反流，由心房颤动和（或）其他继发情况使二尖瓣环扩大所致。由于心房颤动和 HFpEF 发生的病理生理基础相似，有时候较难区分始动环节。

HFrEF 和 HFpEF 都表现为左房动力学受损，左房储备和收缩功能下降与肺动脉高压及右心室功能下降有关。HFpEF 患者左房储备下降与肺动脉楔压升高一致，即使左房大小仍在正常范围，但运动状态下可见左房动力学异常。一项研究对比了 HFrEF 或 HFpEF 患者与健康受试者在静息、运动和运动后恢复阶段左房应变和左房泵功能（应变率）的变化。结果发现，HFpEF 和 HFrEF 患者心房应变下降时肺动脉收缩压 / 三尖瓣环收缩期位移比值急剧升高，表明左房在右心室 - 肺循环解偶联中发挥着重要作用。

2.3　左房压力增加和肺血流动力学表型

左房压力增加会影响肺循环血流动力学，并使患者症状加重。左房压不同程度升高对循环血流动力学的影响如何，目前尚不明确。左房压持续升高对 HFrEF 合并肺动脉高压和 HFpEF 合并肺动脉高压患者的肺血流动力学的影响不同。例如在相同的肺动脉楔压下，HFpEF 合并肺动脉高压患者的肺动脉舒张压梯度和肺血管阻力较 HFrEF 合并肺动脉高压患者高，提示 HFpEF 合并肺动脉高压患者的微血管病变可能更严重。

运动下的血流动力学的评估定义有助于揭示特殊情况下血流动力学的不同病理生理学特征。运动是 HFrEF 患者发生肺动脉高压的主要触发因素，最近的研究发现，运动也可在 HFPEF 患者中诱发二尖瓣反流，两类心力衰竭患者在运动过程中均可见类似的混合性毛细血管后性肺高血压血流动力学改变以及通气不足。

3 肺血管疾病的病理学和肺血管重构

内皮损伤是肺动脉高压微血管功能障碍的核心环节，尽管学界对人类肺血管系统现有的研究有限，但基础研究和在遗传／表观遗传血液组学领域的研究越来越多。

3.1 静脉系统

研究发现，HFpEF 和 HFrEF 患者均出现显著的肺静脉重构，包括新生内膜肥厚和中膜增生等。即使在校正了动脉中膜和内膜厚度后，内膜肥厚与肺动脉楔压仍然相关，并伴随肺弥散功能下降。研究者对拆除左室辅助装置的患者进行肺组织活检，发现患者肺组织内有高水平的尿激酶纤溶酶原激活物受体表达，这是迄今为止静脉重构过程唯一确定的途径。

3.2 肺毛细血管和肺小动脉

心力衰竭时，由于向后传导力升高，肺毛细血管和肺小动脉应力增加，后者破坏了内皮细胞并促使组织间质中的液体和蛋白肿胀，随后启动血管重构的级联反应，这一病理生理过程或能成为新的治疗靶点。组织间质水肿可激活炎症介质，抑制一氧化氮和利钠肽活性，增加内皮素-1 表达并导致肌成纤维细胞增生、管腔闭塞和肺泡间隔增厚。这种从肺泡－毛细血管应力衰竭向血管重构的转化非常关键，患者表现为肺泡扩散功能下降和 B 型表面活性蛋白的高表达。

一项针对 HFrEF 合并肺动脉高压患者肺血管重构的基因组学研究表明，患者编码细胞骨架结构的基因以及与免疫功能相关的基因（例如生物反应通路的分子，如肌动蛋白结合、细胞外基质、基底膜、转移酶活性、前核糖体结构和主要组织相容性Ⅱ类蛋白复合物等）都有高表达。

早期研究观察到 HFrEF 患者肺弥散功能下降，最近在 HFpEF 合并肺动脉高压患者中也有类似发现。

越来越多的证据表明，胰岛素代谢异常是导致 HFpEF 中肺血管病变的重要因素。在糖尿病大鼠的肺毛细血管中可观察到巨噬细胞和白细胞粘附的激活以及内皮素-1 通路的过度表达。糖尿病小鼠活性氧分子的增加提示肺内皮通透性下降，随之内皮细胞膜小窝数量增加以维持足够的血管通透性。在代谢综合征和肺动脉高压动物模型中可见白细胞介素-6 过度表达，后者通过信号转导因子和转录激活因子 3 的激活诱导肺动脉平滑肌细胞的增殖和重构。一项人类离体研究显示，高糖治疗通过产生活性氧诱导平滑肌细胞增殖，而在肥胖模型中发现脂联素与促炎症脂肪因子的失衡会诱导平滑肌细胞增殖。

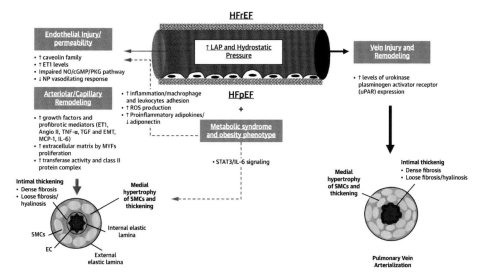

图 44-2　肺血管系统演变的机制

4 右心及其与肺循环的耦合

右心室对于慢性压力超负荷的代偿反应包括右室心肌肥厚、右室扩大、功能性三尖瓣返流以及右心力衰竭。对1299例新诊断的、不同病因所致的重度右心竭患者进行平均2年随访，发现重度右心力衰竭与高死亡率（62%）相关，HFpEF和HFrEF患者预后相似。然而，不同阶段的右心室功能障碍的决定因素和临床表现各不相同。举例来说，HFrEF患者右心室功能障碍通常发生在原有心肌病变的基础上，而功能性三尖瓣返流则与肺动脉高压、更严重的心力衰竭独立相关。此外，一项大型观察研究发现，相当一部分HFrEF患者三尖瓣环收缩期位移下降时显示肺动脉压力正常，HFpEF患者如果肺动脉压力正常，右室功能不全往往会被忽视。实际上，HFpEF患者的右室舒张功能不全和心肌僵硬度增加往往早于收缩功能的下降，随后再逐渐进展为心室扩张和心功能恶化。

合并心房颤动和右心室起搏的患者常常可见右室心肌炎性损伤，这也可以解释为何HFpEF患者会出现特征性弥漫性右心室纤维化表现。右心室与肺循环解偶联甚至可能发生在HFpEF合并肺动脉高压演变的早期。

5 肺动脉高压血流动力学表型以及靶向治疗新方向

第2类肺动脉高压尚无确定的治疗方法，不建议在第2类肺动脉高压患者中使用肺动脉高压的靶向药物。实际上，心力衰竭继发肺动脉高压的发病率之高迫使学界继续努力寻找新的治疗靶点，多项药物临床研究正在如火如荼地进行。早年针对第2类肺动脉高压患者使用肺动脉高压的靶向治疗的临床研究结果令人失望，因为它们旨在降低肺动脉压力，而不是修复血管生物特性。

利用机器自我学习技术，对患者的血流动力学表型进行分析，或许能帮助我们识别第2类肺动脉高压亚组患者中那些能从靶向治疗中获益的可行方法。

因此，针对第2类肺动脉高压的治疗目前存在2个悬而未决的难题：首先，清楚识别不同类型的血流动力学表型；其次，依据可靠的试验研究确定治疗靶点。

因此，研究者提出了一个以血流动力学为导向的治疗策略，也就是以肺动脉顺应性与肺血管阻力指数关系为治疗导向。

6 小结和展望

人们越来越能认识到 HFrEF 合并肺动脉高压和 HFpEF 合并肺动脉高压之间的差异，尽管两者的血流动力学类似。HFrEF 合并肺动脉高压的左心血流动力学驱动因素是左室扩张、继发性二尖瓣反流和左房增大。而 HFpEF 合并肺动脉高压的主要机制是舒张期心肌僵硬、心房心肌病变并对心房颤动易感以及功能性二尖瓣反流。血管应力衰竭和重构同样影响静脉、毛细血管网和肺小动脉。代谢紊乱与压力引起的损伤相叠加是 HFpEF 与代谢综合征的典型特征，而原有右室心肌病变，更早发生右室与肺循环解偶联在 HFrEF 合并肺动脉高压患者中则更常见。

关于进一步针对左心相关肺动脉高压的自然病程、确定不同血管病理不同通路等方面的研究，需要进行更为深入的探索。

参考文献

[1] KOGAME N, ONO M, KAWASHIMA H, et al. The Impact of Coronary Physiology on Contemporary Clinical Decision Making. JACC Cardiovasc Interv. 2020, 13(14): 1617-1638.

[2] SERRUYS P W, ONO M, GARG S, et al. Percutaneous Coronary Revascularization: JACC Historical Breakthroughs in Perspective. J Am Coll Cardiol. 2021, 78(4): 384-407.

[3] MACK M J, SQUIERS J J, LYTLE B W. Myocardial Revascularization Surgery: JACC Historical Breakthroughs in Perspective. J Am Coll Cardiol. 2021, 78(4): 365-383.

[4] MORENO P R, STONE G W, GONZALEZ-LENGUA C A, et al. The Hybrid Coronary Approach for Optimal Revascularization: JACC Review Topic of the Week. J Am Coll Cardiol. 2020, 76(3): 321-333.

[5] THIM T, HOEVEN N W, MUSTO C, et al. Evaluation and Management of Nonculprit Lesions in STEMI. JACC Cardiovasc Interv. 2020, 13(10): 1145-1154.

[6] SPADACCIO C, GLINEUR D, BARBATO E, et al. Fractional Flow Reserve-Based Coronary Artery Bypass Surgery: Current Evidence and Future Directions. JACC Cardiovasc Interv. 2020, 13(9): 1086-1096.

[7] ADLAM D, TWEET M S, GULATI R, et al. Spontaneous Coronary Artery Dissection: Pitfalls of Angiographic Diagnosis and an Approach to Ambiguous Cases. JACC Cardiovasc Interv. 2021, 14(16): 1743-1756.

[8] AL-HIJJI M, EL SABBAGH A, EL HAJJ S, et al. Coronary Artery Fistulas: Indications, Techniques, Outcomes, and Complications of Transcatheter Fistula Closure. JACC Cardiovasc Interv. 2021, 14(13): 1393-1406.

[9] RALLIDIS L S, XENOGIANNIS I, BRILAKIS E S, et al. Causes, Angiographic Characteristics, and Management of Premature Myocardial Infarction: JACC State-of-the-Art Review. J Am Coll Cardiol. 2022, 79(24): 2431-2449.

[10] CAMAJ A, FUSTER V, GIUSTINO G, et al. Left Ventricular Thrombus Following Acute Myocardial Infarction: JACC State-of-the-Art Review. J Am Coll Cardiol. 2022, 79(10): 1010-1022.

[11] TERADA K, KUBO T, KAMEYAMA T, et al. NIRS-IVUS for Differentiating Coronary Plaque Rupture, Erosion, and Calcified Nodule in Acute Myocardial Infarction. JACC Cardiovasc Imaging. 2021, 14(7): 1440-1450.

[12] GIUSTINO G, COLOMBO A, CAMAJ A, et al. Coronary In-Stent Restenosis: JACC State-of-the-Art Review. J Am Coll Cardiol. 2022, 80(4): 348-372.

[13] TRUBY L K, ROGERS J G. Advanced Heart Failure: Epidemiology, Diagnosis, and Therapeutic Approaches. JACC Heart Fail. 2020, 8(7): 523-536.

[14] FERREIRA J P, BUTLER J, ROSSIGNOL P, et al. Abnormalities of Potassium in Heart Failure: JACC State-of-the-Art Review. J Am Coll Cardiol. 2020, 75(22): 2836-2850.

[15] GHAFOURIAN K, SHAPIRO J S, GOODMAN L, et al. Iron and Heart Failure: Diagnosis, Therapies, and Future Directions. JACC Basic Transl Sci. 2020, 5(3): 300-313.

[16] LYON A R, CITRO R, SCHNEIDER B, et al. Pathophysiology of Takotsubo Syndrome: JACC State-of-the-Art Review. J Am Coll Cardiol. 2021, 77(7): 902-921.

[17] MURPHY S P, KAKKAR R, MCCARTHY C P, et al. Inflammation in Heart Failure: JACC State-of-the-Art Review. J Am Coll Cardiol. 2020, 75(11): 1324-1340.

[18] PARIKH P B, BHATT D L, BHASIN V, et al. Impact of Percutaneous Coronary Intervention on Outcomes in Patients With Heart Failure: JACC State-of-the-Art Review. J Am Coll Cardiol. 2021, 77(19): 2432-2447.

[19] WILCOX J E, FANG J C, MARGULIES K B, et al. Heart Failure With Recovered Left Ventricular Ejection Fraction: JACC Scientific Expert Panel. J Am Coll Cardiol. 2020, 76(6): 719-734.

[20] CHEN Y C, VOSKOBOINIK A, GERCHE A, et al. Prevention of Pathological Atrial Remodeling and Atrial Fibrillation: JACC State-of-the-Art Review. J Am Coll Cardiol. 2021, 77(22): 2846-2864.

[21] SAJEEV J K, KALMAN J M, DEWEY H, et al. The Atrium and Embolic Stroke: Myopathy Not Atrial Fibrillation as the Requisite Determinant? JACC Clin Electrophysiol. 2020, 6(3): 251-261.

[22] SANA F, ISSELBACHER E M, SINGH J P, et al. Wearable Devices for Ambulatory Cardiac Monitoring: JACC State-of-the-Art Review. J Am Coll Cardiol. 2020, 75(13): 1582-1592.

[23] AURICCHIO A, FALETRA F F. Use of Contemporary Imaging Techniques for Electrophysiological and Device Implantation Procedures. JACC Cardiovasc Imaging. 2020, 13(3): 851-865.

[24] STAVRAKIS S, KULKARNI K, SINGH J P, et al. Autonomic Modulation of Cardiac Arrhythmias: Methods to Assess Treatment and Outcomes. JACC Clin Electrophysiol. 2020, 6(5): 467-483.

[25] PREISS D, TOBERT J A, HOVINGH G K, et al. Lipid-Modifying Agents, From Statins to PCSK9 Inhibitors: JACC Focus Seminar. J Am Coll Cardiol. 2020, 75(16): 1945-1955.

[26] RENNER E, BARNES G D. Antithrombotic Management of Venous Thromboembolism: JACC Focus Seminar. J Am Coll Cardiol. 2020, 76(18): 2142-2154.

[27] WIGGINS B S, DIXON D L, NEYENS R R, et al. Select Drug-Drug Interactions With Direct Oral Anticoagulants: JACC Review Topic of the Week. J Am Coll Cardiol. 2020, 75(11): 1341-1350.

[28] CAPRANZANO P, ANGIOLILLO D J. Antithrombotic Management of Elderly Patients With Coronary Artery Disease. JACC Cardiovasc Interv. 2021, 14(7): 723-738.

[29] YEBALLY S, CHEN D, BHATTACHARYYA S, et al. Cardiac Tumors: JACC CardioOncologyState-of-the-Art Review. JACC CardioOncol. 2020, 2(2): 293-311.

[30] NARAYAN V, THOMPSON E W, DEMISSEI B, et al. Mechanistic Biomarkers

Informative of Both Cancer and Cardiovascular Disease: JACC State-of-the-Art Review. J Am Coll Cardiol. 2020, 75(21): 2726-2737.

[31] ABDELRAHMAN K M, CHEN M Y, DEY A K, et al. Coronary Computed Tomography Angiography From Clinical Uses to Emerging Technologies: JACC State-of-the-Art Review. J Am Coll Cardiol. 2020, 76(10): 1226-1243.

[32] HAJHOSSEINY R, BUSTIN A, MUNOZ C, et al. Coronary Magnetic Resonance Angiography: Technical Innovations Leading Us to the Promised Land? JACC Cardiovasc Imaging. 2020, 13(12): 2653-2672.

[33] DAGHEM M, BING R, FAYAD Z A, et al. Noninvasive Imaging to Assess Atherosclerotic Plaque Composition and Disease Activity: Coronary and Carotid Applications. JACC Cardiovasc Imaging. 2020, 13(4): 1055-1068.

[34] TERAN F, PRATS M I, NELSON B P, et al. Focused Transesophageal Echocardiography During Cardiac Arrest Resuscitation: JACC Review Topic of the Week. J Am Coll Cardiol. 2020, 76(6): 745-754.

[35] PIAZZA G. Advanced Management of Intermediate- and High-Risk Pulmonary Embolism: JACC Focus Seminar. J Am Coll Cardiol. 2020, 76(18): 2117-2127.

[36] GUAZZI M, GHIO S, ADIR Y. Pulmonary Hypertension in HFpEF and HFrEF: JACC Review Topic of the Week. J Am Coll Cardiol. 2020, 76(9): 1102-1111.